全 | 国 | 高 | 职 | 高 | 专 | 院 | 校 | 教 | 材

供临床医学、护理、口腔医学、全科医学、预防医学、中医学、康复医学技术、医学影像技术等专业使用

基本公共卫生服务实务

王永红　史卫红　静香芝　主编

杨秋霞　主审

化学工业出版社

·北京·

内容简介

本教材以国家基本公共卫生服务规范为核心依据,共包括 16 章,第一章绪论主要介绍公共卫生服务、家庭医生签约服务、卫生保健策略等内容,第二章介绍流行病学基本知识,第三章到第十五章介绍国家基本公共卫生服务项目,第十六章介绍国家基本公共卫生服务项目绩效评价。在每一章前设有案例导入,引出问题,可以培养学生独立思考、解决问题的能力。每一章设有能力检测题,考查学生对知识的掌握情况。

本教材主要供临床医学、全科医学、预防医学、公共卫生、护理等专业的高职高专学生使用,也可作为基层医疗卫生机构医务人员继续教育培训的参考教材。

图书在版编目(CIP)数据

基本公共卫生服务实务/王永红,史卫红,静香芝主编. —北京:化学工业出版社,2021.1(2024.8 重印)
ISBN 978-7-122-37993-1

Ⅰ.①基… Ⅱ.①王…②史…③静… Ⅲ.①公共卫生-卫生服务-高等职业教育-教材 Ⅳ.①R199.2

中国版本图书馆 CIP 数据核字(2020)第 228679 号

责任编辑:邱飞婵 郎红旗 　　　　　　装帧设计:关 飞
责任校对:王 静

出版发行:化学工业出版社(北京市东城区青年湖南街 13 号　邮政编码 100011)
印　　刷:北京云浩印刷有限责任公司
装　　订:三河市振勇印装有限公司
787mm×1092mm　1/16　印张 19½　字数 495 千字　2024 年 8 月北京第 1 版第 10 次印刷

购书咨询:010-64518888　　　　　　　　　　售后服务:010-64518899
网　　址:http://www.cip.com.cn
凡购买本书,如有缺损质量问题,本社销售中心负责调换。

定　　价:49.00 元　　　　　　　　　　　　　　　　　　　版权所有　违者必究

编写人员名单

主　编　王永红　史卫红　静香芝
副主编　王长虹　顾　娟　胡书堂　李　巍
编　者　(按姓氏笔画排序)
　　　　　于立静（邢台医学高等专科学校）
　　　　　王长虹（邢台医学高等专科学校）
　　　　　王玉平（邢台医学高等专科学校）
　　　　　王永红（邢台医学高等专科学校）
　　　　　王玲玲（承德医学院）
　　　　　王俊起（邢台市任县卫生健康局）
　　　　　王颖利（沧州医学高等专科学校）
　　　　　史卫红（江苏医药职业学院）
　　　　　伍　敏（重庆市九龙坡区精神卫生中心）
　　　　　刘会会（邢台市信都区人民医院）
　　　　　李　巍（唐山职业技术学院）
　　　　　欧明娥（肇庆医学高等专科学校）
　　　　　胡书堂（邢台市卫生健康委员会）
　　　　　段维霞（重庆医药高等专科学校附属第一医院）
　　　　　宫洁丽（廊坊卫生职业学院）
　　　　　顾　娟（江苏医药职业学院）
　　　　　唐　艳（重庆市九龙坡区精神卫生中心）
　　　　　尉淑丽（邢台医学高等专科学校）
　　　　　静香芝（信阳职业技术学院）
主　审　杨秋霞

前　言

基层医疗卫生服务是实现人人享有卫生保健目标的基础环节，在健康中国国家战略背景下，目前基层医疗卫生机构的主要工作任务是为居民提供基本公共卫生服务和基本医疗服务，高职高专医学院校的专业定位是面向基层医疗卫生机构，培养基本医疗和基本公共卫生服务能力并重的助理全科医师。要求学生不仅要掌握临床诊疗护理基本知识和技能，还要具备国家基本公共卫生服务项目的实践能力。本教材以国家基本公共卫生服务规范为核心依据，将基本理论、基本知识和基本技能进行整合，可以满足基层卫生服务机构的需求。本教材在编写上主要体现如下特点：

1. 编写理念符合临床医学专业教学改革的需要。根据2016年全国卫生与健康大会和《"健康中国2030"规划纲要》精神，落实"以健康为中心""以基层为重点""预防为主""中西医并重"的要求编写本教材。本着"贴近学情、符合行情、对接岗位"的原则，坚持"必需、够用、实用"为度、适度拓展知识面、提升可持续发展能力的原则，科学设计课程，合理选取教学内容。教材编写根据助理全科医师岗位实际工作需要，以《高等职业学校临床医学专业教学标准》为依据，以《临床类执业助理医师资格考试大纲》（2019版）和《助理全科医师规范化培养标准》为参考，以岗位胜任力培养为主线，反映了基层医务人员（包括全科医师和社区护士）面向个人、家庭和人群提供融预防、医疗、康复、保健、计划生育指导和健康教育等"六位一体"的服务理念，突出了理论和实践的紧密结合。在健康中国国家战略背景下，紧跟国家深化医药卫生体制改革的步伐。

2. 编写内容注重实用、够用。本教材包括16章，第一章绪论主要介绍公共卫生服务、家庭医生签约服务、卫生保健策略等内容，第二章介绍流行病学基本知识，第三章到第十五章介绍国家基本公共卫生服务项目，第十六章介绍国家基本公共卫生服务项目绩效评价。

3. 编写中注重培养学生解决问题的能力。本教材主要供临床医学、全科医学、预防医学、公共卫生、护理等专业的高职高专学生使用，也可作为基层医疗卫生机构医务人员继续教育培训的参考教材。在每一章前设有案例导入，引出问题，可以培养学生独立思考、解决问题的能力。每一章章末设有思考题，考查学生对知识的掌握情况。

全体编者本着严谨、科学、求实的态度，在教材编写前，对当地疾病控制中心、卫生健康委员会、社区服务中心、乡镇卫生院等单位进行了大量的调研；在编写过程中，借鉴并吸收了相关教材和文献，在此谨向有关作者表示诚挚的敬意和感谢。教材的编写得到了邢台医学高等专科学校、廊坊卫生职业学院、肇庆医学高等专科学校、邢台市信都区人民医院、承德医学院、重庆市九龙坡区精神卫生中心、江苏医药职业学院、重庆医药高等专科学校附属第一医院、沧州医学高等专科学校、邢台市卫生健康委员会、邢台市任县卫生健康局、信阳职业技术学院等院校和单位的大力支持，在此表示诚挚的谢意。衷心感谢本教材编者们的智慧和付出。

由于编者水平和经验有限，书中难免有不足之处，恳请读者提出宝贵意见，以便今后修订完善。

编者
2020 年 11 月

目录

第一章 绪论 ——— 001

第一节 疾病预防策略 ——— 002
一、疾病自然史 ——— 002
二、三级预防策略 ——— 002

第二节 公共卫生服务项目 ——— 003
一、公共卫生的概念 ——— 004
二、实施公共卫生项目的意义 ——— 004
三、公共卫生项目的主要内容 ——— 005

第三节 家庭医生签约服务 ——— 007
一、家庭医生签约服务概述 ——— 008
二、家庭医生签约服务的内容和方式 ——— 008

第四节 卫生保健策略 ——— 010
一、人人享有卫生保健全球战略 ——— 010
二、我国的卫生工作方针 ——— 011
三、我国的卫生发展战略 ——— 011

思考题 ——— 019

第二章 流行病学基本知识 ——— 021

第一节 流行病学概述 ——— 021
一、流行病学的概念 ——— 021
二、流行病学的用途 ——— 022
三、流行病学的基本特征 ——— 022
四、流行病学的主要研究方法 ——— 023

第二节 疾病的分布 ——— 024
一、流行病学的资料来源 ——— 024
二、描述疾病分布的常用指标 ——— 025
三、疾病的流行强度 ——— 027
四、疾病的分布 ——— 028

第三节 筛检 ——— 030
一、筛检的概念 ——— 030
二、筛检的目的 ——— 031

三、筛检的原则 ………………………………………………………… 031
　　　四、筛检试验的效果评价 ………………………………………………… 031
　第四节　公共卫生监测 …………………………………………………………… 034
　　　一、公共卫生监测概述 …………………………………………………… 034
　　　二、公共卫生监测的用途 ………………………………………………… 034
　　　三、公共卫生监测的种类和内容 ………………………………………… 034
　思考题 …………………………………………………………………………… 035

第三章　居民健康档案管理　　　　　　　　　　　　　　　　037

　第一节　居民健康档案概述 ……………………………………………………… 037
　　　一、居民健康档案的概念和分类 ………………………………………… 037
　　　二、建立居民健康档案的目的和意义 …………………………………… 038
　　　三、居民健康档案的使用原则 …………………………………………… 038
　　　四、个人健康档案的记录 ………………………………………………… 039
　第二节　居民健康档案管理服务规范 …………………………………………… 040
　　　一、服务对象 ……………………………………………………………… 040
　　　二、服务内容 ……………………………………………………………… 040
　　　三、服务流程 ……………………………………………………………… 042
　　　四、服务要求 ……………………………………………………………… 043
　　　五、工作指标 ……………………………………………………………… 044
　第三节　家庭和社区健康档案 …………………………………………………… 044
　　　一、家庭健康档案 ………………………………………………………… 044
　　　二、社区健康档案 ………………………………………………………… 047
　第四节　建立健康档案存在的问题和应对策略 ………………………………… 048
　　　一、建立健康档案存在的问题 …………………………………………… 048
　　　二、应对策略 ……………………………………………………………… 049
　思考题 …………………………………………………………………………… 050

第四章　健康教育与健康促进　　　　　　　　　　　　　　　　052

　第一节　健康教育概述 …………………………………………………………… 054
　　　一、健康教育的概念 ……………………………………………………… 054
　　　二、健康教育的意义 ……………………………………………………… 054
　　　三、健康教育的内容 ……………………………………………………… 055
　　　四、健康教育的重点场所及重点人群 …………………………………… 055
　第二节　健康促进概述 …………………………………………………………… 065
　　　一、健康促进的概念 ……………………………………………………… 065
　　　二、健康促进的基本策略 ………………………………………………… 065

  三、健康促进的活动领域 ········· 066
  四、卫生宣教、健康教育和健康促进的区别和联系 ········· 067
 第三节 健康传播和健康传播材料 ········· 068
  一、传播概述 ········· 068
  二、健康传播的形式 ········· 069
  三、健康传播材料的制作与使用 ········· 072
 第四节 健康相关行为 ········· 073
  一、行为概述 ········· 073
  二、健康相关行为 ········· 074
  三、行为改变的知信行模式 ········· 075
  四、纠正成瘾行为的健康教育与健康促进 ········· 075
  五、健康素养基本知识与技能 ········· 078
 第五节 健康教育服务规范 ········· 081
  一、服务对象 ········· 081
  二、服务内容 ········· 081
  三、服务流程 ········· 082
  四、服务要求 ········· 082
  五、工作指标 ········· 083
思考题 ········· 083

第五章 预防接种服务 085

 第一节 预防接种概述 ········· 085
  一、预防接种的概念 ········· 085
  二、预防接种的意义 ········· 086
  三、预防接种的分类 ········· 087
  四、疫苗的分类 ········· 087
  五、冷链系统 ········· 091
 第二节 国家免疫规划疫苗儿童免疫程序 ········· 092
  一、起始免疫年龄要求 ········· 092
  二、免疫规划程序 ········· 092
  三、预防接种管理 ········· 097
  四、预防接种实施 ········· 098
  五、疑似预防接种异常反应及处理 ········· 103
 第三节 预防接种服务规范 ········· 106
  一、服务对象 ········· 106
  二、服务内容 ········· 106
  三、服务流程 ········· 107
  四、服务要求 ········· 107
  五、工作指标 ········· 107

思考题 107

第六章 0~6岁儿童健康管理服务 —— 109

第一节 儿童各年龄期的保健 109
  一、胎儿期特点与保健 109
  二、新生儿期特点与保健 111
  三、婴儿期特点与保健 112
  四、幼儿期特点与保健 113
  五、学龄前期特点与保健 114
  六、学龄期特点与保健 115
  七、青春期特点与保健 116

第二节 儿童生长发育指标及评价 117
  一、儿童生长发育的规律和影响因素 117
  二、儿童体格生长发育常用指标 118
  三、儿童体格生长发育的评价 120
  四、神经心理发育及评价 121

第三节 儿童营养与喂养指导 122
  一、婴儿消化道解剖生理特点 122
  二、母乳喂养 123
  三、食物转化 127

第四节 新生儿家庭访视 128
  一、意义 128
  二、服务对象 129
  三、内容与方法 129
  四、流程图 131
  五、工作要求 131
  六、考核指标 132

第五节 婴幼儿和学龄前儿童健康管理 132
  一、婴幼儿健康管理 132
  二、学龄前儿童健康管理 133

第六节 儿童意外伤害 135
  一、儿童意外伤害概述 135
  二、常见儿童意外伤害及预防 135

第七节 0~6岁儿童健康管理服务规范 139
  一、服务对象 139
  二、服务内容 139
  三、服务流程 140
  四、服务要求 140
  五、工作指标 141

思考题 141

第七章 孕产妇健康管理服务 143

第一节 妊娠诊断 143
一、早期妊娠诊断 143
二、中晚期妊娠诊断 144

第二节 孕产妇健康管理 146
一、孕前保健 146
二、孕早期保健 147
三、孕中期保健 149
四、孕晚期保健 151
五、产后保健 152

第三节 孕产妇健康管理服务规范 153
一、服务对象 153
二、服务内容 153
三、服务流程 154
四、服务要求 154
五、工作指标 155

思考题 156

第八章 老年人健康管理服务 157

第一节 老年人概述 157
一、老年人的概念 157
二、我国人口老龄化的严峻挑战 158
三、老年人的生理特征 158
四、老年人的特点 160

第二节 老年人保健 160
一、健康老年人的标准 160
二、老年人的保健措施 161

第三节 老年人的健康指导 165
一、老年人的心理健康指导 165
二、老年人的生活健康指导 166

第四节 老年人生活自理能力的评估 170
一、概述 171
二、功能评估 173

第五节 老年人健康管理服务规范 176
一、服务对象 176

二、服务内容 176
三、服务流程 176
四、服务要求 177
五、工作指标 177
思考题 178

第九章　高血压患者健康管理服务　　180

第一节　高血压概述 180
一、高血压的概念 181
二、高血压的临床表现 181
三、高血压的治疗 184

第二节　高血压的预防 186
一、高血压的危险因素 186
二、高血压的预防策略 188

第三节　高血压患者健康管理服务规范 189
一、服务对象 189
二、服务内容 189
三、服务流程 190
四、服务要求 191
五、工作指标 191
思考题 192

第十章　2型糖尿病患者健康管理服务　　193

第一节　2型糖尿病概述 194
一、2型糖尿病的概念 194
二、2型糖尿病的临床表现与并发症 195
三、2型糖尿病的诊断与鉴别诊断 197
四、2型糖尿病的治疗 199

第二节　2型糖尿病的预防 201
一、2型糖尿病的危险因素 201
二、2型糖尿病的预防策略 203
三、2型糖尿病的健康管理 205

第三节　2型糖尿病患者健康管理服务规范 209
一、服务对象 209
二、服务内容 209
三、服务流程 210
四、服务要求 211

五、工作指标 211
　思考题 211

第十一章　严重精神障碍患者健康管理服务　213

　第一节　严重精神障碍概述 213
　　　一、严重精神障碍的概念 213
　　　二、严重精神障碍的临床表现 213
　　　三、严重精神障碍的治疗 215
　　　四、严重精神障碍患者的精神康复 216
　　　五、严重精神障碍患者的应急处置 217
　　　六、严重精神障碍患者的管理措施 219
　第二节　严重精神障碍患者的报告管理 223
　　　一、精神卫生医疗机构的报告管理 223
　　　二、基层医疗卫生机构的报告管理 224
　　　三、县级精防机构的报告管理 224
　第三节　严重精神障碍患者健康管理服务规范 224
　　　一、服务对象 224
　　　二、服务内容 224
　　　三、服务流程 227
　　　四、服务要求 227
　　　五、工作指标 229
　思考题 229

第十二章　肺结核患者健康管理服务　231

　第一节　肺结核概述 231
　　　一、肺结核的概念 232
　　　二、肺结核的临床表现 234
　　　三、肺结核的诊断 234
　　　四、肺结核的治疗 235
　　　五、肺结核的预防 237
　第二节　肺结核健康教育的主要内容 239
　　　一、肺结核的治疗疗程 240
　　　二、不规律服药的危害 240
　　　三、服药方法及药品存放 240
　　　四、服药后的不良反应及处理 241
　　　五、治疗期间的复诊查痰 242
　　　六、外出期间如何坚持服药 242

七、生活习惯及注意事项 ———————————————————————— 242
　　　八、密切接触者检查 ——————————————————————————— 242
　第三节　肺结核患者健康管理服务规范 ———————————————————— 243
　　　一、服务对象 ———————————————————————————————— 243
　　　二、服务内容 ———————————————————————————————— 243
　　　三、服务流程 ———————————————————————————————— 244
　　　四、服务要求 ———————————————————————————————— 244
　　　五、工作指标 ———————————————————————————————— 245
　思考题 —— 245

第十三章　传染病及突发公共卫生事件 ———————————— 247

　第一节　传染病概述 ——————————————————————————————— 248
　　　一、传染病的流行过程 ——————————————————————————— 248
　　　二、传染病预防控制的策略和措施 ————————————————————— 251
　　　三、传染病的隔离和消毒 —————————————————————————— 254
　第二节　突发公共卫生事件 —————————————————————————— 255
　　　一、突发公共卫生事件概述 ————————————————————————— 255
　　　二、突发公共卫生事件的分类和分级 ———————————————————— 255
　　　三、突发公共卫生事件的信息报告 ————————————————————— 257
　　　四、突发公共卫生事件的应急预案及应急反应措施 ————————————— 261
　第三节　传染病及突发公共卫生事件报告和处理服务规范 —————————— 262
　　　一、服务对象 ———————————————————————————————— 262
　　　二、服务内容 ———————————————————————————————— 263
　　　三、服务流程 ———————————————————————————————— 264
　　　四、服务要求 ———————————————————————————————— 264
　　　五、工作指标 ———————————————————————————————— 264
　思考题 —— 265

第十四章　卫生计生监督协管服务 ———————————————— 267

　第一节　概述 ——————————————————————————————————— 267
　　　一、卫生计生监督 —————————————————————————————— 267
　　　二、卫生计生监督协管 ——————————————————————————— 268
　　　三、食源性疾病 ——————————————————————————————— 268
　　　四、饮用水卫生 ——————————————————————————————— 269
　　　五、非法行医和非法采供血 ————————————————————————— 269
　　　六、计划生育 ———————————————————————————————— 270
　第二节　卫生计生监督协管服务规范 ————————————————————— 272

一、服务对象 272
　　二、服务内容 272
　　三、服务流程 275
　　四、服务要求 275
　　五、工作指标 276
思考题 276

第十五章　中医药健康管理服务　　278

第一节　中医体质概述及中医药保健指导 278
　　一、中医体质的概念 278
　　二、中医体质的辨识原则 279
　　三、中医体质的基本类型与特征 279
　　四、中医药保健指导 281
第二节　老年人中医药健康管理服务 283
　　一、服务对象 283
　　二、服务内容 283
　　三、服务流程 284
　　四、服务要求 284
　　五、工作指标 284
第三节　0~36个月儿童中医药健康管理服务 285
　　一、服务对象 285
　　二、服务内容 285
　　三、服务流程 285
　　四、服务要求 285
　　五、工作指标 286
思考题 286

第十六章　国家基本公共卫生服务项目绩效评价　　288

第一节　绩效评价概述 288
　　一、绩效评价的目的 288
　　二、绩效评价的依据 289
　　三、绩效评价的原则 289
　　四、绩效评价的内容 290
　　五、绩效评价的评价对象 290
第二节　绩效评价的方法、步骤和结果应用 291

一、绩效评价的方法 ··· 291
二、绩效评价的步骤 ··· 292
三、绩效评价的结果应用 ··· 293
思考题 ··· 293

参考文献 294

第一章

绪 论

【学习目标】

1. 掌握 三级预防策略，基本公共卫生服务项目和重大公共卫生服务项目的内容。
2. 熟悉 家庭医生签约服务的意义和内容，我国的卫生工作方针。
3. 了解 全球卫生战略。
4. 树立大卫生、大健康观念，培养学生建立基层意识，服务意识；深刻理解把"以治病为中心"转变为"以人民健康为中心"的重要意义。

【案例导入】

案例回放：

老王和老李都患有糖尿病和高血压，曾经在一起住过院，出院后半年在公园偶然相遇，两人互相寒暄起来。老王说自己的血压和血糖控制得非常好，多亏了国家基本公共卫生服务项目，社区医生经常给他量血压，测血糖，提供指导用药和自我保健意见，现在气色好，心情也好。老李非常羡慕老王，也想知道如何才能享受国家基本公共卫生服务。

思考问题：

1. 国家基本公共卫生服务项目的内容是什么？
2. 居民如何享受国家基本公共卫生服务？

健康是人类生存发展的要素，也是人类一切社会活动的基础。人民健康是民族昌盛和国家富强的重要标志，而疾病预防是最经济最有效的健康策略。我国多次强调要坚定不移地贯彻预防为主的方针，坚持防治结合、联防联控、群防群控，倡导健康文明的生活方式，预防控制重大疾病，加快推动从"以治病为中心"转变为"以人民健康为中心"。针对目前人民群众的健康需求和卫生事业发展面临的突出问题，应以维护和促进健康为中心任务，向全人群提供覆盖全生命周期、连续的卫生与健康服务，从而提高全民健康水平。

国家基本公共卫生服务项目是我国政府为了实现人人享有基本医疗卫生服务的目标，尊重国民健康权、体现社会公平的重大决策项目，是促进基本公共卫生服务逐步均等化的重要内容，是我国公共卫生制度建设的重要组成部分。

第一节　疾病预防策略

一、疾病自然史

疾病自然史是指在不给任何治疗或干预措施的情况下，疾病从发生、发展到结局的全过程。了解疾病的自然史，对疾病的预防、早期诊断、治疗等都有重要意义。按照时间顺序和有无临床症状和体征，把疾病自然史分为易感期、发病前期（潜伏期）、发病期（临床期）和发病后期（转归期）四个阶段。

二、三级预防策略

从疾病的危险因素开始作用于机体，到疾病的发生、发展有一个过程，从而为疾病的预防提供了机会。在疾病发生发展的不同阶段，采取相应的适当的预防措施，来延缓或阻止疾病发生发展的策略称为疾病预防策略。

在疾病自然史的不同阶段采取的预防措施称为三级预防。多年医学实践经验证明疾病是可以预防的，在疾病自然史的不同阶段，通过有效的预防措施可以使疾病停留在一定的阶段甚至可以向健康转归。在易感期采取措施，可以使疾病少发生或不发生。对已发生的疾病可以通过早发现、早诊断、早治疗，使其停留在临床前期，不再进一步发展。即使到了疾病的临床期，出现了明显的临床症状和体征，也可以采取措施，减少死亡或伤残。

（一）第一级预防

第一级预防又称病因预防，是针对病因采取的预防措施，在疾病尚未发生时，针对疾病易感期的致病因素（或危险因素）所采取的措施，是预防疾病的根本措施。第一级预防包括个体预防和社区预防两个方面。

个体预防措施是针对个人所采取的预防措施，例如遵循健康基本原则即合理膳食、适量运动、戒烟限酒、心理平衡，改变自己不良的行为和生活方式，从而建立可行的有利于健康的行为与生活方式；提倡自主健康和自我保健；开展个体化的健康教育；开展婚育咨询、儿童营养咨询和家庭问题咨询等。社区预防措施是针对社区人群实施的预防措施，例如预防接种，社区居民的健康教育活动，举行趣味健身比赛，利用各种网络、媒体普及常见病、多发病的预防常识，改善社区环境卫生，禁止公共场所吸烟及乱扔垃圾等。社区卫生服务中的第一级预防必须以个体预防和社区预防并重。对群体的普遍预防和对高危人群的重点预防结合起来、全人群策略和高危人群策略的互相补充就形成了第一级预防的双向策略。

（二）第二级预防

第二级预防又称临床前期预防或"三早"预防，是指在疾病的临床前期做好早发现、早诊断、早治疗，为防止或减缓疾病的发展而采取的措施。对于传染病，除了"三早"（早发现、早诊断、早治疗），还要做到疫情早报告及患者早隔离，即"五早"（早发现、早诊断、早治疗、早报告、早隔离）。在疾病早期阶段进行诊断和治疗，可以控制疾病的进一步发展，提高治疗的效果，减少治疗的费用，改善疾病的预后，同时也有利于合理利用卫生资源。可以通过普查、筛检、病例发现、定期健康检查和高危人群重点项目检查等方法实现早期发现疾病。通过向居民宣传疾病的早期表现和有病早治的好处、提高医务人员的诊疗水平、开发适宜的筛检方法和检测技术等途径可以做到"三早"。早诊断是慢性病预防的关键环节，因为基层医疗机构遇到的大多数疾病都处于早期未分化阶段，所以可以利用对居民个人及家庭的了解和健康管理等优势作出早期的诊断，并负责连续性地照顾和处理。对于致病因素不完全明确或者致病因素经过长期作用而发生的慢性疾病，如肿瘤、心血管病和糖尿病等，特别应以第二级预防为重点。

（三）第三级预防

第三级预防又称临床预防，是指在疾病的临床期针对患者采取及时、有效、正确的治疗措施，终止疾病的发展，防止疾病的恶化，预防并发症和伤残；对已丧失劳动力或残废者通过康复医疗，使其尽快恢复生活和劳动能力，提高生活质量，延长生存期，降低死亡率。

在三级预防策略中，最重要的是第一级预防。第一级预防是积极、有效、主动、经济的预防措施。对不同类型的疾病应采取不同的三级预防策略。慢性病的预防控制要从源头抓起，应以第一级预防为主，同时兼顾第二级预防、第三级预防。以糖尿病为例，糖尿病的第一级预防，主要针对糖尿病的易感人群，以健康教育为主，使易感人群及早改变不良行为和生活方式，通过降体重、降血压和降血脂，可以减少糖尿病的发生；糖尿病的第二级预防应在社区开展高危人群的筛检，及早地发现无症状的糖尿病以及糖耐量减低者，及时给予干预治疗，可以降低糖尿病的发病率，减少并发症的发生。加强对糖尿病患者的治疗使其血糖、血脂和血压等达标，也可以减少其并发症的发生。糖尿病第三级预防主要是保护糖尿病患者的劳动能力，提高其生活质量、延长寿命。

第二节　公共卫生服务项目

2009年我国启动的《中共中央　国务院关于深化医药卫生体制改革的意见》中的五项重点工作任务之一是促进基本公共卫生服务逐步均等化。国家制定基本公共卫生服务项目，从2009年起，逐步向城乡居民统一提供疾病预防控制、妇幼保健、健康教育等基本公共卫生服务。实施国家重大公共卫生服务项目，有效预防控制重大疾病及其危险因素，进一步提高突发重大公共卫生事件处置能力。健全城乡公共卫生服务体系，完善公共卫生服务经费保障机制。

2009年《关于促进基本公共卫生服务逐步均等化的意见》指出，通过实施国家基本公共卫生服务项目和重大公共卫生服务项目，明确政府责任，对城乡居民健康问题实施干预措施，减少主要健康危险因素，有效预防和控制主要传染病及慢性病，提高公共卫生服务和突发公共卫生事件应急处置能力，使城乡居民逐步享有均等化的基本公共卫生服务。促进基本公共卫生服务逐步均等化主要任务包括：制定和实施基本公共卫生服务项目；实施重大公共卫生服务项目；大力培养公共卫生技术人才和管理人才，提高服务能力；完善基本公共卫生服务规范；进一步深化专业公共卫生机构和城乡基层医疗卫生机构人事管理和分配制度改革。保障措施包括：加强公共卫生服务体系建设；健全公共卫生经费保障机制；建立健全基本公共卫生服务绩效考核制度，完善考核评价体系和方法。

一、公共卫生的概念

公共卫生是关系到一个国家或地区人民大众健康的公共事业，具体包括对重大疾病尤其是传染病（如结核病、艾滋病等）的预防、监控和治疗；对食品、药品、公共环境卫生的监督管理；以及相关的免疫接种、卫生宣传和健康教育等。公共卫生服务是一种成本低、效果好的服务，但社会效益回报周期相对较长，它与普通意义上的医疗服务是有一定差距的。

公共卫生具体的职责包括预防疾病发生和传播，保护环境免受破坏，意外伤害的预防，促进和鼓励健康行为，对灾难和突发公共卫生事件要作出应急反应，并帮助社会从灾难和突发事件中恢复，保证卫生保健服务的可及性和有效性，加强公共卫生监督与执法，监控、分析和评价健康状况，监测和控制对公众健康有风险和威胁的因素等。

二、实施公共卫生项目的意义

（1）实施公共卫生项目是促进基本公共卫生服务逐步均等化的重要内容，是增进人民健康、实现卫生公平的重大举措。基本公共卫生服务均等化是指每个居民，无论其性别、年龄、种族、居住地、职业、收入水平都能平等地获得基本公共卫生服务，居民在获取相关的基本公共卫生服务时，机会是均等的。

基本公共卫生服务均等化可从两个角度理解：从保障公民健康权益的角度看，意味着人人享有服务的权利是相同的；从服务的内容看，是根据居民的健康需要和政府的财政承受能力确定的，既有面向人群的公共卫生服务，也有面向个体的公共卫生服务，目前国家提供的基本公共卫生服务中很多内容是针对重点人群的，如老年人、孕产妇、0～6岁儿童、高血压等慢性病患者，具体到某个人，如果不属于这些人群，则不需要这些服务。在这个意义上，均等化并不意味着每个人都必须得到完全相同、没有任何差异的基本公共卫生服务。

实现基本公共卫生服务均等化，目标是保障城乡居民获得最基本、最有效的基本公共卫生服务，逐步缩小城乡居民基本公共卫生服务差距，使大家都能享受到基本公共卫生服务，最终使老百姓不得病、少得病、晚得病、不得大病。

（2）实施公共卫生项目是深化医药卫生体制改革的重要工作。以基层为重点，坚持预防为主是我国医药卫生体制改革的核心理念，是实现人人享有卫生保健的最佳途径。按照"保基本、强基层、建机制"的改革要求，基层医疗卫生服务必须做强，分级诊疗才能有效推进，基层首诊才能真正实现。医药卫生事业关系人民的健康和幸福，是重大的民生问题。通过深化医药卫生体制改革，可以加快医药卫生事业发展，适应人民群众日益增长的医药卫生需求，不断提高人民群众健康素质，提高人民生活质量。

（3）实施公共卫生项目是党和政府的一项惠民工程。通过项目的实施，可以进一步落实大卫生、大健康理念和预防为主的方针，不断提升人民群众的健康获得感、幸福感和生活质量。基本公共卫生服务是各级财政共同提供经费保障，是党和政府实施的惠民政策，项目本质就是政府购买公共卫生服务，交由基层医疗卫生机构实施，让居民享受国家基本卫生保健制度。

（4）通过实施国家基本公共卫生服务项目和重大公共卫生服务项目，明确政府责任，对城乡居民健康问题实施干预措施，减少主要健康危险因素，有效预防和控制主要传染病及慢性病，提高公共卫生服务和突发公共卫生事件应急处置能力。

三、公共卫生项目的主要内容

(一) 基本公共卫生服务项目

1. 基本公共卫生服务

基本公共卫生服务是指由疾病预防控制机构、城市社区卫生服务中心、乡镇卫生院等城乡基层医疗卫生机构向全体居民提供的、公益性的公共卫生干预措施，其主要目的是预防、控制疾病。

2. 基本公共卫生服务项目

(1) **基本公共卫生服务项目的概念** 基本公共卫生服务项目是针对当前城乡居民存在的主要健康问题，以儿童、孕产妇、老年人、慢性疾病患者、肺结核患者和严重精神障碍患者为重点人群，由基层医疗机构［乡镇卫生院、村卫生室、社区服务中心（站）］负责组织实施，面向全体居民免费提供的最基本的公共卫生服务。基本公共卫生服务项目所规定的服务内容由国家为城乡居民免费提供，所需经费由政府承担，居民接受服务项目内的服务不需要再缴纳费用。

基本公共卫生服务项目是国家根据经济社会发展状况，考虑政府财政的最大支持能力，先确定对国家基本公共卫生服务项目的经费补偿标准。在此基础上，国家找出对居民健康影响大、具有普遍性和严重性的主要公共卫生问题，根据居民的健康需求、实施健康干预措施的可行性及其效果等多种因素，选择和确定优先的国家基本公共卫生服务项目，努力做到把有限的资源应用于与居民健康关系最密切的问题上，使基本公共卫生项目工作取得最佳效果。

(2) **基本公共卫生服务项目的实施单位** 基本公共卫生服务主要由乡镇卫生院、村卫生室、社区卫生服务中心（站）负责具体实施。村卫生室、社区卫生服务站分别接受乡镇卫生院和社区卫生服务中心的业务管理，合理承担基本公共卫生服务任务。

(3) **基本公共卫生服务项目的内容** 国家基本公共卫生项目是根据社会经济发展状况、主要公共卫生问题和干预措施效果确定的，随着社会经济发展、公共卫生服务需要和财政承受能力等因素可以适时调整。地方政府可以根据当地公共卫生问题、经济发展水平和财政承受能力等因素，在国家基本公共卫生服务项目基础上增加服务内容。

《国家基本公共卫生服务规范》明确了服务对象、服务内容、服务流程、服务要求、工作指标。凡是中华人民共和国的公民，无论是城市或农村、户籍或非户籍的常住人口，都能享受国家基本公共卫生服务。不同的服务项目有不同的服务对象，可分为：①面向所有人群的公共卫生服务：统一建立居民健康档案、健康教育服务、传染病及突发公共卫生服务事件报告和处理以及卫生计生监督协管服务。②面向特殊人群的公共卫生服务：预防接种、孕产妇与儿童健康管理、老年人健康管理、中医药健康管理等。③面向患病人群的公共卫生服务：高血压患者、2型糖尿病患者、严重精神障碍患者、肺结核患者健康管理等。

2017年2月国家卫生计生委印发了《国家基本公共卫生服务规范（第三版）》，2017年8月，国家卫生计生委、财政部、国家中医药局联合印发《关于做好2017年国家基本公共卫生服务项目工作的通知》，确定了《2017年国家基本公共卫生服务项目一览表》，服务内容由2016年版的12类增加至14类，增加了免费提供避孕药具和健康素养促进行动，这14项主要类别、服务对象和项目内容具体如下：①建立居民健康档案：服务对象为辖区内常住居民，包括居住半年以上非户籍居民；项目内容包括建立健康档案和健康档案维护管理。

②健康教育：服务对象为辖区内常住居民；项目内容包括提供健康教育资料、设置健康教育宣传栏、开展公众健康咨询服务、举办健康知识讲座、开展个体化健康教育。③预防接种：服务对象为辖区内 0~6 岁儿童和其他重点人群；项目内容包括预防接种管理、预防接种、疑似预防接种异常反应处理。④0~6 岁儿童健康管理：服务对象为辖区内常住的 0~6 岁儿童；项目内容包括新生儿家庭访视、新生儿满月健康管理、婴幼儿健康管理、学龄前儿童健康管理。⑤孕产妇健康管理：服务对象为辖区内常住的孕产妇；项目内容包括孕早期健康管理、孕中期健康管理、孕晚期健康管理、产后访视、产后 42 天健康检查。⑥老年人健康管理：服务对象为辖区内 65 岁及以上常住居民；项目内容包括生活方式和健康状况评估、体格检查、辅助检查、健康指导。⑦慢性病（高血压/2 型糖尿病）患者健康管理：服务对象为辖区内 35 岁及以上常住居民中原发性高血压患者/辖区内 35 岁及以上常住居民中 2 型糖尿病患者；项目内容包括检查发现、随访评估和分类干预、健康体检。⑧严重精神障碍患者健康管理：服务对象为辖区内常住居民中诊断明确、在家居住的严重精神障碍患者；项目内容包括患者信息管理、随访评估和分类干预、健康体检。⑨肺结核患者健康管理：服务对象为辖区内确诊的常住肺结核患者；项目内容包括筛查及推介转诊、第一次入户随访、督导服药和随访管理、结案评估。⑩中医药健康管理：服务对象为辖区内 65 岁及以上常住居民和 0~36 个月儿童；项目内容包括老年人中医体质辨识、儿童中医调养。⑪传染病和突发公共卫生事件报告和处理：服务对象为辖区内服务人口；项目内容包括传染病疫情和突发公共卫生事件风险管理、传染病和突发公共卫生事件的发现和登记、传染病和突发公共卫生事件相关信息报告、传染病和突发公共卫生事件的处理。⑫卫生计生监督协管：服务对象为辖区内居民；项目内容包括食源性疾病及相关信息报告、饮用水卫生安全巡查、学校卫生服务、非法行医和非法采供血信息报告、计划生育相关信息报告。⑬免费提供避孕药具：项目内容包括省级卫生计生部门作为本地区免费避孕药具采购主体依法实施避孕药具采购，省、地市、县级计划生育药具管理机构负责免费避孕药具存储、调拨等工作。⑭健康素养促进：项目内容包括健康促进县（区）建设，健康科普，健康促进医院和戒烟门诊建设，健康素养和烟草流行监测，"12320"热线咨询服务，重点疾病、重点领域和重点人群的健康教育。

2019 年 9 月国家卫生健康委员会印发了《关于做好 2019 年基本公共卫生服务项目工作的通知》，其中通知从 2019 年起将原重大公共卫生服务和计划生育项目中的妇幼卫生、老年健康服务、医养结合、卫生应急、孕前检查等内容纳入基本公共卫生服务。对于新划入基本公共卫生服务的内容，将地方病防治、职业病防治、重大疾病及危害因素监测等 3 项重点工作按项目单列，明确资金和任务；其他疾病预防控制、妇幼健康服务、老年健康与医养结合服务、食品安全保障、卫生监督管理、卫生应急队伍建设、人口监测与计划生育服务、健康素养促进等工作，由国家卫生健康委员会提供工作规范和绩效评价指标，由各省份结合本地实际实施，在实施中要做好项目衔接，确保相关工作的连续性。新划入的基本公共卫生服务相关工作共包括 19 项工作。地方病防治、职业病防治、重大疾病及危害因素监测等 3 项工作为每年确保完成的工作，其余 16 项工作由各省份结合本地实际实施。通知还强调，在开展儿童健康管理过程中，落实国家卫生健康委员会办公厅关于《做好 0~6 岁儿童眼保健和视力检查有关工作的通知》，规范开展 0~6 岁儿童眼保健和视力检查有关工作；加强儿童肥胖筛查和健康指导，积极开展儿童肥胖防控。

我国的基本公共卫生项目自 2009 年启动以来到现在，已经多次修订，项目内容逐渐增多。2009 年，为规范城乡基层医疗卫生机构基本公共卫生服务，国家卫生健康委员会组织制定了《国家基本公共卫生服务规范（2009 年版）》，包含 9 类 22 项服务内容，人均财政补助标准 15 元。

2011年，国家在《国家基本公共卫生服务规范（2009年版）》基础上，组织专家对服务规范内容进行了补充和完善，制定了《国家基本公共卫生服务规范（2011年版）》，包含10类41项服务内容，人均财政补助标准提高至25元。

2017年人均基本公共卫生服务经费补助标准从45元提高至50元，新增经费主要用于以下方面：一是巩固现有项目，扩大服务覆盖面，适当提高服务补助水平，细化和完善服务内容，提高服务质量；二是统筹安排免费提供避孕药具和健康素养促进两个项目经费。

2018年基本公共卫生服务人均财政补助经费标准提高到55元；2019年人均基本公共卫生服务经费补助标准为69元，新增5元经费全部用于村和社区。

2020年人均基本公共卫生服务经费补助标准为74元，新增5元经费全部落实到乡村和城市社区，统筹用于社区卫生服务中心（站）、乡镇卫生院和村卫生室等基层医疗卫生机构开展新型冠状病毒肺炎疫情防控的人员经费、公用经费等支出，强化基层卫生防疫。

（4）基本公共卫生服务项目的意义 基本公共卫生服务项目覆盖我国13亿人口，与人民群众的生活和健康息息相关。实施项目可促进居民健康意识的提高和不良生活方式的改变，逐步树立起自我健康管理的理念；可以减少主要健康危险因素，预防和控制传染病及慢性病的发生和流行；可以提高公共卫生服务和突发公共卫生服务应急处置能力，建立维护居民健康的第一道屏障，对于提高居民健康素质有重要的促进作用。

（二）重大公共卫生服务项目

1. 重大公共卫生服务项目的概念

重大公共卫生服务项目是国家和地区针对主要传染病、慢性病、地方病、职业病等重大疾病和严重威胁妇女、儿童等重点人群的健康问题，以及突发公共卫生事件预防和处置需要，制定和实施的公共卫生服务项目，可以根据实际情况适时充实调整。

医疗卫生是造福人民的事业，关系广大人民群众的切身利益。人人享有基本卫生保健服务，人民群众健康水平不断提高，是人民生活质量改善的重要标志，是全面建设小康社会、推进社会主义现代化建设的重要目标。随着我国经济社会的快速发展，群众"看病难、看病贵"的问题得到缓解，城区与农村、不同人群享有卫生服务水平的差距不断缩小。发展壮大医疗卫生资源，卫生对经济和社会发展的促进和保障作用进一步增强，基本实现了居民享有安全、便捷和经济的基本医疗和公共卫生服务。

2. 重大公共卫生服务项目的内容

针对全国性或跨区域的重大传染病防控等，主要包括纳入国家免疫规划的常规免疫及国家确定的群体性预防接种和重点人群应急接种所需疫苗和注射器购置，艾滋病、结核病、血吸虫病、棘球蚴病（包虫病）防控，精神心理疾病综合管理，重大慢性病防控管理模式和适宜技术探索等，由国家负责组织实施。

第三节 家庭医生签约服务

我国推行家庭医生签约服务始于2016年，转变基层医疗卫生服务模式，实行家庭医生签约服务，强化基层医疗卫生服务网络功能，是深化医药卫生体制改革的重要任务，也是新形势下更好维护人民群众健康的重要途径。家庭医生签约服务是实现分级诊疗的关键，主要由各类基层医疗卫生机构提供。

一、家庭医生签约服务概述

1. 家庭医生签约服务的背景

（1）当前，我国面临人口老龄化、城镇化和慢性病高发等很多的挑战，以医院和疾病为中心的医疗卫生服务模式难以满足群众对长期、连续健康照顾的需求。

（2）居民看病就医集中到大医院，不利于改善就医环境、均衡医疗资源、控制医疗费用。家庭医生签约服务是实现分级诊疗的关键。

（3）实践证明，在基层推进家庭医生签约服务是新形势下保障和维护群众健康的重要途径。家庭医生以人为中心，面向家庭和社区，以维护和促进整体健康为方向，为群众提供长期签约式服务，有利于转变医疗卫生服务模式，推动医疗卫生工作重心下移、资源下沉，让群众拥有健康守门人，增强群众对改革的获得感，为实现基层首诊、分级诊疗奠定基础。

2. 家庭医生签约服务的意义

家庭医生签约服务是转变服务模式，实现从"以治病为中心"到"以健康为中心"转变的重要抓手；是分级诊疗制度建设的重要基础；是构建和谐医患关系的重要途径；是应对健康新挑战的重要举措；是统筹基本医疗和公共卫生服务，连接各级医疗卫生机构的重要桥梁；是密切党和人民群众联系的重要纽带。

3. 家庭医生签约服务的目的

通过推进家庭医生签约服务可以强化全科医生制度建设，鼓励群众增加对基层医疗卫生服务的利用，促进基层首诊、分级诊疗的实现，落实健康中国规划和人人享有基本医疗卫生服务的目标。为群众提供综合、连续、协同的基本医疗卫生服务，增强人民群众的获得感。

4. 家庭医生签约服务的目标和签约对象

（1）**家庭医生签约服务的目标**　到2017年，家庭医生签约服务覆盖率达到30%以上，重点人群签约服务覆盖率达到60%以上。到2020年，力争将签约服务扩大到全人群，形成与居民长期稳定的契约服务关系，基本实现家庭医生签约服务制度的全覆盖。

（2）**家庭医生签约服务对象**　主要是家庭医生团队所在基层医疗卫生机构服务区域内的常住人口。现阶段，家庭医生签约服务重点人群包括：老年人、孕产妇、儿童、残疾人、贫困人口、计划生育特殊家庭成员以及高血压、糖尿病、结核病和严重精神障碍患者等。

二、家庭医生签约服务的内容和方式

1. 家庭医生签约服务的内容

（1）**基本医疗服务**　常见病和多发病的中西医诊治、合理用药、就医指导等。

（2）**公共卫生服务**　国家基本公共卫生服务项目和规定的其他公共卫生服务。

（3）**健康管理服务**　对签约居民开展健康状况评估，在评估的基础上制订健康管理计划，包括健康管理周期、健康指导内容、健康管理计划成效评估等，并在管理周期内依照计划开展健康指导服务等。

（4）**健康教育与咨询服务**　根据签约居民的健康需求、季节特点、疾病流行情况等，通过门诊服务、出诊服务、网络互动平台等途径，采取面对面、社交软件、电话等方式提供个性化健康教育和健康咨询等。

（5）**优先预约服务**　通过互联网信息平台预约、现场预约、社交软件预约等方式，家庭医生团队优先为签约居民提供本机构的专科科室预约、定期家庭医生门诊预约、预防接种，以及其他健康服务的预约服务等。

（6）**优先转诊服务**　家庭医生团队要对接二级及以上医疗机构相关转诊负责人员，为签约居民开通绿色转诊通道，提供预留号源、床位等资源，优先为签约居民提供转诊服务。

（7）**出诊服务**　在有条件的地区，针对行动不便、符合条件且有需求的签约居民，家庭医生团队可在服务对象居住场所按规范提供可及的治疗、康复、护理、健康指导及家庭病床等服务。

（8）**药品配送与用药指导服务**　有条件的地区，可为有实际需求的签约居民配送医嘱内药品，并给予用药指导服务。

（9）**长期处方服务**　家庭医生在保证用药安全的前提下，可为病情稳定、依从性较好的签约慢性病患者酌情增加单次配药量，延长配药周期，原则上可开具4~8周长期处方，但应当注明理由，并告知患者关于药品储存、用药指导、病情监测、不适随诊等用药安全信息。

（10）**中医药"治未病"服务**　根据签约居民的健康需求，在中医医生的指导下，提供中医健康教育、健康评估、健康干预等服务。

2. 家庭医生签约服务的方式

（1）**家庭医生是为群众提供签约服务的第一责任人**　现阶段家庭医生主要包括：①全科医生（含助理全科医生和中医类别全科医生）；②乡镇卫生院医生和乡村医生；③符合条件的专科医生。

（2）**实行团队签约服务**　家庭医生团队主要由家庭医生、社区护士、公共卫生医生（含助理公共卫生医生）等组成，有条件的地区还可以吸收药师、健康管理师、心理咨询师、社（义）工等加入团队。家庭医生将负责团队成员的任务分配和管理，其他专科医生和卫技人员也要与团队紧密配合，共同为签约居民提供优质的服务。

（3）**签订服务协议**　根据服务半径和服务人口，合理划分签约服务责任区域，居民可以自愿选择1个家庭医生团队签订服务协议。服务协议将明确签约服务的内容、方式、期限和双方的责任、权利、义务及其他有关事项。每次签约的服务周期原则上为一年，期满后居民可根据服务情况选择续约，或另选其他家庭医生团队签约。鼓励和引导居民就近签约，也可跨区域签约，建立有序竞争机制。

加强医院与基层医疗机构对接，让居民自愿选择一个家庭医生团队＋一个二级医院＋一个三级医院或者村医＋一个卫生院＋一个县医院，即"1＋1＋1"组合签约服务模式，在组合之内可自行选择就医机构，逐步过渡到基层首诊，在组合外就诊应通过家庭医生转诊，形成有序就医格局。

家庭医生团队为居民提供约定的签约服务包，分为基础服务包和个性化服务包两种类型。家庭医生团队按约定的服务包项目和频次提供服务。①基础服务包：含基本医疗服务项目、基本公共卫生服务项目和健康管理服务。②个性化服务包：含基本医疗服务项目、基本公共卫生服务项目和健康管理增值服务，根据重点人群分类设置增值服务项目。签约居民可结合自身需求，自愿选择签约一种或多种类型服务包。

3. 家庭医生签约服务的激励机制

调动家庭医生团队的服务积极性需要采取多方面的激励措施。在收入分配方面，要综合考虑包括签约服务在内的绩效考核情况等因素，合理确定基层医疗卫生机构绩效工资总量，使家庭医生通过提供优质签约服务等合理提高收入水平。基层医疗卫生机构在内部绩效工资分配时，可采取设立全科医生津贴等方式向承担签约服务等临床一线任务的人员倾斜。基层医疗卫生机构收支结余部分可按规定提取奖励基金，鼓励多劳多得、优绩优酬。二级以上医院在绩效工资分配上也要向参与签约服务的医生倾斜，鼓励二级以上医院医生加入家庭医生团队。有条件的地方还可以对家庭医生团队以及参与签约服务的二级以上医院医生予以资金支持引导。同时，应在编制、人员聘用、职称晋升、在职培训、评奖推优等方面重点向全科医生倾斜，加快全科医生队伍建设，提升签约服务水平。

建立科学的绩效考核机制是促进家庭医生提供优质服务的关键。首先是完善绩效考核标准。其次是开展定期考核。最后要建立挂钩机制、发挥社会监督作用。建立以签约居民为主体，向社会公开的反馈评价体系，畅通公众监督渠道，使家庭医生团队的服务质量和水平能够得到居民的及时反馈和评价，并作为绩效考核的重要依据和居民选择家庭医生团队的重要参考。对成绩突出的家庭医生及其团队，按照国家规定给予表彰表扬，大力宣传先进典型。拓展国内外培训渠道，建立健全二级以上医院医生定期到基层开展业务指导与家庭医生定期到临床教学基地进修制度。加强家庭医生及其团队成员的继续医学教育，提高签约服务质量。

4. 强化签约服务的技术支撑

（1）加强技术支持 整合二级以上医院现有的检查检验、消毒供应中心等资源，向基层医疗卫生机构开放。加强家庭医生签约服务必需设施设备配备，有条件的地方可为家庭医生配备统一的着装、出诊装备、交通工具等。基层医疗卫生机构要对家庭医生团队提供必需的业务和技术支持。

（2）发挥信息化支撑作用 构建完善的区域医疗卫生信息平台，实现签约居民健康档案、电子病历、检验报告等信息共享和业务协同。通过远程医疗、即时通信等方式，加强二级以上医院医生与家庭医生的技术交流。通过移动客户端等多种方式搭建家庭医生与签约居民的交流平台，为信息咨询、互动交流、患者反馈、健康管理等提供便利。积极利用移动互联网为签约居民提供在线预约诊疗、候诊提醒、划价缴费、诊疗报告查询、药品配送和健康信息收集等服务。

第四节　卫生保健策略

一、人人享有卫生保健全球战略

1977年第30届世界卫生大会通过了一项全球性战略目标——"2000年人人享有卫生保健"。这一战略目标是指人们能够享受到更加公平、合理和基本的卫生服务。

1978年9月世界卫生组织（WHO）在国际初级卫生保健会议上发表了《阿拉木图宣言》，会议明确了初级卫生保健的概念，交流了发展经验，并在宣言中明确指出：初级卫生保健是实现"2000年人人享有卫生保健"目标的关键和基本途径。初级卫生保健是指最基本的、人人都能得到的、体现社会平等权利的、人民群众和政府都能负担得起的卫生保健服务。

1988年第41届世界卫生大会将"人人享有卫生保健"作为2000年以前和以后的一项永久性目标。

WHO 提出的"2000年人人享有卫生保健"的战略目标，旨在改变卫生资源分配不公平，缩小卫生保健差距，使人人能够享有基本卫生保健服务，使发展中国家人人也能够得到最基本的卫生保健服务。

1998年5月在日内瓦召开的第51届世界卫生大会上，提出了"21世纪人人享有卫生保健"的全球卫生战略。新策略的总目标是：增加期望寿命，提高生活质量，改进卫生公平，使全体人民能利用可持续卫生系统和服务。

二、我国的卫生工作方针

卫生工作方针是在总结卫生工作实践经验并吸收国内外先进科学的基础上形成的，随着政治、文化、经济和医学科学技术的发展而不断充实，使之不断地完善和提高。

1949年9月，中央人民政府卫生部和中国人民解放军军事委员会卫生部召开了第一届卫生行政会议，初步确定了我国卫生工作的总方针，即"预防为主，卫生工作的重点应放在保证生产建设和国防方面，面向农村、工矿，依靠群众，开展卫生保健工作"。

1952年12月，第二届全国卫生工作会议确立了"面向工农兵，预防为主，团结中西医，卫生工作与群众运动相结合"的新中国卫生工作的四大方针。之后的40多年，我国卫生事业在"四大方针"的指引下，逐步走向昌盛，取得一系列举世瞩目的成就。

1996年12月，中共中央、国务院在北京召开了全国卫生工作会议。1997年1月，发布的《中共中央 国务院关于卫生改革与发展的决定》，明确提出了新时期的卫生工作的方针：以农村为重点，预防为主，中西医并重，依靠科技与教育，动员全社会参与，为人民健康服务，为社会主义现代化建设服务。

2016年8月19日至8月20日召开的全国卫生与健康大会上习近平总书记提出："要坚持正确的卫生与健康工作方针，以基层为重点，以改革创新为动力，预防为主，中西医并重，将健康融入所有政策，人民共建共享。"在新的卫生工作方针指导下，我国的卫生事业会取得新的更好的成绩，人民的健康水平会越来越高。

三、我国的卫生发展战略

（一）"十三五"卫生与健康规划

1. 总体思路

总体思路是针对人民群众健康需求和事业发展面临的突出问题，以维护和促进健康为中心任务，面向全人群提供覆盖全生命周期、连续的健康服务。在内容上，以卫生计生事业发展为主体，同时扩展到了环境保护、体育健身和食品药品等与健康密切相关的领域。

2. 指导思想

指导思想是坚持正确的卫生与健康工作方针，坚持计划生育的基本国策，把人民健康放在优先发展的战略地位，以改革创新为动力，以促健康、转模式、强基层、重保障为着力点，更加注重预防为主和健康促进，更加注重工作重心下移和资源下沉，更加注重提高服务质量和水平，实现发展方式由以治病为中心向以健康为中心转变，显著提高人民群众健康水平，奋力推进健康中国建设。

3. 发展目标

到2020年，覆盖城乡居民的基本医疗卫生制度基本建立，实现人人享有基本医疗卫生服务，人均预期寿命在2015年基础上提高1岁。

（1）制度体系更加成熟定型　卫生计生法律制度进一步健全，治理体系和治理能力现代化水平不断提升，健康融入所有政策取得积极进展。

（2）健康服务体系持续完善　医疗卫生服务能力大幅提升，更好满足人民群众基本医疗卫生服务需求和多样化、多层次健康需求。

（3）疾病预防控制成效显著　预防为主，关口前移，普及健康生活方式，提升居民健康素养，有效控制健康危险因素，消除一批重大疾病。

（4）健康服务模式实现转变　机构间的分工协作更加紧密，家庭医生签约服务制度基本全覆盖，符合国情的分级诊疗制度基本建立。

（5）适度生育水平得到保持　全面两孩政策平稳实施，计划生育服务管理制度较为完善。

（二）"健康中国2030"规划纲要

2016年10月25日，中共中央、国务院发布了《"健康中国2030"规划纲要》（以下简称《纲要》），这是今后15年推进健康中国建设的行动纲领。健康是促进人的全面发展的必然要求，是经济社会发展的基础条件。实现国民健康长寿，是国家富强、民族振兴的重要标志，也是全国各族人民的共同愿望。推进健康中国建设，是全面建成小康社会、基本实现社会主义现代化的重要基础，是全面提升中华民族健康素质、实现人民健康与经济社会协调发展的国家战略，是积极参与全球健康治理、履行2030年可持续发展议程国际承诺的重大举措。

1. 主要特点

（1）突出大健康的发展理念　当前我国居民主要健康指标总体上优于中高收入国家的平均水平，但随着工业化、城镇化、人口老龄化发展以及生态环境、生活方式变化，维护人民健康面临一系列新挑战。根据世界卫生组织研究，人的行为方式和环境因素对健康的影响越来越突出，"以疾病治疗为中心"难以解决人的健康问题，也不可持续。因此，《纲要》确立了"以促进健康为中心"的"大健康观""大卫生观"，提出将这一理念融入公共政策制定实施的全过程，统筹应对广泛的健康影响因素，全方位、全生命周期维护人民群众健康。

（2）着眼长远与立足当前相结合　《纲要》围绕全面建成小康社会、实现"两个一百年"奋斗目标的国家战略，充分考虑与经济社会发展各阶段目标相衔接，与联合国"2030可持续发展议程"要求相衔接，同时针对当前突出问题，创新体制机制，从全局高度统筹卫生计生、体育健身、环境保护、食品药品、公共安全、健康教育等领域政策措施，形成促进健康的合力，走具有中国特色的健康发展道路。

（3）目标明确可操作　《纲要》围绕总体健康水平、健康影响因素、健康服务与健康保障、健康产业、促进健康的制度体系等方面设置了若干主要量化指标，使目标任务具体化，工作过程可操作、可衡量、可考核。据此，《纲要》提出健康中国"三步走"的目标，即"2020年，主要健康指标居于中高收入国家前列"，"2030年，主要健康指标进入高收入国家行列"的战略目标，并展望2050年，提出"建成与社会主义现代化国家相适应的健康国家"的长远目标。

2. 指导思想

推进健康中国建设，必须高举中国特色社会主义伟大旗帜，全面贯彻党的十八大和十八届三中、四中、五中全会精神，以马克思列宁主义、毛泽东思想、邓小平理论、"三个代表"重要思想、科学发展观为指导，深入学习贯彻习近平总书记系列重要讲话精神，紧紧围绕统筹推进"五位一体"总体布局和协调推进"四个全面"战略布局，认真落实党中央、国务院决策部署，坚持以人民为中心的发展思想，牢固树立和贯彻落实新发展理念，坚持正确的卫生与健康工作方针，以提高人民健康水平为核心，以体制机制改革创新为动力，以普及健康生活、优化健康服务、完善健康保障、建设健康环境、发展健康产业为重点，把健康融入所有政策，加快转变健康领域发展方式，全方位、全周期维护和保障人民健康，大幅提高健康水平，显著改善健康公平，为实现"两个一百年"奋斗目标和中华民族伟大复兴的中国梦提供坚实健康基础。

3．遵循原则

（1）**健康优先** 把健康摆在优先发展的战略地位，立足国情，将促进健康的理念融入公共政策制定实施的全过程，加快形成有利于健康的生活方式、生态环境和经济社会发展模式，实现健康与经济社会良性协调发展。

（2）**改革创新** 坚持政府主导，发挥市场机制作用，加快关键环节改革步伐，冲破思想观念束缚，破除利益固化藩篱，清除体制机制障碍，发挥科技创新和信息化的引领支撑作用，形成具有中国特色、促进全民健康的制度体系。

（3）**科学发展** 把握健康领域发展规律，坚持预防为主、防治结合、中西医并重，转变服务模式，构建整合型医疗卫生服务体系，推动健康服务从规模扩张的粗放型发展转变到质量效益提升的绿色集约式发展，推动中医药和西医药相互补充、协调发展，提升健康服务水平。

（4）**公平公正** 以农村和基层为重点，推动健康领域基本公共服务均等化，维护基本医疗卫生服务的公益性，逐步缩小城乡、地区、人群间基本健康服务和健康水平的差异，实现全民健康覆盖，促进社会公平。

4．战略主题

"共建共享、全民健康"，是建设健康中国的战略主题。核心是以人民健康为中心，坚持以基层为重点，以改革创新为动力，预防为主，中西医并重，把健康融入所有政策，人民共建共享的卫生与健康工作方针，针对生活行为方式、生产生活环境以及医疗卫生服务等健康影响因素，坚持政府主导与调动社会、个人的积极性相结合，推动人人参与、人人尽力、人人享有，落实预防为主，推行健康生活方式，减少疾病发生，强化早诊断、早治疗、早康复，实现全民健康。

共建共享是建设健康中国的基本路径。要促进全社会广泛参与，强化跨部门协作，深化军民融合发展，调动社会力量的积极性和创造性，加强环境治理，保障食品药品安全，预防和减少伤害，有效控制影响健康的生态和社会环境危险因素，形成多层次、多元化的社会共治格局。要强化个人健康责任，提高全民健康素养，引导形成自主自律、符合自身特点的健康生活方式，有效控制影响健康的生活行为因素，形成热爱健康、追求健康、促进健康的社会氛围。

全民健康是建设健康中国的根本目的。立足全人群和全生命周期两个着力点，提供公平可及、系统连续的健康服务，实现更高水平的全民健康。要惠及全人群，不断完善制度、扩展服务、提高质量，使全体人民享有所需要的、有质量的、可负担的预防、治疗、康复、健康促进等健康服务，突出解决好妇女儿童、老年人、残疾人、低收入人群等重点人群的健康问题。要覆盖全生命周期，针对生命不同阶段的主要健康问题及主要影响因素，确定若干优先领域，强化干预，实现从胎儿到生命终点的全程健康服务和健康保障，全面维护人民健康。

5. 战略目标

到 2020 年，建立覆盖城乡居民的中国特色基本医疗卫生制度，健康素养水平持续提高，健康服务体系完善高效，人人享有基本医疗卫生服务和基本体育健身服务，基本形成内涵丰富、结构合理的健康产业体系，主要健康指标居于中高收入国家前列。

到 2030 年，促进全民健康的制度体系更加完善，健康领域发展更加协调，健康生活方式得到普及，健康服务质量和健康保障水平不断提高，健康产业繁荣发展，基本实现健康公平，主要健康指标进入高收入国家行列。

到 2050 年，建成与社会主义现代化国家相适应的健康国家。

到 2030 年具体实现以下目标：人民健康水平持续提升，2030 年人均预期寿命达到 79.0 岁；主要健康危险因素得到有效控制；健康服务能力大幅提升；健康产业规模显著扩大；促进健康的制度体系更加完善。

（三）健康中国行动（2019~2030 年）

党的十八大以来，我国卫生健康事业取得新的显著成绩，医疗卫生服务水平大幅提高，居民主要健康指标总体优于中高收入国家平均水平。随着工业化、城镇化、人口老龄化发展及生态环境、生活行为方式变化，慢性非传染性疾病（以下简称慢性病）已成为居民的主要死亡原因和疾病负担。心脑血管疾病、癌症、慢性呼吸系统疾病、糖尿病等慢性病导致的负担占总疾病负担的 70% 以上，成为制约健康预期寿命提高的重要因素。同时，肝炎、结核病、艾滋病等重大传染病防控形势仍然严峻，精神卫生、职业健康、地方病等问题不容忽视，重大安全生产事故和交通事故时有发生。党的十九大作出了实施健康中国战略的重大决策部署，充分体现了对维护人民健康的坚定决心。为积极应对当前突出健康问题，必须关口前移，采取有效干预措施，努力使群众不生病、少生病，提高生活质量，延长健康寿命。这是以较低成本取得较高健康绩效的有效策略，是解决当前健康问题的现实途径，是落实健康中国战略的重要举措。为此，特制定《健康中国行动（2019—2030 年）》（以下简称《健康中国行动》）。这是由国家卫生健康委员会负责制定的发展战略，是国家层面指导未来十余年疾病预防和健康促进的一个重要文件。

1. 特点

健康中国行动，聚焦当前人民群众面临的主要健康问题和影响因素，从政府、社会、个人（家庭）三个层面协同推进，通过普及健康知识、参与健康行动、提供健康服务，实现促进全民健康的目标，具有以下四个特点：

（1）在定位上，从以"疾病"为中心向以"健康"为中心转变。聚焦每个人关心、关注的生活行为方式、生产生活环境和医疗卫生服务问题，针对每个人在不同生命周期所面临的突出健康问题，做出系统、细致的安排和建议。

（2）在策略上，从注重"治已病"向注重"治未病"转变。注重根据不同人群的特点有针对性地做好健康促进和教育，努力使个人能够了解必备的核心健康知识与信息、能够掌握获取有关知识与信息的渠道与方式，让健康知识、行为和技能成为全民普遍具备的素质和能力，形成自主自律的健康生活方式，推动把"每个人是自己健康第一责任人"的理念落到实处，努力使群众不得病、少得病，提高生活质量。

（3）在主体上，从依靠卫生健康系统向社会整体联动转变。坚持"大卫生、大健康"理念，从供给侧和需求侧两端发力。《健康中国行动》每一个行动均按照序言，行动目标，个人和家庭、社会、政府三方面职责的顺序展开，集中说明"为什么要做、做成什么样、怎么做特别是各方如何一起做"等问题。每一项任务举措务求具体明确、责任清晰，强化部门协作，调动全社会的积极性和创造性，实现政府牵头负责、社会积极参与、个人体现健康责任，把健康中国"共建共享"的基本路径落到实处，是"把健康融入所有政策"的具体实践。

（4）在文风上，努力从文件向社会倡议转变。《健康中国行动》以社会公众为主要阅读对象，在充分吸收已有专项文件、规范、指南等的基础上，把专业术语转化成通俗易懂的语言，将科学性与普及性有机结合，努力做好健康科普，让老百姓能看得懂、记得住、做得到。

2. 总体要求

（1）指导思想 坚持以人民为中心的发展思想，牢固树立"大卫生、大健康"理念，坚持预防为主、防治结合的原则，以基层为重点，以改革创新为动力，中西医并重，把健康融入所有政策，针对重大疾病和一些突出问题，聚焦重点人群，实施一批重大行动，政府、社会、个人协同推进，建立健全健康教育体系，引导群众建立正确健康观，形成有利于健康的生活方式、生态环境和社会环境，促进以治病为中心向以健康为中心转变，提高人民健康水平。

（2）基本路径

① 普及健康知识：把提升健康素养作为增进全民健康的前提，根据不同人群特点有针对性地加强健康教育与促进，让健康知识、行为和技能成为全民普遍具备的素质和能力，实现健康素养人人有。

② 参与健康行动：倡导每个人是自己健康第一责任人的理念，激发居民热爱健康、追求健康的热情，养成符合自身和家庭特点的健康生活方式，合理膳食、科学运动、戒烟限酒、心理平衡，实现健康生活少生病。

③ 提供健康服务：推动健康服务供给侧结构性改革，完善防治策略、制度安排和保障政策，加强医疗保障政策与公共卫生政策衔接，提供系统连续的预防、治疗、康复、健康促进一体化服务，提升健康服务的公平性、可及性、有效性，实现早诊早治早康复。

④ 延长健康寿命：强化跨部门协作，鼓励和引导单位、社区、家庭、居民个人行动起来，对主要健康问题及影响因素采取有效干预，形成政府积极主导、社会广泛参与、个人自主自律的良好局面，持续提高健康预期寿命。

（3）总体目标 到2022年，覆盖经济社会各相关领域的健康促进政策体系基本建立，全民健康素养水平稳步提高，健康生活方式加快推广，心脑血管疾病、癌症、慢性呼吸系统疾病、糖尿病等重大慢性病发病率上升趋势得到遏制，重点传染病、严重精神障碍、地方病、职业病得到有效防控，致残和死亡风险逐步降低，重点人群健康状况显著改善。

到2030年，全民健康素养水平大幅提升，健康生活方式基本普及，居民主要健康影响因素得到有效控制，因重大慢性病导致的过早死亡率明显降低，人均健康预期寿命得到较大提高，居民主要健康指标水平进入高收入国家行列，健康公平基本实现，实现《"健康中国2030"规划纲要》有关目标。

3. 重大行动

重大行动分为三个板块：一是针对影响健康的前期因素。个人行为与生活方式、环境因素对健康的影响分别占60%、17%。行动1~6主要是围绕影响健康前期因素加强早期干预，分别是健康知识普及、合理膳食、全民健身、控烟、心理健康和健康环境促进。二是针对重点人群。行动7~10主要是围绕妇幼、中小学生、劳动者、老年人等重点人群面临的一些特殊问题，进行全方位干预。三是针对当前的重大疾病。目前我国心脑血管疾病、癌症、慢性呼吸系统疾病、糖尿病等慢性非传染性疾病导致的死亡人数占总死亡人数的88%，重大传染病和地方病在一些地方仍很严重。行动11~15主要是围绕重大疾病防治工作的突出问题进行重点干预。

（1）健康知识普及行动 每个人是自己健康的第一责任人，对家庭和社会都负有健康责任。普及健康知识，提高全民健康素养水平，是提高全民健康水平最根本、最经济、最有效的措施之一。当前，我国居民健康素养水平总体仍比较低。2017年居民健康素养水平只有14.18%。城乡居民关于预防疾病、早期发现、紧急救援、及时就医、合理用药、应急避险等维护健康的知识和技能比较缺乏，不健康生活行为方式比较普遍。科学普及健康知识，提升健康素养，有助于提高居民自我健康管理能力和健康水平。《中国公民健康素养——基本知识与技能》界定了现阶段健康素养的具体内容，是公民最应掌握的健康知识和技能。

鼓励各主要媒体网站和商业网站开设健康科普栏目。提倡个人定期记录身心健康状况；了解掌握基本中医药健康知识；掌握基本的急救知识和技能。

（2）合理膳食行动 合理膳食是保证健康的基础。近年来，我国居民营养健康状况明显改善，但仍面临营养不足与过剩并存、营养相关疾病多发等问题。高盐、高糖、高脂等不健康饮食是引起肥胖、心脑血管疾病、糖尿病及其他代谢性疾病和肿瘤的危险因素。2016年全球疾病负担研究结果显示，饮食因素导致的疾病负担占到15.9%，已成为影响人群健康的重要危险因素。2012年全国18岁及以上成人超重率为30.1%，肥胖率为11.9%，与2002年相比分别增长了32.0%和67.6%；6~17岁儿童青少年超重率为9.6%，肥胖率为6.4%，与2002年相比分别增加了1倍和2倍。合理膳食以及减少每天食用油、盐、糖摄入量，有助于降低肥胖、糖尿病、高血压、脑卒中、冠心病等疾病的患病风险。

提倡人均每日食盐摄入量不高于5g，成人人均每日食用油摄入量不高于25~30g，人均每日添加糖摄入量不高于25g，蔬菜和水果每日摄入量不低于500g，每日摄入食物种类不少于12种，每周不少于25种；成年人维持健康体重，将体重指数（BMI）控制在18.5~24kg/m²；成人男性腰围小于85cm，女性小于80cm。

（3）全民健身行动 生命在于运动，运动需要科学。科学的身体活动可以预防疾病，愉悦身心，促进健康。根据国家体育总局2014年全民健身活动状况调查，我国城乡居民经常参加体育锻炼的比例为33.9%，其中20~69岁居民经常锻炼率仅为14.7%，成人经常锻炼率处于较低水平，缺乏身体活动成为多种慢性病发生的重要原因。同时，心肺耐力、柔韧性、肌肉力量、肌肉耐力、身体成分等指标的变化不容乐观，多数居民在参加体育活动时还有很大的盲目性。定期适量进行身体活动有助于预防和改善超重和肥胖及高血压、心脏病、卒中、糖尿病等慢性病，并能促进精神健康、提高生活质量和幸福感，促进社会和谐。

提倡机关、企事业单位开展工间操；鼓励个人至少有1项运动爱好或掌握1项传统运动项目，参加至少1个健身组织，每天进行中等强度运动至少半小时；鼓励医疗机构提供运动促进健康的指导服务，鼓励引导社会体育指导人员在健身场所等地方为群众提供科学健身指导服务，提高健身效果，预防运动损伤；鼓励公共体育场地设施更多更好地提供免费或低收费开放服务，确保符合条件的企事业单位体育场地设施全部向社会开放。

（4）控烟行动 烟草烟雾中含有多种已知的致癌物，有充分证据表明吸烟可以导致多种恶性肿瘤，还会导致呼吸系统和心脑血管系统等多个系统疾病。根据世界卫生组织报告，每3个吸烟者中就有1个死于吸烟相关疾病，吸烟者的平均寿命比非吸烟者缩短10年。烟草对健康的危害已经成为当今世界最严重的公共卫生问题之一。我国现有吸烟者逾3亿，迫切需要对烟草危害加以预防。每年因吸烟相关疾病所致的死亡人数超过100万，因二手烟暴露导致的死亡人数超过 10 万。

提倡个人戒烟越早越好,什么时候都不晚;创建无烟家庭,保护家人免受二手烟危害;领导干部、医生和教师发挥引领作用;鼓励企业、单位出台室内全面无烟政策,为员工营造无烟工作环境,为吸烟员工戒烟提供必要的帮助。

(5) 心理健康促进行动 心理健康是人在成长和发展过程中,认知合理、情绪稳定、行为适当、人际和谐、适应变化的一种完好状态,是健康的重要组成部分。当前,我国常见精神障碍和心理行为问题人数逐年增多,个人极端情绪引发的恶性案(事)件时有发生。我国抑郁症患病率达到 2.1%,焦虑障碍患病率达 4.98%。截至 2017 年底,全国已登记在册的严重精神障碍患者 581 万人。同时,公众对常见精神障碍和心理行为问题的认知率仍比较低,更缺乏防治知识和主动就医意识,部分患者及家属仍然有病耻感。加强心理健康促进,有助于促进社会稳定和人际关系和谐、提升公众幸福感。

提倡成人每天平均睡眠时间为 7～8h;鼓励个人正确认识抑郁和焦虑症状,掌握基本的情绪管理、压力管理等自我心理调适方法;各类临床医务人员主动掌握心理健康知识和技能,应用于临床诊疗活动中。

(6) 健康环境促进行动 健康环境是人民群众健康的重要保障。影响健康的环境因素不仅包括物理、化学和生物等自然环境因素,还包括社会环境因素。环境污染已成为不容忽视的健康危险因素,与环境污染相关的心血管疾病、呼吸系统疾病和恶性肿瘤等问题日益凸显。我国每年因伤害死亡人数约 68 万,约占死亡总人数的 7%。目前最为常见的伤害主要有道路交通事故伤害、跌倒、自杀、溺水、中毒等,其所导致的死亡占全部伤害死亡的 84% 左右。

提倡积极实施垃圾分类并及时清理,将固体废弃物主动投放到相应的回收地点及设施中;防治室内空气污染,提倡简约绿色装饰,做好室内油烟排风,提高家居环境水平;学校、医院、车站、大型商场、电影院等人员密集的地方应定期开展火灾、地震等自然灾害及突发事件的应急演练;提高自身健康防护意识和能力,学会识别常见的危险标识、化学品安全标签及环境保护图形标志。

(7) 妇幼健康促进行动 妇幼健康是全民健康的基础。新时期妇幼健康面临新的挑战。出生缺陷不仅严重影响儿童的生命健康和生活质量,而且影响人口健康素质。随着生育政策调整完善,生育需求逐步释放,高危孕产妇比例有所增加,保障母婴安全压力增大。生育全程服务覆盖不广泛,宫颈癌和乳腺癌高发态势仍未扭转,儿童早期发展亟须加强,妇女儿童健康状况在城乡之间、区域之间还存在差异,妇幼健康服务供给能力有待提高。

提倡适龄人群主动学习掌握出生缺陷防治和儿童早期发展知识;主动接受婚前医学检查和孕前优生健康检查;倡导 0～6 个月婴儿纯母乳喂养,为 6 个月以上婴儿适时合理添加辅食。

(8) 中小学健康促进行动 中小学生处于成长发育的关键阶段。加强中小学健康促进,增强青少年体质,是促进中小学生健康成长和全面发展的需要。根据 2014 年中国学生体质与健康调研结果,我国 7～18 岁城市男生和女生的肥胖检出率分别为 11.1% 和 5.8%,农村男生和女生的肥胖检出率分别为 7.7% 和 4.5%。2018 年全国儿童青少年总体近视率为 53.6%。其中,6 岁儿童为 14.5%,小学生为 36.0%,初中生为 71.6%,高中生为 81.0%。中小学生肥胖、近视等健康问题突出。

此外,随着成长发育,中小学生自我意识逐渐增强,认知、情感、意志、个性发展逐渐成熟,人生观、世界观、价值观逐渐形成。因此,在此期间有效保护、积极促进其身心健康成长意义重大。

提倡中小学生每天在校外接触自然光时间 1h 以上；小学生、初中生、高中生每天睡眠时间分别不少于 10、9、8h；中小学生非学习目的使用电子屏幕产品单次不宜超过 15min，每天累计不宜超过 1h；学校鼓励引导学生达到《国家学生体质健康标准》良好及以上水平。

（9）职业健康保护行动 我国是世界上劳动人口最多的国家，2017 年我国就业人口 7.76 亿，占总人口的 55.8%，多数劳动者职业生涯超过其生命周期的二分之一。工作场所接触各类危害因素引发的职业健康问题依然严重，职业病防治形势严峻、复杂，新的职业健康危害因素不断出现，疾病和工作压力导致的生理、心理等问题已成为亟待应对的职业健康新挑战。实施职业健康保护行动，强化政府监管职责，督促用人单位落实主体责任，提升职业健康工作水平，有效预防和控制职业病危害，切实保障劳动者职业健康权益，对维护全体劳动者身体健康、促进经济社会持续健康发展至关重要。

提倡重点行业劳动者对本岗位主要危害及防护知识知晓率达到 90% 及以上并持续保持；鼓励各用人单位做好员工健康管理、评选"健康达人"，国家机关、学校、医疗卫生机构、国有企业等用人单位应支持员工率先树立健康形象，并给予奖励；对从事长时间、高强度重复用力、快速移动等作业方式以及视屏作业的人员，采取推广先进工艺技术、调整作息时间等措施，预防和控制过度疲劳和工作相关肌肉骨骼系统疾病的发生；采取综合措施降低或消除工作压力。

（10）老年健康促进行动 我国是世界上老年人口最多的国家。截至 2018 年底，我国 60 岁及以上老年人口约 2.49 亿，占总人口的 17.9%；65 岁及以上人口约 1.67 亿，占总人口的 11.9%。我国老年人整体健康状况不容乐观，近 1.8 亿老年人患有慢性病，患有一种及以上慢性病的比例高达 75%。失能、部分失能老年人约 4000 万。开展老年健康促进行动，对于提高老年人的健康水平、改善老年人生活质量、实现健康老龄化具有重要意义。

提倡老年人知晓健康核心信息；老年人参加定期体检，经常监测呼吸、脉搏、血压、大小便情况，接受家庭医生团队的健康指导；鼓励和支持老年大学、老年活动中心、基层老年协会、有资质的社会组织等为老年人组织开展健康活动；鼓励和支持社会力量参与、兴办居家养老服务机构。

（11）心脑血管疾病防治行动 心脑血管疾病具有高患病率、高致残率、高复发率和高死亡率的特点，带来了沉重的社会及经济负担。目前全国现有高血压患者 2.7 亿、脑卒中患者 1300 万、冠心病患者 1100 万。高血压、血脂异常、糖尿病，以及肥胖、吸烟、缺乏体力活动、不健康饮食习惯等是心脑血管疾病主要的且可以改变的危险因素。中国 18 岁及以上居民高血压患病率为 25.2%，血脂异常达到 40.4%，均呈现上升趋势。对这些危险因素采取干预措施不仅能够预防或推迟心脑血管疾病的发生，而且能够和药物治疗协同作用预防心脑血管疾病的复发。

提倡居民定期进行健康体检；18 岁及以上成人定期自我监测血压，血压正常高值人群和其他高危人群经常测量血压；40 岁以下血脂正常人群每 2~5 年检测 1 次血脂，40 岁及以上人群至少每年检测 1 次血脂，心脑血管疾病高危人群每 6 个月检测 1 次血脂。

（12）癌症防治行动 癌症严重危害群众健康。《2017 年中国肿瘤登记年报》显示，我国每年新发癌症病例约 380 万，死亡人数约 229 万，发病率及死亡率呈现逐年上升趋势。随着我国人口老龄化和工业化、城镇化进程不断加快，加之慢性感染、不健康生活方式的广泛流行和环境污染、职业暴露等因素的逐渐累积，我国癌症防控形势仍将十分严峻。国际经验表明，采取积极预防、早期筛查、规范治疗等措施，对于降低癌症的发病率和死亡率具有显著效果。

（13）慢性呼吸系统疾病防治行动 慢性呼吸系统疾病是以慢性阻塞性肺疾病（以下简

称慢阻肺)、哮喘等为代表的一系列疾病。我国 40 岁及以上人群慢阻肺患病率为 13.6%，总患病人数近 1 亿。慢阻肺具有高患病率、高致残率、高病死率和高疾病负担的特点，患病周期长、反复急性加重、有多种合并症，严重影响中老年患者的预后和生活质量。我国哮喘患者超过 3000 万，因病程长、反复发作，导致误工误学，影响儿童生长发育和患者生活质量。慢阻肺最重要的危险因素是吸烟、室内外空气污染物以及职业性粉尘和化学物质的吸入。哮喘的主要危险因素包括遗传性易感因素、环境过敏原的暴露、空气污染、病毒感染等。通过积极控制相关危险因素，可以有效预防慢性呼吸系统疾病的发生发展，显著提高患者预后和生活质量。

(14) 糖尿病防治行动　糖尿病是一种常见的内分泌代谢疾病。我国 18 岁以上人群糖尿病患病率从 2002 年的 4.2% 迅速上升至 2012 年的 9.7%，据估算，目前我国糖尿病患者超过 9700 万，糖尿病前期人群约 1.5 亿。糖尿病并发症累及血管、眼、肾、足等多个器官，致残、致死率高，严重影响患者健康，给个人、家庭和社会带来沉重的负担。2 型糖尿病是我国最常见的糖尿病类型。肥胖是 2 型糖尿病的重要危险因素，糖尿病前期人群接受适当的生活方式干预可延迟或预防糖尿病的发生。

(15) 传染病及地方病防控行动　近年来，我国传染病疫情总体形势稳中有降，但防控形势依然严峻。性传播成为艾滋病的主要传播途径，疫情逐步由易感染艾滋病危险行为人群向一般人群传播，波及范围广，影响因素复杂，干预难度大；现有慢性乙肝患者约 2800 万，慢性丙肝患者约 450 万，每年新发结核病患者约 90 万。棘球蚴病（包虫病）等重点寄生虫病仍然严重威胁流行地区居民的健康。地方病流行区域广、受威胁人口多，40% 的县有 1 种地方病，22% 的县有 3 种以上的地方病。地方病重点地区与贫困地区高度重合，全国 832 个国家级贫困县中，831 个县有碘缺乏病，584 个县有饮水型氟中毒、饮茶型地方性氟中毒、大骨节病、克山病等，因病致贫、返贫现象突出。加大传染病及地方病防治工作力度是维护人民健康的迫切需要，也是健康扶贫的重要举措。

提倡负责任和安全的性行为，鼓励使用安全套；咳嗽、打喷嚏时用胳膊或纸巾掩口鼻，正确、文明吐痰；充分认识疫苗对预防疾病的重要作用，积极接种疫苗。

思考题

一、单项选择题

1. 预防接种属于（　　）
   A. 第一级预防　　　　　　　　B. 临床前期预防
   C. 第三级预防　　　　　　　　D. 临床期预防
   E. 第二级预防
2. 目前不属于国家基本公共卫生服务项目的是（　　）
   A. 卫生计生监督协管　　　　　B. 建立居民健康档案
   C. 0～6 岁儿童健康管理　　　　D. 1 型糖尿病患者健康管理
   E. 传染病和突发公共卫生事件报告处理
3. 家庭医生签约服务的第一责任人是（　　）
   A. 家庭医生　　　　　　　　　B. 社区护士
   C. 公共卫生医生　　　　　　　D. 中医类别医生
   E. 营养师
4. 家庭医生团队的组成人员是（　　）

A. 家庭医生、社区护士、公共卫生医生
B. 社区护士、营养师、健康管理师
C. 公共卫生医生、社区护士、营养师
D. 中医类别医生、心理咨询师
E. 营养师、健康管理师

5. 建设健康中国的战略主题是（   ）
    A. 普及知识、提升素养   B. 自主自律、健康生活
    C. 早期干预、完善服务   D. 公平公正、科学发展
    E. 共建共享、全民健康

6. 用巴氏涂片法对18～65岁有性生活的女性行宫颈癌的筛检，从疾病的预防策略角度看，这属于（   ）
    A. 第一级预防   B. 第一级预防合并第二级预防
    C. 第三级预防   D. 第二级预防
    E. 第二级预防合并第三级预防

7. 在职业病的危害防治和职业人群健康监护中，不属于第一级预防的措施是（   ）
    A. 加强通风排毒   B. 改革工艺，采用无毒原料
    C. 生产过程机械化、自动化、密闭化   D. 制订职业接触限值
    E. 定期对工人进行体检

8. 全球卫生战略是（   ）
    A. 2000年人人享有卫生保健   B. 21世纪人人享有卫生保健
    C. 改进卫生公平   D. 增加期望寿命，提高生活质量
    E. 共建共享、全民健康

9. 现阶段我国的卫生工作方针不包括（   ）
    A. 以农村为重点   B. 以改革创新为动力
    C. 中西医并重   D. 预防为主
    E. 将健康融入所有政策，人民共建共享

10. 家庭签约服务的时间通常是（   ）
    A. 1年   B. 2年
    C. 3年   D. 4年
    E. 终身制

二、简答题

1. 国家基本公共卫生服务项目的内容是什么？
2. 家庭医生签约服务的主要内容是什么？

（王永红　静香芝）

第二章 流行病学基本知识

【学习目标】

1. 掌握　流行病学的概念，个案调查的方法，筛检的原则和筛检试验的效果评价。
2. 熟悉　流行病学的用途、基本特征，疾病的分布，筛检的概念、目的。
3. 了解　流行病学的资料来源，公共卫生监测。
4. 利用流行病学原理和方法为群体健康服务，为实现人人健康目标提供方法依据。

【案例导入】

○ 案例回放：

某社区卫生服务中心为了了解该社区居民糖尿病的患病情况，随机抽取部分居民进行为期一个月的调查。

○ 思考问题：

1. 你认为本次调查适合用什么方法？对检查结果如何处理？
2. 本次调查可以计算发病率吗？为什么？

第一节　流行病学概述

流行病学（epidemiology）是研究防治疾病和促进健康的科学，是一门实用、独立的学科，被作为方法学广泛应用于许多医学领域中，逐渐成为现代医学的基础学科。随着流行病学研究方法的不断完善以及人们对社区卫生保健的日益重视，它已经成为社区卫生工作的必要组成部分，可以为社区卫生工作的有效实施提供科学的方法和理论依据。

一、流行病学的概念

早期的流行病学是以研究传染病的发生与流行规律为主，随着疾病谱和死亡谱的变化，流行病学的研究对象、内容和范围也在不断发展。流行病学的英文来源于希腊字 epi（在……之中）、demos（人群）、logos（研究），可以直译为"研究人群中发生的事情的学问"。逐渐完善之后，目前较为公认的流行病学定义是："流行病学是研究人群中的疾病与健康状况的分布及其影响因素，研究防制疾病及促进健康的策略和措施，并不断对方法和措施进行评价的一门学科。"简言之，流行病学的定义概括为：揭示现象—找出原因—提出策略和措施。

二、流行病学的用途

1. 描述疾病和健康状态的分布

流行病学研究的起点即三间分布,通过疾病或健康状态在不同人群、不同地区、不同时间的分布特点和规律,提供疾病病因线索,阐明与疾病或健康状况发生和流行有关的因素,可以发现高危人群、合理配置卫生资源、有效采取防控措施,从而促进人群健康。

2. 用于疾病防治效果评价

随着科学技术的不断发展,新的治疗药物或措施层出不穷。这些新方法和措施效果如何,是否可推广应用等问题可应用流行病学方法予以评价。此外,在临床实践中还涉及对治疗药物或方法的不良反应的评价以及疾病的预后分析等,这些均属临床流行病学的研究范畴。此外,对某种预防疾病的措施或方法,如一种新的预防接种制剂,一项预防疾病的措施如食盐加碘等的效果,可以实验流行病学的方法予以评价。

3. 用于疾病监测

疾病监测是指收集、核查、分析疾病的动态分布及其影响因素的资料,并将有关信息及时传达给有关部门和个人,以便采取适宜的干预策略。疾病监测地区可大可小,可以是长期的也可以是短期的,疾病可以是一种或多种,可以是传染病或非传染疾病或其他(伤残或健康状态)。疾病监测所获得的信息可以为制定、完善和评价疾病预防控制及其他公共卫生措施与策略提供科学依据。

4. 研究疾病的自然史

应用流行病学方法可以阐明疾病的自然史,了解自然史有助于对疾病的临床诊断、治疗,也有助于对其预防和控制。

三、流行病学的基本特征

1. 群体特征

流行病学的研究对象是群体,即从人群的各种分布现象入手,将分布作为研究一切问题的起点,不仅仅考虑个体疾病的治疗问题。流行病学是从宏观的角度认识疾病和健康,从群体的角度观察事物的发展变化,这是流行病学区别于其他医学学科的最显著的特点之一,群体和分布是流行病学中两个最基本的概念。

2. 社会医学和生态学特征

人群健康同环境有着密切的关系,人不仅具有生物属性,同时具有社会属性,因此人类健康和疾病受到自然环境和社会环境因素的制约。近年来有人在"生物-心理-社会医学模式"的基础上又提出了"生物-心理-社会-生态环境模式",即在进行流行病学研究时要注意社会医学和生态学的特征。

3. 比较特征

流行病学研究自始至终贯穿着比较的思想,比较是流行病学分析的核心,只有通过对比分析,才能发现疾病发生的原因和评价研究结果。即使是一般的描述结果,也必须与相应的人群、时间和地点的结果相比较才能说明问题,才有意义。

4. 现场特征

流行病学调查必须在现场进行,并在现场实践中得到发展和完善。没有现场调查,就不能得到充分、准确的信息，也就很难提出符合实际情况的防制策略和措施。即没有现场研究就不会有流行病学。

5. 概率论和统计学特征

流行病学在描述人群疾病发生的强度或死亡发生的危险度时，往往使用频率指标，计算频率指标要求有足够合理的数量，合适的数量要依靠统计学原则来确定。运用流行病学方法进行病因研究、临床试验和预防措施效果评价时，需要借助数理统计学的原理和方法对资料进行分析。

四、流行病学的主要研究方法

（一）流行病学的研究方法

流行病学的研究方法按照设计类型可分为三大类，即观察性研究、实验性研究和理论性研究。

1. 观察性研究

观察性研究是指研究人员在不对研究对象施加任何影响的情况下，对获得的调查资料进行分析研究的一类方法。观察性研究主要包括描述性研究和分析性研究，描述性研究主要描述疾病或健康状况的分布，揭示现象，为病因研究提供线索，即提出假设，因此是流行病学调查的第一步，也是分析流行病学研究的基础。描述性研究最常用的方法有个案调查、病例报告、现况调查、生态学研究等，个案调查和现况调查应用最为广泛；而病例对照研究和队列研究则是分析流行病学的两种主要研究方法。

病例对照研究是选定患有某特定疾病和不患有该病但具有可比性的两组人，通过调查既往可能的危险因素的暴露史，比较两组的暴露比，从而推断暴露因素与疾病有无关联和关联大小的研究方法。

队列研究是选定暴露与未暴露于某因素的两组人群，随访观察一定时间，比较两组人群某疾病的结局，从而判断该因素与发病或死亡有无关联及关联大小的研究方法。

2. 实验性研究

实验性研究是指在研究人员的控制下，对研究对象随机分为对照组和实验组，对实验组施加或消除某种因素或措施，随访观察一定时间，比较两组人群的结局，以判断此因素或措施对研究对象的影响。实验性研究根据其研究对象不同可分为临床试验、现场试验和社区干预试验三种试验方法。

3. 理论性研究

理论性研究又称为数学模型研究，它是将流行病学调查所得到的数据，通过运用不同的数字符号来代表疾病的多个病因以及机体与环境的各项危险因素，然后抽象地通过数学公式来模拟疾病的发生和流行，以探讨疾病流行的规律。该方法可以定量地反映出病因、机体与环境因素的变化对疾病发生的影响及其动态的变化。

（二）个案调查

个案调查又称个案研究，是指运用流行病学的原理和方法，深入现场对新发病例的接触史、家属及周围人群的发病或健康状况，以及与发病可能有关的环境因素进行调查，以达到查明所研究病例的发病原因和条件、防止再次发生类似疾病、控制疫情扩散及消灭疫源地的目的。个案调查是描述流行病学调查的第一步，也是社区卫生服务机构进行调查研究最常用的方法之一。

1. 个案调查的目的

（1）**病例调查** 当社区出现传染病病例时，社区工作人员负责调查患病原因、传播途径以及传播范围，确定疫源地的范围和接触者，指导医疗护理、隔离消毒、开展健康教育，防止或减少类似疾病的发生。

（2）**描述疾病分布特征** 描述疾病的三间分布特征，掌握疫情总体情况，为疾病监测提供资料。

2. 个案调查的内容

（1）**人口统计学信息** 包括姓名、性别、民族、出生日期、职业、文化程度、家庭住址、联系电话等信息。

（2）**主要临床表现** 发病日期、首发症状及出现时间、就诊情况、化验检查情况、住院日期、入院诊断、是否出院、出院诊断、出院时间、患者转归情况（好转、痊愈、恶化、死亡）等。

（3）**疾病流行病学史** 感染日期，发病前居住地点、类型，发病前户外活动情况等。

（4）**其他个人高危因素** 外出史、与类似病例的接触史等。

3. 个案调查的方法

（1）**访问** 可以面谈、信访、电话访问、问卷调查等。①面谈，即访谈法，调查者与被调查者面对面访谈。通过口头交流的方式获取信息，双方互动，互相影响，互相作用的过程。此法可获得较高的应答率。但是费时，人力、物力、财力花费也较大。②信访，即通过信件（传统信件或电子邮件）获取调查对象信息。由调查对象自行填写调查问卷后邮寄回调查者。该方法较面谈而言，在人力、财力、物力方面比较节省，但应答率不高，获取数据的质量也较难控制。目前借助互联网开展网络调查的方式也越来越普遍，优势是更加低成本、快捷，数据统计方便，缺点与信访类似。③电话访问，就是通过电话向被调查者提问，根据其回答进行记录后获取调查信息。效果介于面谈和信访之间。方法灵活、省时省力，前提是被调查者愿意接受，调查者事先有电话联系号码。④问卷调查，是调查者把设计好的问卷集中分发给被调查者，由被调查者或知情人填答问卷。优点是调查者可以对问卷进行集中讲解，实施方便，省时省力。缺点是需要调查对象相对集中，不利于某些传染性疾病的控制。

（2）**现场调查** 调查人员在事发后应尽快到现场，观察现场环境、采集标本、收集事件第一手资料，对事件进行三间分布的判断。

通过个案调查可以得到有关疾病发病的第一手资料，为疾病控制提供分析基础，也为病因探索提供线索。

第二节 疾病的分布

一、流行病学的资料来源

流行病学资料的收集过程，即按照研究设计所拟定的方法与过程，通过对研究对象的观察及实验，测量并记录其结果，形成原始统计数据。根据信息来源可分为三类：

1. 常规工作记录

常规工作记录包括住院患者资料、社区人口资料、医疗保险资料等。

2. 统计报表

统计报表包括医院情况报表，传染病报表，人口出生、死亡报表，疫情报表等。

3. 专题调查

需要解决专门问题时，前述两种资料一般不能满足要求，需要依靠传统调查或研究来获取资料。如探讨疾病病因，评价预防措施效果，评价药物疗效和安全行动等，多需要进行专门研究。

二、描述疾病分布的常用指标

疾病的分布（distribution of disease）是指疾病或健康状态在不同地区、不同时间、不同人群发生的频率。疾病的分布是流行病学的一个重要概念，是流行病学研究的起点和基础，通过研究疾病的分布，可以了解疾病流行规律，揭示某因素与疾病的关系，为进一步研究指明方向。

为定量研究疾病与健康状态的分布特征，需要将流行病学调查资料按照不同人群、时间、地区特征分组，计算相应的频率指标（如发病率、死亡率、罹患率等），然后进行描述分析。

（一）发病指标

1. 发病率

发病率（incidence rate）是指在一定时间内（一般为1年）某人群某病发生新病例的频率。计算公式为：

$$发病率 = \frac{一定时期内某人群中某病新病例数}{该人群同期暴露人口数} \times k \tag{2-1}$$

$k = 100\%$、$1000‰$ 或 $10000/万$……

发病率是疾病流行强度的指标，反映疾病对人群健康的影响程度。通过发病率比较可了解疾病的流行特征，探索病因，提出病因假说及评价防治措施的效果等。

计算发病率时，分母中规定的暴露人口是观察时间内观察地区所有可能发生某病的人口数。发病率的分子是指观察期内该地新发生的某病病例数。

发病率可按年龄、性别、职业、地区及不同人群而分别统计计算，称为发病专率。不同来源的发病率资料对比时，应考虑年龄、性别等的构成，对发病率进行标化，否则会造成偏倚。

2. 罹患率

罹患率（attack rate）与发病率一样，也是测量新发病例的指标。多用于某一局限范围内较短期间内新发病例的频率。观察时间以日、周、旬、月为单位，也可以一个流行期为阶段，使用比较灵活。

$$罹患率 = \frac{观察期内某病新病例数}{同期暴露人口数} \times k \tag{2-2}$$

$k = 100\%$、$1000‰$ 或 $10000/万$……

在探讨疾病暴发或流行的病因时经常用到罹患率，它可以根据暴露程度精确测量发病概率，在食物中毒、职业中毒或传染病暴发及流行中，经常使用。

3. 患病率

患病率（prevalence rate）又称现患率，是指某人群在某特定时间内某病现患（新、旧）病例的频率。

$$患病率 = \frac{某人群某特定时间内的新旧病例数}{该人群同期平均人口数} \times k \qquad (2-3)$$

$k = 100\%$、$1000‰$ 或 $10000/万 \cdots\cdots$

患病率常用于现况调查，调查时间不宜太长，应在一个月至数月内完成，一般不超过一年为宜。按某一时刻计算的患病率称为"时点患病率"。按一段时间计算的患病率称为"期间患病率"。

引起患病率升高的主要因素是：①新病例增加；②治疗水平提高，病程延长；③未愈者的寿命延长；④病例迁入；⑤健康者迁出；⑥易感者迁入；⑦诊断水平提高；⑧报告率提高等等。反之，则引起患病率降低。

4. 感染率

感染率（infection rate）是指在某个时间内所检查的人群中，某病现有感染者所占的比率。

$$某病感染率 = \frac{某病感染人数}{受检人数} \times 100\% \qquad (2-4)$$

感染率常用于研究某些传染病或寄生虫病的感染情况和防治措施的效果，也可以估计疾病的流行态势，为制订防治措施提供依据。特别是对隐性感染率高的疾病调查，如乙型病毒性肝炎、脊髓灰质炎、流行性乙型脑炎等，常用此指标。

（二）死亡指标

1. 死亡率

死亡率（mortality rate）是指某人群在一定时间内的总死亡人数与该人群同期平均人口数之比。

$$死亡率 = \frac{某人群某年总死亡人数}{该人群同年平均人口数} \times k \qquad (2-5)$$

$k = 100\%$、$1000‰$ 或 $10000/万 \cdots\cdots$

其分子是某人群某年的死亡人数，分母是该人群同期平均人口数。观察时间常为一年。死亡率反映一个人群总死亡水平，是衡量人群因病伤死亡危险大小的指标。是一个国家或地区文化、卫生水平的综合反映。上述方法计算的死亡率是死于各种原因的死亡率，称为普通死亡率或粗死亡率（crude death rate）。可以按照不同病种、性别、年龄、职业等计算死亡专率。

2. 婴儿死亡率

婴儿死亡率（infant death rate）是指年内周岁内婴儿的死亡数占年内活产数的比值。一般以千分率表示。

婴儿死亡率是反映社会经济及卫生状况的一项敏感指标，是妇幼卫生保健工作的常用指标。婴儿死亡率就是一种死亡专率，与粗死亡率相比，不受人口构成影响，各国之间可以直接比较。

3. 病死率

病死率（fatality rate）是指表示一定时间内（通常为1年）患某种疾病的人群中因该病而死亡的频率。

$$某病病死率 = \frac{一定时期内某病死亡人数}{同期确诊的某病病例数} \times 100\% \tag{2-6}$$

病死率是疾病死亡专率的一项重要指标，反映疾病的严重程度，也可以用来评价医院的医疗水平和工作质量。多用于急性传染病。

4. 存活率

存活率（survival rate），又称生存率，是常用于评价某些慢性疾病（如癌症、心血管病等疾病）远期疗效的指标。

$$n\ 年存活率 = \frac{随访满\ n\ 年存活的病例数}{随访满\ n\ 年的病例数} \times 100\% \tag{2-7}$$

研究存活率必须有随访制度。首先确定起算时间及结算时间。一般以确诊日期、手术日期、住院日期为起算时间。结算时间通常以5年计算，即5年存活率。

三、疾病的流行强度

疾病的流行强度是某病在某地某人群中一定时期内发病数量的变化及病例间联系程度。常用于描述疾病流行强度的术语有散发、暴发、流行和大流行。

1. 散发

散发指某种疾病在某地区的发病率呈历年来的一般水平，病例间无明显传播关系。历年来一般是指当地近3年该病的发病率平均水平。散发一般多用于区、县以上范围，不适用于小范围的人群。疾病呈散发的原因主要有：①该病常年流行或因疫苗接种，人群有一定的免疫力，如麻疹；②以隐性感染为主的传染病，如流行性乙型脑炎、脊髓灰质炎等；③潜伏期长的疾病，如麻风病等；④传播机制不易实现的传染病，如炭疽、斑疹伤寒等。

2. 暴发

某种疾病在一个局部地区或集体单位中，短时间内突然出现很多相同的病例，称为暴发。多数患者出现在该病的最长潜伏期内，有相同的传染源或传播途径。如食物中毒、麻疹、水痘、手足口病、甲型病毒性肝炎等的暴发。

3. 流行

某种疾病在某地区、某时期的发病率明显超过历年来的散发水平（3～10倍）时，称为流行。流行与散发是相对的，流行出现时各病例之间呈现明显的时间和空间的联系，应根据不同时期、不同病种等具体情况作出判断。

4. 大流行

有些疾病在流行时，蔓延迅速，涉及地域广，往往在比较短的期间内越过省界、国界，甚至洲界形成世界性流行，称之为大流行。如流行性感冒、霍乱、鼠疫，历史上曾多次发生过世界性的大流行。随着世界经济的快速发展，交通日益便捷，人群和物资流动空前加快，病原体和传染源的快速移动使得疾病短时间传遍全球，如2003年发生的严重急性呼吸综合征（SARS）和2019～2020年的新型冠状病毒感染所致肺炎（简称新冠肺炎）疫情。

四、疾病的分布

疾病在人群、时间、地区上的三间分布特征，是病因的外在表现，是形成病因假设的重要线索，是探索流行因素和制订防制对策的前提。

（一）人群分布

人群的年龄、性别、职业、种族、婚姻状况、家庭情况以及行为生活方式等特征，常常影响着疾病的分布，有时也可成为疾病的危险因素。研究疾病的人群分布有助于探讨疾病病因，为防制工作提供依据。

1. 年龄

在研究疾病的人群分布中，年龄是最重要的因素之一，几乎各种疾病的发病率或死亡率均与年龄有密切的关系。大多数疾病在不同年龄组其发病率不同。一般各种慢性病随年龄的增加而发病率增高，如心脑血管疾病、恶性肿瘤、糖尿病等。白血病在儿童期和老年期均较多见。发病后有持久免疫力的传染病，如麻疹、百日咳、水痘等，大多在儿童中发病率高，尤其学龄前儿童发病率最高。有一些传染病如脊髓灰质炎、流行性乙型脑炎、流行性脑脊髓膜炎等，人群中普遍存在隐性感染，成人多已获得免疫，故这些传染病的发病率以儿童年龄组为高。

2. 性别

许多疾病存在着性别差异。疾病的性别差异主要是由于男女接触致病因子的机会、遗传特征、内分泌代谢、生理解剖特点和内在素质不同所致。例如，血吸虫病、钩端螺旋体病往往是男性高于女性，原因是男性参加农田劳动时接触疫水机会较多的缘故。我国癌症死亡率除乳腺癌、宫颈癌外，一般是男性高于女性。明显高的有膀胱癌、胃癌、肝癌，可能与男性接触致癌因子机会较多有关。如肺癌，男女发病率不同可能是由于男性吸烟者所占比例高于女性所致。地方性甲状腺肿女性多于男性，其可能与女性需碘量较多，但供给量不足有关。胆囊炎、胆石症则以中年肥胖女性较多见，可能与女性的生理特点有关系。

3. 职业

许多疾病的发生与职业密切相关，是由于机体所处职业环境中的致病因素，如紧张程度、物理因素、化学因素、生物因素等不同导致。如煤矿工易患硅沉着病（曾称矽肺）；脑力劳动者易患冠心病；炼焦工人易患肺癌；售货员易患静脉曲张等。同一职业，但工种不同其发病率也不同。传染病的发生与职业也有密切关系，如皮毛厂工人易患炭疽；农牧场工人易患布鲁氏菌病；我国江浙及四川农民易患钩虫病；北方伐木工人易患森林脑炎。

4. 种族和民族

由于不同种族、民族的人群，其所处的自然环境、风俗习惯、生活方式、宗教信仰及遗传等因素的不同，这些因素均影响着疾病的发生。如马来西亚居住有三种民族，马来人患淋巴瘤较多；印度人患口腔癌较多；而中国人以患鼻咽癌和肝癌较多。我国回族、哈萨克族，男性胃癌死亡率高于其他民族，提示与饮食习惯有关；牧区少数民族农民的冠心病发病率高于同地区的汉族农民，与少数民族的高脂饮食有关。美国黑人多死于心脏病、脑血管意外、结核、梅毒等，而白人死亡率较高的是自杀和白血病等。

5. 家庭

家庭的年龄结构、文化水平、经济及卫生状况、风俗习惯、嗜好等均与疾病的发生密切相关。家庭成员之间接触的密切程度，与某些传染病的传播相关，如病毒性肝炎、细菌性痢疾等。许多慢性病存在家族聚集性。婚姻状况、妊娠、分娩、哺乳等对女性健康有明显影响。已婚妇女宫颈癌发病率明显高于单身妇女，未婚女性和高龄分娩者易患乳腺癌。

6. 行为

不良行为和不良生活方式与许多疾病，尤其是慢性病的发生密切相关。吸烟、酗酒、吸毒、不洁性行为、静坐生活方式等可增加某些疾病发生的危险。据世界卫生组织报告，在发达国家和部分发展中国家，危害人类健康和生命的主要原因，是恶性肿瘤、冠心病、脑卒中、高血压、糖尿病等慢性非传染性疾病，而这些疾病的发生与发展，60%~70%是由社会因素和不健康的生活方式与不良行为习惯造成的。

（二）地区分布

疾病的发生往往受地区的自然环境和社会条件的影响，地区差异反映了不同地区致病因子的差别。因此，研究疾病地区分布常可对疾病的病因、流行因素等提供线索，以便制订防制对策。

1. 疾病在国家间的分布

疾病在世界各国的分布并不均衡，例如乳腺癌在北美洲、北欧、西欧发病最多，东欧次之，亚洲和非洲各国较少。肝癌多见亚洲、非洲。胃癌死亡率日本和智利等国家较高，澳大利亚、美国较低。霍乱在印度高发。病毒性肝炎在我国和亚裔人群高发。黄热病的分布与埃及伊蚊的分布一致，主要流行于南美洲和非洲。登革热流行于热带、亚热带。

2. 疾病在国家内的分布

疾病在一个国家内的不同地区分布也有差别。血吸虫病在我国长江以南曾广泛流行，长江以北则未见此病。这是因为北方干燥、寒冷，缺乏钉螺滋生繁殖条件所致。食管癌在我国北方多于南方，而北方又以太行山脉地区的山西、河南、河北三省交界处为圆心，死亡率以同心圆向周围扩散，逐渐降低。我国鼻咽癌主要分布于华南，而以广东省广州语系为高发区。大骨节病主要分布于东北、华北、西北等省、市、自治区，我国南方则无此病。地方性甲状腺肿（缺碘性）则以山区最多，流行地区的土壤、水和食物中含碘量均低于一般地区。原发性肝癌主要分布于东南沿海各地，以上海、福建、江苏、广西、浙江等省市死亡率最高。高血压患病率北方高于南方，主要原因可能为北方人盐的平均摄入量多，超重和肥胖的比例高于南方。

3. 疾病的城乡分布

城乡在经济发展、自然环境、卫生条件、风俗习惯上、人口流动等方面有较大差异，导致疾病在城乡间分布不同。城市交通方便，人口稠密，居住拥挤，因此呼吸道传染病如流行性感冒、流行性脑脊髓膜炎、百日咳等经常有散发和流行。在偏僻农村交通不便，人口稀少，居住分散、呼吸道传染病往往不易发生流行。但一旦有患者或携带者传入，也可以引起大规模流行。城市工业集中，排放烟尘及有害气体，加之汽车尾气排放，致使呼吸系统疾病和交通事故高于农村，尤其肺癌死亡率城市高于农村。

（三）时间分布

描述疾病分布的时间单位因病种而不同，其变化的形式主要有短期波动、季节性、周期性和长期变异。

1. 短期波动

有时又称时点流行,指人群中某种疾病在较短时间内发病数突然增多的现象。其含义与暴发相近,区别在于暴发常用于少量的人群,而短期波动常用于较大数量的人群。

疾病的短期波动或暴发一般具有比较明确的原因,是由于人群中大多数人在短时间内接触或暴露于同一致病因素所致,常见于因食物或水源被污染而引起的食物中毒、麻疹、伤寒、痢疾等。由于潜伏期不同,发病有先有后。先发病者为短潜伏期患者,后发病者为长潜伏期患者,大多数病例发生日期往往在最短潜伏期和最长潜伏期之间,即常见潜伏期。发病高峰与该病的常见潜伏期基本一致。因此,可从发病高峰推算暴露日期,从而找出引起暴发的原因。

2. 季节性

疾病在每年一定季节内呈现发病率升高的现象,称为季节性。疾病呈现季节性变化的原因受气象条件、媒介昆虫、人群风俗习惯、生产条件等诸多因素的影响。研究疾病的季节性不但可探讨流行因素、传染源,还可为防制对策的制订提供依据。季节性有两种表现形式,即严格的季节性和季节性升高。如流行性乙型脑炎在我国北方8、9、10月为发病高峰季节,在此前后很少发生,而南方稍早。其主要原因与乙型脑炎病毒在媒介昆虫体内繁殖特性及蚊虫滋生条件有关,也与猪的病毒血症时间密切相关。呼吸道传染病季节性高峰一般多在冬春季节,如流行性脑脊髓膜炎发病高峰在1~4月。肠道传染病终年均可发生,季节性高峰为夏秋季。

3. 周期性

疾病依规律性的时间间隔发生流行的现象,称为周期性。呈现周期性流行的疾病主要是呼吸道传染性疾病。例如流行性感冒每隔10~15年出现一次世界性的大流行。流行性脑髓膜炎7~9年流行一次。百日咳3~4年流行一次。麻疹疫苗普遍使用前,在城市中常常表现为两年一次流行高峰。自1965年广泛推广使用麻疹疫苗后,我国麻疹的发病率显著降低,周期性流行已不明显。

4. 长期变异

在一个相当长时间内(通常为几年或几十年),疾病的病原体、临床表现、发病率、死亡率等,随着社会生活条件改变、医疗技术的进步和自然条件的变化而发生显著变化,与原来有很大的不同,称之为长期变异,或长期趋势。

经过长期变异,我国疾病谱发生显著了变化,非传染性疾病如心血管疾病、肿瘤等慢性疾病在死因顺位中上升。传染性疾病的种类发生了很大变化。我国既往伤寒、细菌性痢疾、霍乱、炭疽、白喉、布鲁氏菌病、麻疹、脑膜炎等经常发生流行或大流行,但经过大力防治,这些疾病的发病率明显下降。但是有一些传染病如甲型病毒性肝炎的广泛流行,乙型病毒性肝炎带毒者的大量存在,丙型病毒性肝炎的出现,细菌性食物中毒的不断发生,肺结核病死率虽然下降但发病率仍然较高,性传播疾病的上升,艾滋病的出现和蔓延等,都值得注意。

第三节 筛 检

一、筛检的概念

筛检(screening)是运用快速、简便的检验、检查或其他措施,在健康人群中,发现那些表面健康，但可疑有病或有缺陷的人。用于筛检的试验称为筛检试验。筛检只是初步检查，并不是对疾病作出诊断，对筛检结果阳性或可疑阳性者需进一步做确诊检查，进而对确诊者进行治疗。筛检试验流程见图 2-1。

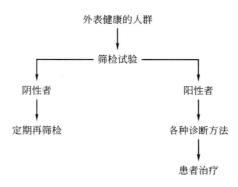

图 2-1　筛检试验流程

二、筛检的目的

① 早期发现可疑患者，做到早诊断、早治疗。目的是提高疾病治愈率，实现疾病的第二级预防，如高血压、糖尿病、直肠癌、乳腺癌、宫颈癌等的筛检。

② 筛查疾病的危险因素，发现高危人群。对高危人群从病因学的角度采取措施，实现早期干预，降低人群的发病率，达到疾病的第一级预防的目的。如筛检疾病易感基因和有害基因，预防相关疾病；筛查高血压，预防脑卒中；筛查高胆固醇血症，预防冠心病等。

③ 识别疾病早期阶段，了解疾病自然史，进行疾病监测。如糖尿病筛检可以发现人群中空腹血糖受损和糖耐量减低者，给予相应的干预措施可以延缓糖尿病发生。

三、筛检的原则

筛检是一项重大公共卫生实践活动，涉及众多人群，需要巨大物力财力的投入，必须权衡利弊得失，估计成本效益，制订周密的计划，一般要遵循以下原则：

① 被筛检的疾病或缺陷是当地重大的公共卫生问题，如得不到控制可能会引起严重后果。

② 对被筛检的疾病或缺陷有进一步确诊的方法与条件，并具有有效的治疗方法。

③ 筛检试验必须要快速、简便、经济、可靠、安全、有效，并易被群众接受。

④ 对疾病的自然史有足够的了解。

⑤ 要考虑整个筛检的成本和收益问题。

四、筛检试验的效果评价

筛检试验评价指标主要从真实性、可靠性和收益三方面来考虑。

（一）真实性

真实性（validity），又称效度或准确性（accuracy），是指测量值与实际值（金标准的测量值）符合的程度，即正确地判定受试者有病与无病的能力。符合的程度越高，实验的价值越大。金标准是指当前医学界公认的诊断疾病最可靠的方法，又称标准诊断。评价试验真实性的指标有灵敏度、特异度、假阳性率、假阴性率、约登指数和似然比。筛检试验的真实性评价整理见表 2-1。

表 2-1　筛检试验的真实性评价整理

筛检试验	金标准确诊		合计
	患者	非患者	
阳性	a	b	a+b
阴性	c	d	c+d
合计	a+c	b+d	N

1. 灵敏度

灵敏度（sensitivity）指筛检试验判断为阳性人数占真正患者数的百分比。

$$灵敏度 = \frac{a}{a+c} \times 100\% \tag{2-8}$$

2. 特异度

特异度（specificity）指筛检试验判断为阴性人数占真正非患者数的百分比。

$$特异度 = \frac{d}{b+d} \times 100\% \tag{2-9}$$

3. 假阴性率

假阴性率（false negative rate）又称漏诊率，指真患者被筛检试验判断为阴性占真患者的百分比。假阴性与灵敏度相对应，即灵敏度＝1－假阴性率。

$$假阴性率 = \frac{c}{a+c} \times 100\% \tag{2-10}$$

4. 假阳性率

假阳性率（false positive rate）又称误诊率，是指非患者被筛检试验判断为阳性占非患者的百分比。假阴性与特异度相对应，即特异度＝1－假阳性率。

$$假阳性率 = \frac{b}{b+d} \times 100\% \tag{2-11}$$

5. 约登指数

约登指数（Youden's index）是灵敏度和特异度之和减1。

$$约登指数 = (灵敏度 + 特异度) - 1 \tag{2-12}$$

6. 似然比

似然比（likelihood ratio）指患者中某种试验结果出现的概率与非患者中该试验结果出现的概率之比。似然比的计算不受患病率的影响，只与灵敏度和特异度有关，包括阳性似然比和阴性似然比。

（1）阳性似然比（positive likelihood ratio）　是试验结果真阳性率与假阳性率之比，说明患者中出现某种试验结果阳性的概率是非患者的多少倍。比值越大，试验结果阳性时为真阳性的概率越大，筛检试验的效果越好。

$$阳性似然比 = \frac{真阳性率}{假阳性率} = \frac{灵敏度}{1-特异度} \tag{2-13}$$

（2）阴性似然比（negative likelihood ratio）　是试验结果假阴性率与真阴性率之比，说明患者中出现某种试验结果阴性的概率是非患者的多少倍。比值越小，试验结果阴性时为真阴性的可能性越大，筛检试验的效果越好。

$$\text{阴性似然比} = \frac{\text{假阳性率}}{\text{真阴性率}} = \frac{1-\text{灵敏度}}{\text{特异度}} \tag{2-14}$$

（二）可靠性

可靠性（reliability），又称信度或重复性（repeatability）、精确性（precision），是指实验在相同条件下重复测量同一受试对象获得相同结果的稳定程度。

影响试验可靠性的因素有：①受试对象自身生物学变异；②观察者变异；③试验方法或仪器本身的变异。

评价筛检试验可靠性的指标有变异系数、符合率、$Kappa$ 值。

1. 变异系数

变异系数（coefficient of variance）适用于作计量资料的可靠性分析。

2. 符合率

符合率（agreement rate）又称粗一致率，适用于计数资料的可靠性分析。它是指两次检测结果相同的人数占受试者总数的百分比。筛检试验可靠性评价的整理见表 2-2。

表 2-2　筛检试验可靠性评价整理

第二次试验	第一次试验		合计
	阳性	阴性	
阳性	a	b	a+b
阴性	c	d	c+d
合计	a+c	b+d	n

$$\text{符合率} = \frac{a+d}{n} \times 100\% \tag{2-15}$$

3. $Kappa$ 值

适用于计数资料的可靠性分析。表示不同观察者对同一批结果的判定和同一观察者在不同情况下对同一批结果的判定的一致程度，$Kappa$ 值越高，一致性越好。

（三）收益

收益（yield），又称收获量，指经筛检后能使多少原来未发现的患者得到诊断和治疗。收益可从发现新病例的数量、预后改善情况以及社会效益、经济效益等方面进行评价。

预测值（predictive value）是评价筛检收益的重要指标。表示筛检试验结果判断正确的概率，表明试验结果的实际临床意义。包括阳性预测值和阴性预测值。

1. 阳性预测值

阳性预测值（positive predictive value）指试验结果阳性人数中真阳性人数所占的比例。

$$\text{阳性预测值} = \frac{a}{a+b} \times 100\% \tag{2-16}$$

2. 阴性预测值

阴性预测值（negative predictive value）指试验结果阴性人数中真阴性人数所占的比例。

$$阴性预测值 = \frac{d}{c+d} \times 100\% \qquad (2\text{-}17)$$

在患病率一定时，实验的灵敏度越高，阴性预测值越高；实验的特异度越高，阳性预测值越高。当灵敏度和特异度一定时，患病率越高，阳性预测值越高，阴性预测值越低，患病率对阳性预测值的影响较阴性预测值明显。

第四节 公共卫生监测

一、公共卫生监测概述

公共卫生监测是长期地、连续地、系统地收集有关健康事件、卫生问题的资料，经过科学分析、解释后获得重要的公共卫生信息，并及时将信息反馈给相关机构（如决策者、卫生部门工作者和公众等），用以指导制定、完善和评价公共卫生干预措施与策略的过程。

公共卫生监测的三个基本含义包括：①只有长期、连续、系统地收集资料，才能发现疾病和健康状况的分布规律和发展趋势；②只有将原始资料整理、分析、解释后，才能转化为有价值的信息；③只有将信息及时反馈给有关部门和人员后，才能在预防和控制疾病时得以最有效利用。

公共卫生监测的三个阶段是收集整理、分析解释、反馈利用。信息收集是基础，利用是目的。

二、公共卫生监测的用途

公共卫生监督的目的是为决策者提供科学依据并评价决策效果，其主要用途有：①确定主要的公共卫生问题，掌握其分布和发展趋势；②查明健康相关事件发生的原因，并采取干预措施；③评价公共卫生干预措施的效果；④预测疾病流行发展趋势；⑤研究相关健康问题的影响因素，制订公共卫生策略和措施。

三、公共卫生监测的种类和内容

（一）疾病监测

疾病监测是长期地、连续地收集、核对、分析疾病的动态分布和影响因素的资料，并将信息及时上报和反馈，以便及时采取干预措施。包括传染病监测、慢性非传染性疾病监测、死因监测、医院感染监测等。

1. 传染病监测

包括疾病发生、诊断、三间分布、免疫水平、耐药性、干预措施等。世界卫生组织规定的国际监测传染病为天花、野毒株引起的脊髓灰质炎、新亚型病毒引起的人类流感和严重急性呼吸综合征（SARS）四种。另外，需特别说明，新型冠状病毒肺炎也纳入传染病防治法中，属于二类传染病，但是由于其传染性强、致病率高、致死率高，可能会引起大面积暴发，因此采取甲类传染病的预防、控制措施。

2. 慢性非传染性疾病监测

随着疾病谱的改变，疾病监测的范围扩大到非传染病，病种有很多，如恶性肿瘤、心脑血管病、职业病、出生缺陷、伤害等。监测内容根据监测目的而异，包括以下几个方面：①监测群体中慢性病的发病和死亡水平的变化情况；②针对慢性病的主要危险因素，在群体中进行行为危险因素及其有关知识和态度的监测；③监测支持人们行为改变的政策、媒体导向和支持措施等社会环境因素的变化情况。由于很多非传染病特别是慢性病的发生都与个人行为有着密切关系，行为危险因素的监测已成为疾病监测的一个组成部分，包括中国在内的越来越多的国家意识到行为危险因素监测的重要性，均建立了本国的行为危险因素监测系统。

3. 死因监测

死因监测是通过连续、系统地收集人群死亡资料，并进行综合分析，研究死亡水平、死亡原因及变换趋势。人群死亡率和死因分布，可以反映人群健康水平，可以为确定不同时期的主要死因和疾病防治重点提供依据。如全国的孕产妇和 5 岁以下儿童的死亡监测。

4. 医院感染监测

医院感染监测可以为预防、控制和管理医院感染提供科学依据。我国于 2009 年 12 月实施的《医院感染监测规范》中规定，医院建立医院感染监测与通告制度，及时诊断医院感染病例，分析危险因素，采取针对性的预防控制措施。

（二）症状监测

症状监测又称综合征监测或症候群监测，是指通过长期、连续、系统地收集特定临床综合征或与疾病相关现象的发生频率，从而对某类疾病的发生或流行进行早期探查、预警和作出快速反应的监测方法。常用的症状监测主要有流感样病例监测、发热监测、腹泻监测等。

症状监测不依赖特定的诊断，是强调非特异症状为基础的监测，不仅包括临床症状或综合征监测，也有门诊就医情况，药店非处方药、医疗相关用品销售量、学生或职工的缺勤率等的监测。

（三）行为和行为危险因素监测

现今，慢性病、伤害和性传播疾病等已成为影响人群健康的主要卫生问题，因此吸烟、饮酒、不良饮食习惯、体力活动、不安全性行为、吸毒、汽车安全驾驶、安全头盔使用等成为公共卫生监测的组成部分。

（四）其他公共卫生检测

为解决不同的公共卫生问题，可以开展出生缺陷监测、环境监测、学校卫生监测、药物不良反应监测、营养和食品安全监测、突发公共卫生事件监测和计划生育监测等。

思考题

一、单项选择题

1. 选定暴露和未暴露于某种因素的两种人群，追踪其各自的发病结局，比较两者发病结局的差异，从而判断暴露因素与发病有无因果关联及关联程度，该研究为（　　）
    A. 病例对照研究　　　　　　　　B. 筛检
    C. 队列研究　　　　　　　　　　D. 临床试验研究
    E. 现况研究
2. 某地人口为 5 万，某年发生霍乱 100 例，死亡 1 例。则某地该年的霍乱病死率是

( )
　　A. 1%　　　　B. 1‰　　　　C. 1/万　　　D. 2/万　　　E. 5/万
3. 某医生调查了某社区 1000 人，有 100 人 HBsAg 为阳性，则合适的描述指标为（ ）
　　A. 发病率　　B. 罹患率　　C. 患病率　　D. 感染率　　E. 生存率
4. 某地某年结核病呈历年来的发病水平，称为（ ）
　　A. 流行　　　B. 散发　　　C. 暴发　　　D. 周期性　　E. 大流行
5. 下列不属于表示疾病流行强度的指标的是（ ）
　　A. 大流行　　B. 流行　　　C. 散发　　　D. 暴发　　　E. 短期波动
6. 流行病学中与发病相关的常用指标除了发病率外，还包括（ ）
　　A. 死亡率、病死率　　　　　B. 罹患率、患病率
　　C. 死亡率、生存率　　　　　D. 死亡率、续发率
　　E. 病死率、生存率
7. 下列哪项不是疾病时间分布的形式（ ）
　　A. 流行　　　B. 短期波动　C. 周期性　　D. 季节性　　E. 长期变异
8. 计算患病率的分子是（ ）
　　A. 观察期间某病的暴露人口数　　B. 观察期间某病的新旧病例数
　　C. 观察期间某病的新发病例数　　D. 观察开始之前某病的患病人数
　　E. 观察期间所有人口数
9. 疾病的三间分布是指（ ）
　　A. 年龄、性别和种族分布　　　　B. 职业、家庭和环境分布
　　C. 时间、地区和人群分布　　　　D. 短期波动、季节性和周期性分布
　　E. 国家、地区和城乡分布
10. 评价筛检试验真实性的指标是（ ）
　　A. 灵敏度　　B. 特异度　　C. 假阳性率　D. 假阴性率　E. 以上均是

二、简答题

1. 什么是疾病的分布？
2. 常用的流行病学研究方法有哪些？
3. 描述疾病流行强度的指标有哪些？
4. 筛检试验的评价指标有哪些？
5. 简述公共卫生监测的种类和内容。

（王玉平）

第三章

居民健康档案管理

【学习目标】

1. 掌握　居民健康档案的服务对象和内容，根据服务流程和要求顺利地给居民建立健康档案。
2. 熟悉　居民健康档案的概念和使用原则，建立居民健康档案的目的和意义。
3. 了解　家庭和社区健康档案，当前建立健康档案存在的问题及应对策略。
4. 树立整体卫生观，以人为本，兼顾家庭和社区，培养科学、认真、求实的工作态度。

【案例导入】

案例回放：

王大爷，83岁，高血压病史10余年，近来感觉头晕、头痛，到居住地卫生服务站测量血压，医生要求他休息一会，他说家离这里很近，几分钟就能走到，一点都不累，不用休息，医生说休息一会才能准确测量血压。经询问后得知，王大爷是外地农村人，配偶去世多年，只有一个女儿，居住于该社区，来女儿家居住一年余，未曾建立健康档案，服用降压药5年，无其他疾病，父亲有高血压病史。

思考问题：
1. 王大爷需要建立健康档案吗？
2. 为什么要先休息一会才能测量血压？

第一节　居民健康档案概述

一、居民健康档案的概念和分类

居民健康档案指医疗卫生机构记录的以居民个人健康为核心、贯穿于居民整个生命过程、包含居民接受的各项卫生服务、健康状况的发展变化及各种健康相关因素的系统文件。居民健康档案是社区卫生服务工作中收集和记录居民健康信息的重要工具，为城乡居民在医疗卫生服务过程中提供了规范记录，是满足居民的预防、医疗、保健、康复、健康教育、计划生育技术服务等"六位一体"的卫生需求，为基本公共卫生服务和基本医疗提供了"安全、有效、便捷、经济"的重要保证。建立居民健康档案，可以全面掌握社区居民的健康状况和疾病构成，了解社区主要健康问题及疾病的流行病学特征，为社区筛选高危人群、开展疾病管理、采取有针对性预防措施提供依据。建立居民健康档案是社区开展卫生服务中的重要组成部分，是为居民提供综合性、连续性、协调性卫生保健服务的重要依据。

居民健康档案包括个人健康档案、家庭健康档案和社区健康档案。个人健康档案指居民个人从出生到死亡的整个过程中，接受的各项卫生服务，健康状况的发展变化以及各种健康相关因素记录的总和。个人健康档案包括普通居民健康档案和特殊人群健康档案，特殊人群主要指0～6岁儿童、孕产妇、老年人、慢性疾病患者（如高血压病、糖尿病等）、严重精神障碍患者、肺结核患者等。家庭健康档案是以家庭为单位，记录家庭整体和家庭成员在医疗卫生服务中的有关健康状况、疾病动态、预防保健服务等的文件材料。社区健康档案是以社区为单位，通过入户调查，收集有关资料，记录社区基本情况、健康主要特征、社区卫生服务资源及社区居民的健康状况的资料库。

二、建立居民健康档案的目的和意义

1. 为居民提供规范科学的健康管理

居民健康档案详细记录了居民健康问题及相关危险因素，有助于社区卫生服务人员与居民的良好沟通，正确理解个人及家庭的健康问题，便于为居民提供预防、医疗、保健、康复、健康教育、计划生育技术服务，使医务人员能够正确进行临床决策，通过长期管理患者，及时发现患者的疾病及健康危险因素，为居民及家庭提供科学规范的健康管理。

2. 为开展社区规范化卫生服务提供依据

居民健康档案不仅记载了居民的个人健康状况以及相关因素，还记载了社区卫生服务资源、社区居民健康状况及社区环境信息等，有利于诊断社区的主要卫生问题，掌握社区的卫生资源，为制订社区规范化卫生服务提供依据。根据居民健康档案，实行双向转诊和会诊服务，为协调性医疗提供参考资料。

3. 继续教育和科研数据的来源

居民健康档案长期系统地记录居民个人及家庭信息，为继续教育积累了丰富的临床经验，提供了良好素材和证据。系统、规范、完整的居民健康档案是进行科学研究的第一手资料。

4. 医疗纠纷的法律凭证

居民健康档案的记录具有全面性、客观性和公正性，是解决医疗纠纷时的重要法律依据。

5. 为评价社区卫生服务质量和技术水平提供依据

居民健康档案具有完整性、准确性、规范性和逻辑性，能够反映医务人员的思维判断、理论知识和技术水平等综合素质，可作为考核与评价社区卫生服务质量和技术水平的重要依据。

三、居民健康档案的使用原则

1. 逐步完善的原则

居民健康档案记录的内容是长期连续的随访观察，要通过分析、综合才能做出全面、准确的判断，从而随着居民生存时间的延长逐步完善。

2. 资料收集前瞻性原则

居民健康档案记录的重点是过去曾经影响、现在仍然影响、将来还会影响个体和家庭健康的问题及其影响因素。随着个体和家庭所面临问题的变化而变化，因此在描述问题时，应该遵循前瞻性原则，注意收集的信息资料要与问题密切相关，并及时更新和保存。

3. 基本项目动态性原则

居民健康档案中的基本项目尚不能包含全部影响个体或家庭的健康资料，因此应用中应对一些不符合实际或已经发生变迁的资料进行及时更新和补充。

4. 客观性和准确性原则

居民健康档案需要长期保存，反复使用，因此应该通过家庭访视、社区调查获得更多的客观资料，并准确记录社区居民或其家属提供的主观资料。

5. 保密性原则

居民健康档案可能涉及到个人和家庭的隐私问题，因此应该充分保障当事人的权利和要求，不得以任何形式泄露。

6. 政策引导和居民自愿原则

加强政府宣传力度，积极引导城乡居民自愿参与建立居民健康档案。

7. 突出重点和循序渐进原则

优先为0～6岁儿童、孕产妇、老年人、慢性病患者等建立居民健康档案，逐步扩展到全体社区居民。

8. 规范建档和有效使用原则

规范建立居民健康档案，及时更新、有效使用、科学管理居民健康档案，保证居民健康档案的完整性、连续性和有效性。

9. 资源整合和信息共享原则

以基层医疗卫生服务机构为基础，充分利用相关的卫生资源，共同建立和享有居民健康档案的信息，使其逐步实现电子信息化。

四、个人健康档案的记录

全科医疗个人健康档案的记录多采用以问题为导向的记录方式，内容包括个人基本信息、健康体检、接诊记录，会诊记录，双向转诊记录等。

接诊记录又称问题描述与进展记录，常采用SOAP形式进行描述。记录患者每次就诊时的详细情况，是以问题为导向的记录方式核心部分。S（subjective data）：主观资料，记录患者或患者就医时的陪伴者提供的主诉、现病史、既往史、家族史等，尽可能按患者或监护人的原意表达；O（objective data）：客观资料，在诊疗过程中医务人员观察收集到的资料，包括体格检查、心理测量、实验室检查及其他辅助检查等；A（assessment）：健康问题的评估，是SOAP中最关键的一部分，医生根据所掌握的主、客观资料，对患者疾病问题做出诊断、鉴别诊断、问题的轻重程度及预后的推测等，该问题可能涉及生物、心理及社会各方面的问题；P（plan）：健康问题的处理计划，根据生物-心理-社会医学模式，以患者为中心，针对问题而提出的诊断、治疗、康复、保健、预防及健康教育等计划。举例见表3-1。

表 3-1　高血压患者接诊记录

S	头痛、头晕 2 个月,酒史 10 余年,近 5 年来每天两餐饮(白)酒,每次两盅(约 2 两),口味重,喜咸食,母亲死于脑卒中
O	面红体胖,性格开朗,血压 165/108mmHg,P:95 次/分,眼底动脉变细缩窄,反光增强
A	根据患者主诉资料和体格检查结果,初步印象:原发性高血压 2 级　高危
P	诊断计划:

心电图检查、心脏彩超、尿常规、血糖、血脂、肾功能检查

治疗计划:

1. 口服降压药物
2. 低盐饮食,食盐不超过 6g/d
3. 低脂饮食,增膳食纤维
4. 控制饮酒
5. 控制体重,增加运动量

健康教育计划:

1. 有关高血压知识指导、高血压危险因素评价
2. 生活方式和行为指导:低盐低脂清淡饮食
3. 自我保健知识指导:适当运动
4. 患者家属的教育:良好行为

医生签字:

接诊时间:

第二节　居民健康档案管理服务规范

一、服务对象

辖区内常住居民(指居住半年以上的户籍及非户籍居民),以 0~6 岁儿童、孕产妇、老年人、慢性病患者、严重精神障碍患者和肺结核患者等人群为重点。

二、服务内容

(一)居民健康档案的内容

居民健康档案内容包括个人基本信息、健康体检、重点人群健康管理记录和其他医疗卫生服务记录。

1. 个人基本信息

个人基本信息表包括姓名、性别等基础信息和既往史、家族史等基本健康信息。

(1)本表用于居民首次建立健康档案时填写。如果居民的个人信息有所变动,可在原条目处修改,并注明修改时间或重新填写。若失访,在空白处写明失访原因;若死亡,写明死亡日期和死亡原因。若迁出,记录迁往地点基本情况、档案交接记录。0~6 岁儿童无须填写该表。

(2)既往史的疾病是指现在和过去曾经患过的某种疾病,包括建档时还未治愈的慢性病

或某些反复发作的疾病。

2. 健康体检

健康体检包括一般健康检查、生活方式、健康状况及其疾病用药情况、健康评价等。

（1）健康体检表用于老年人以及高血压、2 型糖尿病和严重精神障碍患者等的年度健康检查。肺结核患者、孕产妇和 0～6 岁儿童无须填写该表，一般居民的健康检查可参考使用。

（2）一般状况栏中"体重指数（BMI）"是目前国际上常用的衡量人体胖瘦程度以及是否健康的一个重要指标，计算公式是体重指数＝体重(kg)/身高的平方(m^2)，中国成年人的正常值范围为 $18.5kg/m^2 \leqslant BMI < 24.0kg/m^2$，$< 18.5kg/m^2$ 为偏瘦，$24.0 \sim 27.9kg/m^2$ 为偏胖，$28.0 \sim 31.9kg/m^2$ 为肥胖，$\geqslant 32kg/m^2$ 为重度肥胖。

（3）老年人生活自理能力评估：65 岁及以上老年人须填写此项。

（4）生活方式栏中的"体育锻炼"指主动锻炼，即有意识地为强体健身而进行的活动。不包括因工作或其他需要而必须进行的活动，如为上班骑自行车、做强体力工作等。

（5）查体栏中"足背动脉搏动"，糖尿病患者必须进行此项检查。

（6）健康评价栏中的"无异常"指无新发疾病，原有疾病控制良好、无加重或进展，否则为有异常，填写具体异常情况，包括高血压、糖尿病、生活能力、情感筛查等身体和心理的异常情况。

（7）健康指导栏中"纳入慢性病患者健康管理"是指高血压、糖尿病、严重精神障碍患者等重点人群定期随访和健康体检。

3. 重点人群健康管理记录

重点人群健康管理记录包括国家基本公共卫生服务项目要求的 0～6 岁儿童、孕产妇、老年人、慢性病、严重精神障碍和肺结核患者等各类重点人群的健康管理记录。

4. 其他医疗卫生服务记录

其他医疗卫生服务记录包括上述记录之外的其他接诊、转诊、会诊记录等。

（二）居民健康档案的建立

① 辖区居民到乡镇卫生院、村卫生室、社区卫生服务中心（站）接受服务时，由医务人员负责为其建立居民健康档案，并根据其主要健康问题和服务提供情况填写相应记录，同时为服务对象填写并发放居民健康档案信息卡。建立电子健康档案的地区，逐步为服务对象制作发放居民健康卡，替代居民健康档案信息卡，作为电子健康档案进行身份识别和调阅更新的凭证。

② 通过入户服务（调查）、疾病筛查、健康体检等多种方式，由乡镇卫生院、村卫生室、社区卫生服务中心（站）组织医务人员为居民建立健康档案，并根据其主要健康问题和服务提供情况填写相应记录。

③ 已建立居民电子健康档案信息系统的地区应由乡镇卫生院、村卫生室、社区卫生服务中心（站）通过上述方式为个人建立居民电子健康档案，并按照标准规范上传区域人口健康卫生信息平台，实现电子健康档案数据的规范上报。

④ 将医疗卫生服务过程中填写的健康档案相关记录表单，装入居民健康档案袋统一存放。居民电子健康档案的数据存放在电子健康档案数据中心。

（三）居民健康档案的使用

① 已建档居民到乡镇卫生院、村卫生室、社区卫生服务中心（站）复诊时，在调取其

健康档案后，由接诊医生根据复诊情况，及时更新、补充相应记录内容。

② 入户开展医疗卫生服务时，应事先查阅服务对象的健康档案并携带相应表单，在服务过程中记录、补充相应内容。已建立电子健康档案信息系统的机构应同时更新电子健康档案。

③ 对于需要转诊、会诊的服务对象，由接诊医生填写转诊、会诊记录。

④ 所有的服务记录由责任医务人员或档案管理人员统一汇总、及时归档。

（四）居民健康档案的终止和保存

① 居民健康档案的终止缘由包括死亡、迁出、失访等，均需记录日期。对于迁出辖区的还要记录迁往地点的基本情况、档案交接记录等。

② 纸质健康档案应逐步过渡到电子健康档案，纸质和电子健康档案，由健康档案管理单位（即居民死亡或失访前管理其健康档案的单位）参照现有规定中的病历的保存年限、方式负责保存。

三、服务流程

1. 确定建档对象流程

见图 3-1。

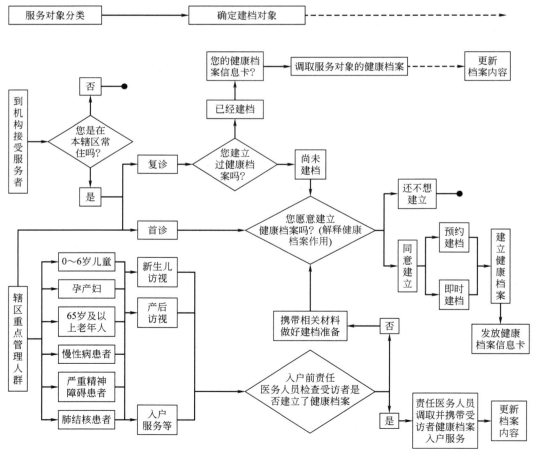

图 3-1　确定建档对象流程

2. 居民健康档案管理流程

见图 3-2。

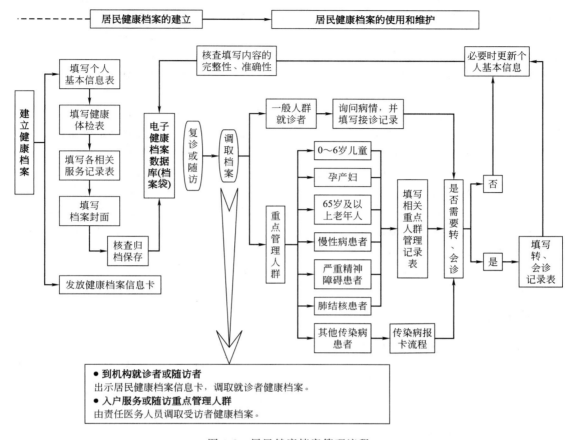

图 3-2 居民健康档案管理流程

四、服务要求

① 乡镇卫生院、村卫生室、社区卫生服务中心（站）负责首次建立居民健康档案、更新信息、保存档案；其他医疗卫生机构负责将相关医疗卫生服务信息及时汇总、更新至健康档案；各级卫生计生行政部门负责健康档案的监督与管理。

② 健康档案的建立要遵循自愿与引导相结合的原则，在使用过程中要注意保护服务对象的个人隐私，建立电子健康档案的地区，要注意保护信息系统的数据安全。

③ 乡镇卫生院、村卫生室、社区卫生服务中心（站）应通过多种信息采集方式建立居民健康档案，及时更新健康档案信息。已建立电子健康档案的地区应保证居民接受医疗卫生服务的信息能汇总到电子健康档案中，保持资料的连续性。

④ 统一为居民健康档案进行编码，采用17位编码制，以国家统一的行政区划编码为基础，以村（居）委会为单位，编制居民健康档案唯一编码。同时将建档居民的身份证号作为身份识别码，为在信息平台上实现资源共享奠定基础。居民健康档案编码采用17位编码制，第一段为6位数字，表示县及县以上的行政区划，统一使用《中华人民共和国行政区划代码》（GB 2260）；第二段为3位数字，表示乡镇（街道）级行政区划，按照国家标准《县以

下行政区划代码编码规则》（GB/T 10114—2003）编制；第三段为 3 位数字，表示村（居）民委员会等，具体划分为：001～099 表示居委会，101～199 表示村委会，901～999 表示其他组织；第四段为 5 位数字，表示居民个人序号，由建档机构根据建档顺序编制。在填写健康档案的其他表格时，必须填写居民健康档案编号，只需填写后 8 位编码。

⑤ 按照国家有关专项服务规范要求记录相关内容，记录内容应齐全完整、真实准确、书写规范、基础内容无缺失。各类检查报告单据和转诊、会诊的相关记录应粘贴留存归档，如果服务对象需要可提供副本。已建立电子版化验和检查报告单据的机构，化验及检查的报告单据交居民留存。

⑥ 健康档案管理要具有必需的档案保管设施设备，按照防盗、防晒、防高温、防火、防潮、防尘、防鼠和防虫等要求妥善保管健康档案，指定专（兼）职人员负责健康档案管理工作，保证健康档案完整、安全。电子健康档案应有专（兼）职人员维护。

⑦ 积极应用中医药方法为居民提供健康服务，记录相关信息纳入健康档案管理。

⑧ 电子健康档案在建立完善、信息系统开发、信息传输全过程中应遵循国家统一的相关数据标准与规范。电子健康档案信息系统应与新农合、城镇基本医疗保险等医疗保障系统相衔接，逐步实现健康管理数据与医疗信息以及各医疗卫生机构间数据互联互通，实现居民跨机构、跨地域就医行为的信息共享。

⑨ 对于同一个居民患有多种疾病的，其随访服务记录表可以通过电子健康档案实现信息整合，避免重复询问和录入。

五、工作指标

① 健康档案建档率＝建档人数/辖区内常住居民数×100％。

注：建档指完成健康档案封面和个人基本信息表，0～6 岁儿童不需要填写个人基本信息表，其基本信息填写在"新生儿家庭访视记录表"上。

② 电子健康档案建档率＝建立电子健康档案人数/辖区内常住居民数×100％。

③ 健康档案使用率＝档案中有动态记录的档案份数/档案总份数×100％。

注：有动态记录的档案是指 1 年内与患者的医疗记录相关联和（或）有符合对应服务规范要求的相关服务记录的健康档案。

第三节　家庭和社区健康档案

一、家庭健康档案

家庭健康档案（family health record）是以家庭为单位，记录家庭整体和家庭成员在医疗卫生服务中的有关健康状况、疾病动态、预防保健服务等的文件材料。家庭是个人生长发育的基本场所，是健康或疾病发生发展、传播的重要背景，家庭与居民的健康状况息息相关。家庭健康档案是居民健康档案的组成部分，包括家庭基本资料、家系图、家庭功能评价、家庭主要问题目录及描述、家庭成员的个人健康档案和家庭的健康指导计划。

（一）家庭基本资料

家庭基本资料包括家庭住址、家庭成员的姓名、年龄、性别、教育程度、职业、宗教信仰、建档医生和护士姓名、建档日期等。

（二）家系图

家系图是以符号的形式描述家庭结构、家庭成员间关系、病患间的遗传关系等。它能简练地记录家庭的综合资料，帮助医生快速掌握大量的家庭信息和家庭成员的健康状况。绘制家系图应遵循以下原则：①绘制顺序一般从家庭中首次就诊的患者这一代开始，然后向上及向下延伸绘制，也可以从最年轻一代开始，或从中间开始。②家系图应该描述夫妻双方3代或3代以上的家庭成员。③按辈分从上到下分级排列；同辈中，年长者在左，年幼者在右；夫妇绘制时男在左，女在右；同代人绘制在一个水平线上，符号大小相等。④每个人的符号旁边标记年龄、出生或死亡日期、遗传病、慢性病、重大生活事件及发生时间等。⑤用虚线画出共同居住的家庭成员。从家系图可以了解家庭的结构类型、遗传病的发病情况、家庭成员慢性病患病情况等。家系图是家庭健康档案的重要组成部分。家系图符号及含义见图3-3。家系图示例见图3-4。

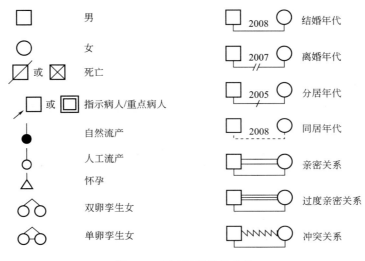

图 3-3　家系图符号及含义

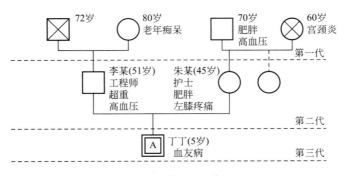

图 3-4　家系图示例

（三）家庭功能评价

家庭功能评价的方法很多，目前常用的有家系图、家庭圈、家庭关怀度指数测评量表（APGAR）等。家系图客观的反映家庭成员间的关系，家庭圈和家庭关怀指数是家庭成员主观上对家庭功能的感觉和相互关系的满意度。

1. 家庭圈

家庭圈反映家庭成员主观上对家庭和家庭关系的看法。这种主观看法只代表当前的认识，会随时间而不断地发生变化和修正。家庭圈的画法是让家庭成员独立在5～10min内画完，首先画一个大圈代表家庭，再在大圈里面画小圈代表家庭角色，小圈大小代表地位，小圈距离代表家庭成员关系亲密程度，见图3-5。

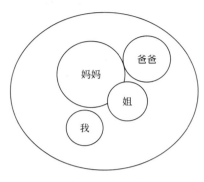

图3-5 家庭圈

2. 家庭关怀度指数

家庭关怀度指数测评量表是一种检测家庭功能的调查问卷，是家庭成员对家庭功能的主观评价，见表3-2。

表3-2 家庭关怀度指数测评量表

名称	含义	得分
适应度	家庭遭遇危机时，利用家庭内、外资源解决问题的能力	0～2
合作度	家庭成员分担责任和共同做出决定的程度	0～2
成熟的	家庭成员通过互相支持所达到的身心成熟程度和自我实现的程度	0～2
情感度	家庭成员间相爱的程度	0～2
亲密度	家庭成员间共享相聚时光、金钱和空间的程度	0～2

以上5个问题有三个共选答案，若答"经常这样"得2分，"有时这样"得1分，"几乎很少"得0分。将5个问题得分相加，总分7～10分表示家庭功能良好，4～6分表示家庭功能中度障碍，0～3分表示家庭功能严重障碍。通过分析每个问题得分情况，能够辨别家庭功能障碍是哪一方面的问题。受测者与家庭其他成员间的个别关系，分良好、较差、恶劣3种程度。

（四）家庭主要问题目录及描述

家庭主要问题目录包括影响该家庭健康的任何生理问题、心理问题、社会事件、经济变化等方面的重大事件，如失业、丧偶、负债等问题。健康问题可涉及家庭结构、家庭功能及家庭生活周期各个方面，应详细描述其发生、发展、处理、转归等内容。

（五）家庭成员的个人健康档案

家庭成员个人健康档案应纳入家庭健康档案中，构成完整的家庭健康档案，描述家庭成员健康资料。

(六) 家庭的健康指导计划

汇总家庭健康档案中的各项信息，分析主要的家庭健康问题，提出针对性的家庭健康问题的干预指导计划、建议、措施等。

二、社区健康档案

社区健康档案是以社区为单位，通过入户调查，收集有关资料，记录社区基本资料及当地居民的健康状况的资料库。社区健康档案包括社区基本资料、社区卫生服务资源、社区卫生服务状况及社区居民健康状况。

(一) 社区基本资料

1. 自然环境

描绘出社区所处的地理位置、范围、自然气候及环境状况等。

2. 社区的经济状况和组织环境

社区居民的人均年收入、消费水平，社区的产业情况等；社区各种组织机构的位置，用符号或不同的颜色标明，如街道办事处、居委会、派出所、学校、志愿者协会、福利院、敬老院等。

3. 社区动员潜力

社区内可以被动员起来参与和支持社区居民健康服务活动的人力、物力和财力等。

(二) 社区卫生服务资源

社区卫生服务资源包括社区的卫生服务机构和社区卫生人力资源。社区卫生服务机构指社区内直接或间接服务于居民的专业卫生机构。社区卫生人力资源是指社区中医务人员的数量、年龄结构、专业结构、职称结构等。

(三) 社区卫生服务状况

社区卫生服务状况主要记录社区卫生机构的服务范围、服务项目、门诊疾病种类和数量、病床数、转诊人次和病种、住院人数、住院率、住院时间、家访人次、家访原因、家访问题分类及处理等。

(四) 社区居民健康状况

1. 常用人口统计指标

人口统计指标主要用于人口普查、人口抽样调查和人口登记的统计计算。

（1）**人口总数** 指一个国家或地区在某一特定时间的人口数。例如，我国第六次人口普查时，规定以 2010 年 11 月 1 日零时作为普查标准时点，统计该标准时点的全国人口总数为 13.39 亿。

（2）**人口构成** 属于统计学中的构成比指标，是指一个国家或地区的人口总数中，按年龄、性别、职业、文化程度等人口学基本特征计算其在总人口中的分布情况，例如年龄构成比、性别比等。

（3）**人口生育** 是反映人口生育状况的统计指标，例如粗出生率、总生育率、人口自然增长率、人工流产率等。

$$粗出生率 = \frac{同年活产数}{某年年平均人口数} \times K \qquad (3-1)$$

$K = 100\%、1000‰ 或 10000/万……$

$$粗死亡率 = \frac{同年内死亡人数}{某年年平均人口数} \times K \qquad (3-2)$$

$K = 100\%、1000‰ 或 10000/万……$

$$人口自然增长率 = 粗出生率 - 粗死亡率$$

（4）**人口死亡** 是反映社会卫生状况和居民健康水平的重要基础指标，例如粗死亡率、年龄别死亡率、婴儿死亡率、死因构成比、死因顺位等。

死因顺位：是将各类死因构成比的大小按由高到低排列的位次。

（5）**人口寿命** 是指一个人从出生到死亡所经历的时间。人口寿命指标反映了人群的健康状况和经济发展水平。

2. 社区人口资料

（1）**社区人口数量** 来自村委会或居民委员会或当地派出所获得人口学资料，是社区卫生服务规划和制定政策的依据。

（2）**人口构成** 包括社区人口性别、年龄、文化、职业、婚姻、民族等构成。

3. 疾病谱

指社区内各种疾病的病例数占社区全部病例数的构成比，由高到低排列即组成疾病谱，从而掌握社区居民中的主要健康问题，为制订重点疾病防治计划提供依据。

4. 社区死亡资料

根据社区居民的具体情况计算死亡率、婴儿死亡率、特殊人群死亡率、社区死因谱、社区死亡顺位等死亡指标。

5. 危险因素调查及评估

通过个人健康档案资料和调查问卷等形式收集社区人群疾病相关危险因素的资料，并对危险因素进行分析，从而帮助社区居民及时改变不良的行为生活方式。

第四节　建立健康档案存在的问题和应对策略

一、建立健康档案存在的问题

1. 入户调查难度大

（1）居民本身原因引起。由于现代人们在生活中的防备意识逐渐加强，这给入户调查工作的开展带来很大的阻力；多数社区居民缺乏开展入户调查认识，不予以支持和配合，甚至拒绝进行入户调查。

（2）部分领导及从业人员对居民健康档案的建档工作不够重视，在具体组织实施过程中缺乏认真、严谨、科学的工作态度。

（3）社区卫生服务中心（站）务工作人员主要承担辖区内的日常医疗工作，居民健康建档建立经常利用下班后、周末休息或者节假日时间入户开展调查，使得医务工作者身心疲惫，工作积极性不高。

2. 已经建立的健康档案质量不高

（1）有些社区卫生服务中心（站）只注重开展日常医疗服务，而忽视了在日常诊疗活动中开展建档工作，从而导致居民健康档案的建立是在应付各项检查而集中突击完成的，由于时间紧、任务重，医护人员缺乏，导致居民健康档案质量较低。

（2）医务人员坐在办公室里填档，使健康档案中重要项目漏填、空项，有些健康档案则是直接通过社区居委会或公安部门的相关资料转化而来的，体重、身高等项目与实际偏差较大，各项健康指标均是正常标准值，导致居民健康问题相同，健康指导千篇一律。

3. 建立的健康档案使用率低

医务人员对居民健康档案的重要性认识不够，建立居民健康档案往往只是为了应付检查，纸质健康档案堆放在档案架上，厚厚的灰尘无人问津。有的建立了电子健康档案管理系统，但医务人员出诊或居民来中心就诊时没有及时对健康信息进行更新和增补，使得这些电子档案仅仅成为历史查阅的资料，没有真正将电子健康档案的作用发挥出来。

4. 居民健康档案的管理工作无统一的信息化规划且网络功能不完善

随着社区卫生服务的加速发展，综合、连续、方便和全程的社区卫生服务方式已经成为社区居民服务需求之一。这些服务方式必须建立在信息化基础上才能完成。当前部分地区的社区卫生服务中心虽然采用了电子健康档案管理系统，并进行动态管理，但由于缺乏人才，结构不合理，维护运行成本很高，信息软件不能够实现信息共享，导致居民健康档案的使用受限。

5. 健康档案利用价值不高

有些社区卫生服务中心有专门的档案室，存放纸质的居民健康档案，居民就诊时医生无法及时取出档案，病历记录只能以后补写，经常出现漏填、症状相似的现象，从而降低了居民健康档案的使用价值。

二、应对策略

1. 加强组织领导

提高政府重视程度，强化领导力量，由专人负责建档工作的领导、组织、培训、指导、评估等任务，各社区卫生服务中心要定期抽查居民健康档案，对不符合要求的健康档案及时修改。

2. 实施有针对性地建立健康档案措施

开展社区医生联系家庭责任制活动，建立居民健康档案。通过记录居民基本信息、调查和录入数据、动态管理，建立和完善居民健康状况的电子数据库，创建从健康档案到电子病历，从健康保健到诊疗服务的信息化平台，建立有效的城乡社区居民健康管理模式。

3. 加大宣传力度，调动社区居民的积极性

开展社区医生联系家庭责任制活动，由3~5名社区卫生服务人员组成社区卫生服务团队，公示社区卫生服务项目和社区责任医生服务电话，入户发放服务联系卡，使社区卫生服务工作深入家庭。

4. 社区卫生服务团队在建档过程中注意言谈举止

入户调查医生统一标识，文明用语，选择适当时间入户。调查员与居民进行谈话时避免使用专业术语，尽可能使用通俗易懂的语言与其沟通。在调查过程中如遇居民不愿告知某些情况时，医务人员应向居民解释调查目的，在必须保证资料真实的情况下尊重居民意愿填写，从而保证建档的真实性、可靠性。

5. 精心组织实施，强化部门配合、多途径建档

根据各辖区实际情况，因地制宜，与社区居委会等部门取得联系，按照社区卫生服务团队的划分，充分利用各种机会建档。多种途径有针对性建档，从而提高建档的数量。

6. 建档过程严把质量控制关

健康档案是记录个人、家庭健康信息的系统化资料，它为社区卫生工作人员提供了系统、完整的健康相关资料。居民健康档案记录的信息对社区医务人员进行居民的健康诊治和健康指导有直接影响。因此，社区卫生服务中心应该成立建档质控小组，不定期对所在社区卫生服务中心的不同社区卫生服务团队所建立的居民健康档案进行互查，更正不合格健康档案，确保居民健康档案的质量。

思考题

一、单项选择题

1. 居民健康档案建立的对象是（　　）
   A. 辖区所有人员
   B. 辖区部分人员
   C. 辖区内居住半年以上的户籍居民
   D. 辖区内居住半年以上的户籍居民和非户籍居民
   E. 0～24个月儿童、孕产妇、老年人和慢性病

2. 居民健康档案的内容包括（　　）
   A. 居民个人基本信息　　　　　　B. 居民健康体检
   C. 其他医疗卫生服务记录　　　　D. 重点人群健康档案记录
   E. 以上都对

3. 健康档案的建档率是指（　　）
   A. 辖区内常驻居民数与建档人数百分比
   B. 建档人数与辖区内常驻居民数的百分比
   C. 应建档人数与已经建档人数百分比
   D. 已经建档人数与未建档人数百分比
   E. 已经建档人数与应建档人数百分比

4. 家庭健康档案的内容不包括（　　）
   A. 家庭主要问题目录　　　　　　B. 家庭评估资料
   C. 家庭基本资料　　　　　　　　D. 家系图
   E. 详细记录每一个家庭成员的经济收入及来源

5. 健康档案建档的重点对象是（　　）
   A. 0～6岁儿童　　　　　　　　　B. 老年人
   C. 孕产妇　　　　　　　　　　　D. 严重精神障碍患者

E. 以上均是

6. 居民健康档案的管理特点是（　　）
A. 集中存放在社区卫生服务中心（站）
B. 居民保管
C. 就近医院保管
D. 依据方便程度存放
E. 统一编号居委会保管

7. 一个国家或地区在某一特定时间的人口数，这个指标是（　　）
A. 人口生育率
B. 发病率
C. 死亡率
D. 人口总数
E. 构成比

8. 居民健康档案的使用原则是（　　）
A. 逐步完善的原则
B. 资料收集前瞻性原则
C. 客观性和准确性原则
D. 保密性原则
E. 以上都对

9. 人口自然增长率的公式是（　　）
A. 粗出生率＋粗死亡率
B. 粗出生率－粗死亡率
C. 人口构成比－人口死亡率
D. 人口构成比＋人口死亡率
E. 以上都不对

10. 居民健康档案个人信息包括（　　）
A. 性别和年龄
B. 既往史
C. 家族史
D. 生活环境
E. 以上都是

二、简答题
1. 为什么要建立居民健康档案？
2. 居民健康档案包括哪些内容？

（王长虹）

第四章
健康教育与健康促进

【学习目标】

1. 掌握　健康教育的概念，健康促进的概念、基本策略和活动领域，健康相关行为的内容。
2. 熟悉　中国公民健康素养66条（2015年版），卫生宣教、健康教育和健康促进的区别和联系，纠正成瘾行为的健康教育与健康促进。
3. 了解　健康教育的场所及人群分类。
4. 树立大健康观念，深刻理解健康教育在减少疾病风险和促进公共卫生服务均等化中的重要作用。

【案例导入】

案例回放：

20世纪60年代末~70年代初，芬兰冠心病（coronary heart disease，CHD）、心血管疾病（cardiovascular disease，CVD）和慢性非传染性疾病（noncommunicable diseases，NCD）的死亡率很高，男性心血管疾病的死亡率居世界首位。经研究发现，心血管疾病的原因是与芬兰人的饮食习惯关系密切的高胆固醇含量。拥有18万人口的北卡地区（North Karelia）位于芬兰东部，它是当时芬兰心血管疾病发病率最高的省份。1971年1月，在北卡省长的倡导下签署了一份给国家官方的请愿书，紧急要求政府采取行动，启动项目减少心血管疾病的负担。芬兰政府决定实施干预措施，把北卡县作为干预的试验地区，于1972年实施了北卡健康促进项目。

芬兰北卡健康促进项目的目标是改善高血压测量和控制，减少吸烟，促进合理膳食，减少饱和脂肪的摄入，增加蔬菜和低脂食品消费，预防和控制心脏病的发生和流行。此后，芬兰心脏学会（Finnish Heart Association）联合心脏专家及世界卫生组织（WHO）成立了一个计划小组，于1971年9月提出了北卡项目的主要原则框架，并推荐了进一步实施方案。利用健康促进的理论和方法，结合当地实际情况开展了大量的干预工作：干预活动针对慢性非传染性疾病的高危人群，以注重实用性，加强改善预防性服务为主，并增加适宜的医学监测；开展人群健康教育，传播健康信息和知识，开展培训，增加人们自我控制，环境管理和社会行为的技能；动员社区组织为人们预防慢性病、践行健康的生活方式提供支持；改善各种不利的社区环境，为人们实现健康的生活方式创造条件。

实施健康促进项目后，人们的行为逐渐发生了变化，很大程度上降低了心血管疾病发生的风险。1972年，约90%的芬兰人吃面包时涂黄油，到1992年时仅有15%的人这么做。水果和蔬菜的消费量从1972年每人每年20千克增加到1992年的50千克。在1972~1997年的25年内，北卡省的男性吸烟率下降了一半，胆固醇的平均水平下降了约20%，血压也得到控制。1972~1997年，该省25~64岁男性心血管疾病、冠心病、肺癌死亡率分别下降68%、73%、71%，男性和女性的期望寿命分别增长了约7年和6年。1997年健康促进项目推广到芬兰全国，全国的指标也发生了显著变化。1969~2001年，北卡省和芬兰全国的心血管疾病死亡率分别从每600/10万人和每450/10万人下降到约150/10万人，分别下降75%和66%，效果显著。

◎ 思考问题：
1. 什么原因导致芬兰男性心血管疾病的死亡率居世界首位？
2. 北卡健康促进项目通过哪些手段进行了干预？
3. 你认为北卡健康促进项目对我们有哪些启示？

健康是历代人们谈论的经久不衰的话题。很长时间以来人们对健康的认识只停留在只要身体没有疾病就是健康。直到1948年4月7日世界卫生组织（WHO）成立，WHO在《宪章》中明确指出"健康是躯体上、精神上和社会适应方面的完好状态，而不单是没有疾病或虚弱"。认为健康不仅是生理上没有疾病、不虚弱，还应该是心理健全以及具有良好的社会适应状态。

随着健康观念的不断发展，人们对健康的理解也逐渐发生了变化。1978年WHO在阿拉木图世界卫生年会上对健康的定义进行了重申："健康不仅是没有疾病或不虚弱，而是身体的、精神的健康和社会适应的完美状态。"这一重申从生物学、心理学和社会学三个方面相结合阐述了健康。

1992年5月24日第一届国际心脏健康会议在澳大利亚维多利亚举行的召开，WHO发布了"维多利亚心脏健康宣言"。宣言中提出健康的四大基石是：合理膳食、戒烟限酒、适量运动、心理平衡，而健康是建立在这四大基石之上的。

1998年5月WHO创立50周年纪念会上，WHO对宪章进行了修改，给健康进行重新定义："健康是身体、智力、精神和社会完好的一种不断变动的状态，而不是指没有疾病或身体虚弱。"定义中的健康涵盖了多方面的内容，并且提出了健康是一种不断变动的状态。

2000年WHO制定了健康的十条标准，内容有：①有充沛的精力，能从容不迫地担负日常生活和繁重的工作，而且不感到过分紧张疲劳；②处事乐观，态度积极，乐于承担责任，事无大小，不挑剔；③善于休息，睡眠好；④应变能力强，能适应外界环境各种变化；⑤能够抵抗一般性感冒和传染病；⑥体重适当，身体匀称，站立时，头、肩、臀位置协调；⑦眼睛明亮，反应敏捷，眼睑不易发炎；⑧牙齿清洁，无龋齿，不疼痛，牙龈颜色正常，无出血现象；⑨头发有光泽，无头屑；⑩肌肉丰满，皮肤有弹性。

WHO通过这十条标准具体地阐述了健康的定义。体现了健康的三个方面内容：身体健康、心理健康以及社会适应。

通过人们对健康概念的不断深入，可以看出健康是一个不断变化的状态。想要增进健康，就要从身体健康、心理健康和社会适应三个方面综合提高。

而健康教育就是研究通过传播保健知识和技术来影响和干预个体及群体的行为，从而消除影响健康的危险因素、预防疾病、促进健康。

第一节 健康教育概述

一、健康教育的概念

健康教育的理论和实践伴随着医学模式和人们健康观念的转变得到了极快的发展，并且形成了较为完善的科学体系。健康教育学是一门交叉学科，它应用了医学、预防医学、教育学、心理学、传播学、社会学、行为学、管理学、法学、人类学、经济学等相关学科理论与方法，研究人的行为与健康之间的关系及规律，探讨健康影响因素和行为干预的策略和措施。

健康教育是指通过有计划、有组织、有系统的社会教育活动，使人们自觉地采纳有益于健康的行为和生活方式，消除或减少影响健康的危险因素，预防疾病，促进健康，提高生活质量。

进行健康教育就是使人们能够建立正确的健康观念，了解影响健康的危险因素，从而帮助人们合理利用健康资源，建立健康的生活方式，促进自我保健能力，最终达到人人健康的目的。

二、健康教育的意义

（一）健康教育是疾病预防与控制的重要手段

人们在健康与疾病斗争的漫长过程当中，发现生活方式与行为成为影响健康的重要因素，尤其是与成为现代主要死亡原因和疾病负担的慢性非传染性疾病有密切的关系。WHO把健康教育与健康促进作为当前预防和控制疾病的措施之一，是全世界减轻疾病负担的重要策略。当今全球面临着人口老龄化问题，高血压、糖尿病、恶性肿瘤、心血管疾病等慢性非传染性疾病的患病率逐年升高，并且有年轻化的趋势。健康教育作为一个非常有效的卫生干预措施，面临着更大的机遇与挑战。

（二）健康教育是一项投入少、产出高，效益大的保健措施

健康教育通过引导人们放弃不良的生活方式与行为，减少危险因素的影响。从成本效益的角度来看，健康教育是一项低投入、高产出、高效益的保健措施。只需要较少的有效健康教育的投入，就可以获得极高的健康效益，大大地减少医疗费用的支出，从而能够节省大量的社会资源、医疗资源，创造巨大的经济效益。

（三）健康教育是提高居民自我保健意识和技能的重要渠道

随着医学模式的不断转变，人类的疾病谱和死因谱也在发生着变化，逐渐从传染性疾病转变为慢性非传染性疾病，而慢性非传染性疾病的主要影响因素是不良的个人生活方式与行为习惯。

1997年，《中共中央 国务院关于卫生改革与发展的决定》指出，健康教育是公民素质教育的重要内容，要十分重视健康教育，提高广大人民群众的健康意识和自我保健能力，积极推进全民健康教育行动。要普及医药科学知识，教育和引导人民群众破除迷信，摒弃陋

习，积极参与全民健身活动，促进合理营养，养成良好的卫生习惯和文明的生活方式，培养健康的心理素质。

（四）健康教育是落实初级卫生保健的重要步骤

初级卫生保健是社区内的个人和家庭能够普遍获得的基本卫生保健，这类保健的获得要采取他们能够接受且充分参与的方式，并且社区和国家能够承担所发生的费用。初级卫生保健既是国家卫生体系的核心组成部分，也是社区总体社会和经济发展的不可分割内容。而健康教育是完成初级卫生保健工作的先导和基础，是投资最少、影响最广、意义最深远的一个步骤。能否实现初级卫生保健的关键是健康教育，其在实现所有健康目标、社会经济目标中有着重要的价值和地位。

三、健康教育的内容

① 宣传普及《中国公民健康素养——基本知识与技能（2015 年版）》，配合相关部门开展公民健康素养促进行动。

② 对特殊人群进行健康教育，如妇女、老年人、0～6 岁儿童家长、青少年、农民工、残疾人等。

③ 开展健康生活方式和可干预危险因素的健康教育，如合理膳食、适当运动、控制体重、保持心理平衡、改善睡眠、限盐、控烟、限酒、防治网络成瘾等。

④ 开展重点疾病健康教育，如高血压、糖尿病、冠心病、恶性肿瘤、流行性感冒、手足口病、结核病、狂犬病、肝炎、艾滋病等。

⑤ 开展公共卫生问题健康教育，如食品卫生、饮水卫生、环境卫生、学校卫生、职业卫生等。

⑥ 开展突发公共卫生事件应急处置、防灾减灾、家庭急救等健康教育。

⑦ 宣传普及医疗卫生法律法规及相关政策。

四、健康教育的重点场所及重点人群

（一）重点场所健康教育

1. 学校健康教育

儿童青少年正处于生长发育的重要阶段，这个阶段正是思想观念、行为习惯的形成时期。儿童青少年可塑性非常强，学校是进行健康教育最好的时期、最佳的场所。适当的健康教育可以帮助儿童青少年形成良好的生活方式与行为习惯，这将在其一生中有着重要影响。

（1）学校健康教育的概念　学校健康教育是指通过学校、家长和学校所属社区内所有成员的共同努力，为学生提供完整的、有益的经验和知识体系。主要包括设置健康教育课程，创造安全、健康的校园环境，提供适当的健康服务，动员家庭与社区成员的共同参与，促进学生健康。

（2）学校健康教育的意义　①学校健康教育是培养学生全面发展的重要条件。儿童青少年时期是学生身心全面发展的重要时期。学校通过实施健康教育全面贯彻中央关于素质教育的教育方针。德育使学生从小养成良好的个人生活方式和卫生习惯；智育是对学生进行全面的知识教育；体育和劳动让学生热爱运动，增强自我保健意识；美育是培养学生的审美，让学生学会用健康的尺度衡量美。②学校健康教育是实现全民基础保健的有效途径。处于生长发育阶段的儿童青少年是可塑性最强，最容易受影响的，他们比较容易养成良好的生活方式和行为习惯。而良好的生活方式和行为习惯可以对他们一生的行为方式和身心健康产生深远的影响，并且可以借此来改善他们的家庭，乃至整个社会的健康状况。所以，做好学校健康教育是实现全面全民基础保健的有效途径，才能从根本上提高整个国民的健康水平。③学校健康教育是学校初级卫生保健工作的基础。初级卫生保健是社区内的个人和家庭能够普遍获得的基本卫生保健。在学校开展初级卫生保健工作，需要学生的自愿配合。通过学校健康教育，提高学生的健康知识水平，掌握自我保健知识与技能，改变不良的生活方式与行为习惯，学校初级卫生保健工作才能够取得实效。健康教育为实现学校初级卫生保健工作奠定了基础。

（3）学校健康教育的内容 中小学健康教育内容包括五个领域：健康行为与生活方式、疾病预防、心理健康、生长发育与青春期保健、安全应急与避险。

根据儿童青少年生长发育的不同阶段，依照小学低年级、小学中年级、小学高年级、初中年级、高中年级五级水平，把五个领域的内容合理分配到五级水平中，分别为水平一（小学1~2年级）、水平二（小学3~4年级）、水平三（小学5~6年级）、水平四（初中7~9年级）、水平五（高中10~12年级）。五个不同水平互相衔接，完成中小学校健康教育的总体目标。五个领域的主要内容包括：

① 健康行为与生活方式：个人卫生习惯与保健知识、保持个人和公共卫生、健康的生活方式（包括合理膳食、规律作息、充足睡眠、适量运动、心理平衡等）、烟草及毒品的危害等。

② 疾病预防：接种疫苗、常见传染病和寄生虫病的预防知识、常见健康问题的危害及预防知识等。

③ 心理健康：正确认识自己、保持自信、讲文明有礼貌、诚恳谦虚地与人交往、不良情绪对健康的影响、调节情绪的方法、确定合理的学习目标、正确面对挫折与困难等。

④ 生长发育与青春期保健：生命孕育、成长基本知识，身体主要器官的功能，青春期的生长发育特点及个人卫生知识，避免婚前性行为等。

⑤ 安全应急与避险：生活中的安全常识、紧急救助电话、常见意外伤害的预防及处理、预防网络成瘾等。

（4）学校健康教育的形式与方法

① 设置健康教育课程：是最常见的健康教育形式，教师根据教材内容主导课堂，通过讲述、讨论、示范、案例分析等教学形式，采用图片、幻灯、视频等多种教学手段进行健康教育。

② 开办健康教育讲座：针对某种疾病或健康问题的预防而采取的健康教育形式，如青春期性健康教育、预防吸烟的健康教育、预防艾滋病的健康教育等。

③ 健康咨询：健康教育工作人员针对学生生活中的各种健康问题进行解答，消除或减轻生理、心理、行为及社会等非健康因素的影响，促进身心健康。

④ 健康传播：通过电视、广播、标语、宣传栏、宣传手册和教学设备等手段在学校范围内进行健康教育传播活动。

⑤ 个别劝导：健康教育工作人员在健康教育活动中，针对个别受教对象的具体情况，通过传播健康知识与技能，说服其改变不良的生活方式及行为习惯。

2. 社区健康教育

（1）社区的概念及要素 社区是以某种经济的、文化的、种族的或某种社会凝聚力，使人们生活在一起的一种社会组织。在社区内人们共同生活，占有一定区域，它由五个要素组成，分别是人口、地域、制度、政策和机构。

（2）社区健康教育与健康促进 社区健康教育是指以社区为单位，以社区人群为教育对象，以促进社区居民健康为目标，有组织、有计划、有评价的健康教育活动。

社区健康促进是指通过健康教育和社会支持，改变个体和群体行为、生活方式和环境影响，降低社区的发病率和死亡率，提高社区人民的健康水平和生活质量。

社区发展的宗旨是加强国家政府同社区联系，充分发挥社区成员的积极性，利用社区成员的积极性，利用社区自身的力量，提高社区社会经济发展水平，改善社区居民生活，解决社区存在的社会问题。

（3）社区健康教育的对象 《国家基本公共卫生服务规范》中规定，社区健康教育的对象是辖区内的居民，重点人群是青少年、妇女、老年人、残疾人、0～6岁儿童家长、农民工等人群。

（4）社区健康教育的内容

① 城市社区健康教育的内容

a. 健康观念教育：帮助社区居民树立现代健康观念，自觉地采纳有益于健康的生活方式与行为习惯，加强居民对健康的认识及重要性。

b. 卫生法规普及教育：大力宣传普及《中华人民共和国食品卫生法》《中华人民共和国环境保护法》及《公共场所卫生管理条例》等法律知识，使社区居民自觉遵法、懂法、守法。

c. 防病保健知识教育：社区常见急（慢）性传染病的临床表现、预防与控制，意外事故的预防与应急处理，食品安全问题、水土污染对健康的影响，生物媒介传染病的危害与防治，普及安全知识教育等。

d. 健康行为培养：生活方式与行为习惯已经成为影响人民健康的重要因素，培养健康行为可以从很大程度上促进健康，提高全体国民的健康水平。

② 农村社区健康教育的内容

a. 针对常见病的健康教育：传染病与寄生虫病的健康教育，采取消灭或控制传染源、切断传播途径、保护易感人群等防治措施；地方病（碘缺乏症、地方性氟中毒、克山病、大骨节病等）的防治知识；慢性非传染性疾病（心脑血管疾病、恶性肿瘤、糖尿病、呼吸系统疾病等）的防治知识；农业劳动相关疾病与意外事故的防治知识。

b. 针对危害健康的行为和生活方式的健康教育：普及卫生保健知识，转变健康观念，建立科学的生活方式和良好的行为习惯，树立自我保健和群体保健意识，积极参与农村初级卫生保健和新型农村合作医疗。

c. 环境卫生与卫生法规的普及教育：搞好农村环境卫生，尤其是改水改厕、垃圾处理、住宅环境卫生等方面，有利于防控介水传染病、蚊虫传染病等。大力宣传卫生法，如《中华人民共和国食品卫生法》《中华人民共和国传染病防治法》《中华人民共和国职业病防治法》《中华人民共和国环境保护法》等，树立农民正确的法治观念，知法、懂法、学会用法律维护自己的权益。

（5）社区健康教育的方法

① 城市社区健康教育的方法

a. 利用各种方式进行健康传播：充分利用电视、广播、报纸、互联网等开办健康教育栏目和公益广告，在社区内开办健康教育宣传栏并定期更新内容，组织文教部门开展健康教育活动，在社区活动室开办健康教育讲座等。

b. 利用社区卫生服务中心（站）开展健康教育：社区卫生机构针对社区居民，尤其是妇女、儿童、老年人、慢性病患者、残疾人等重点人群开展集预防、医疗、保健、康复、计生、健教于一体的综合性健康服务模式。

c. 结合创建卫生城市开展健康教育：通过创建卫生城市活动，提升社区居民的健康知识知晓率、健康行为形成率、自我保健水平和公共卫生道德水平。

② 农村社区健康教育的方法

a. 利用农村各种传播渠道开展健康教育：通过有线广播，宣传画、宣传栏，文娱活动，卫生科普赶集，培训家庭保健员，利用"教育、卫生、科技三下乡"活动等。

b. 深入开展"亿万农民健康促进行动"：2002年，中共中央、国务院下发《关于进一步加强农村卫生工作的决定》和卫生部、农业部、财政部等七部委联合下发《中国农村初级卫生保健发展纲要（2001—2010年）》，都强调要积极推进亿万农民健康促进行动，并将"行动"工作列为农村卫生工作的主要任务之一。

c. 依靠农村卫生机构开展健康教育：在乡镇卫生院、村卫生室等农村卫生机构张贴健康教育标语、宣传栏，向村民发放健康教育宣传材料，在提供预防、医疗、保健、康复、计生等工作过程中进行健康教育。

3. 医院健康教育

20世纪50年代美国医疗保险机构最早提出了"医院健康教育"的概念，目的是减少慢性病患者的医疗费用。人们开始意识到仅靠医疗不能达到健康的目的，良好的生活方式与行为习惯才是促进健康的良策。20世纪60年代美国医院协会与公共卫生协会明确提出："健康教育是高标准保健服务不可缺少的部分，患者教育是患者服务的组成部分"。

(1) 医院健康教育的概念 医院健康教育泛指医疗保健机构及工作人员在临床与预防保健实践过程中，伴随医疗保健活动开展的健康教育。医院健康教育的概念有狭义和广义之分。狭义的医院健康教育是指医护人员针对患者及家属开展疾病的预防、治疗与康复的健康教育和健康传播活动，又称临床健康教育或患者健康教育。广义的医院健康教育又称医院健康促进，健康教育和能改善患者、医护人员、社区居民等健康相关行为的政策、法规、经济及组织等环境支持的综合。

(2) 开展医院健康教育的意义

① 提高患者依从性：通过积极的健康教育，可以使患者正确认识疾病，掌握必要的医疗卫生知识，形成健康信念，提高其医疗依从性，更好地配合治疗，促使疾病的早日康复。

② 对患者进行心理保健：心理因素已成为多种疾病的影响因素之一，通过健康教育可以使患者或家属对疾病未知的恐惧、紧张、焦虑、悲观等不良情绪得到缓解或消除，帮助他们树立战胜疾病的信心，学会进行自我心理保健。

③ 发挥治疗作用：健康教育是使人们自觉地采纳有益于健康的行为和生活方式，消除或减少影响健康的危险因素，预防疾病，促进健康，提高生活质量的教育活动。许多疾病与患者的不良生活方式与行为习惯密切相关，通过健康教育改变不良的生活方式与行为习惯，可以从根源上消除致病因素。

④ 改善医患关系：医院健康教育可以加强医患沟通，改善医患关系，缓解医患矛盾。医院开展医护人员健康教育，提高医护人员健康传播能力。医护人员针对患者需求，传播医学相关知识与技能，耐心解答问题，能增强患者对医护人员的理解与信任，从而改善医患关系，缓解医患矛盾，减少医患纠纷，提高患者对医院的满意度。

⑤ 提高居民健康水平：通过健康教育，使居民掌握卫生保健知识与技能，改变不良的生活方式与行为习惯，提高自我保健能力。尤其是慢性病患者，若能掌握一定的疾病预防控

制方法，可以大大降低入院率，缩短住院时间，降低再住院率。

（3）**医院健康教育的内容** 医院健康教育包括医护人员健康教育和患者健康教育。医护人员健康教育主要通过专兼职健康教育人员业务培训、医护人员继续教育和健康促进活动，普及健康教育与健康促进的知识与技能，培养良好的生活方式与行为习惯。患者健康教育是根据患者的疾病特点，对患者及家属开展有目的、有计划的健康教育活动，传授疾病相关知识与护理方法，改变不良健康行为，促进患者健康。

① 患者健康教育内容：主要包括疾病防治及一般卫生知识的宣传教育；心理健康教育，如教育患者树立战胜疾病的信念，针对患者的心理特点与需求介绍心理保健方法，向家属及陪护人员进行保护性医疗原则教育，对晚期患者及家属开展临终关怀和死亡教育等；健康相关行为干预，如矫正不良心理反应引发的问题，改变不良生活方式与行为习惯，指导患者及家属建立健康行为模式，实施从医行为指导等。

② 患者健康教育方式：主要包括门诊教育、住院教育、随访教育。

a. 门诊教育：是指患者在门诊诊疗过程中的健康教育活动。门诊健康教育包括：候诊教育，是指在患者候诊期间，针对通过医护人员口头讲解、宣传栏、宣传册、广播等形式对该科常见疾病的防治知识进行的健康教育活动；随诊教育，在患者的诊疗过程中，医生针对患者所患疾病的有关问题进行简短的讲解与指导；咨询教育，在医院内开设的咨询室或心理门诊，医务人员对咨询者提出的有关疾病与健康问题进行解答和医学指导。

b. 住院教育：是指在住院治疗过程中医务人员对患者及家属的健康教育活动。住院健康教育包括：入院教育，是指患者入院时医务人员对患者及家属进行的健康教育活动，主要内容有病房作息时间、探视制度、卫生制度、病房环境、治疗注意事项等，主要通过医务人员口头教育、宣传册进行宣传。病房教育，是指患者在住院期间进行的经常性的健康教育活动，病房教育的形式主要有口头教育、健康教育宣传栏、健康教育专题讲座、播放健康教育宣传片等。出院教育，是指患者病情稳定或康复出院前进行的健康教育活动，医务人员应针对患者的恢复情况向患者及家属介绍治疗效果、病情现状，提出巩固疗效、防止复发的注意事项、饮食注意事项、锻炼方法、用药指导等，帮助患者建立健康的生活方式与行为习惯。

c. 随访教育：又称出院后教育，是医院健康教育的延伸。教育对象主要是有复发倾向，需要长期接受健康教育指导的慢性病患者。随访教育是一个连续追踪的过程，主管医生通过书信、家访、电话、网络等方式，针对患者病情和需要，修正治疗方案，给患者以长期的、动态的健康咨询指导。

4. 家庭健康教育

（1）**家庭概述** 家庭是基本的社会单元，家庭成员的健康也是和家庭息息相关的，尤其是良好的家庭健康教育对家庭成员健康的影响尤为重要。家庭是指靠婚姻关系、血缘关系或收养关系联系在一起的，两个或多个人构成的社会生活单位。家庭主要有四种类型，分别是核心家庭、主干家庭、联合家庭和其他家庭。

（2）**家庭对健康的影响**

① 遗传因素的影响：生物遗传因素是健康的重要影响因素。遗传因素除了影响着人的性格、体形、身高等，许多疾病与遗传因素都有密切的关系，如高血压、糖尿病、冠心病、白化病等。

② 对儿童生长发育的影响：儿童时期是人身心生长发育的重要时期，良好的家庭关系和父母的陪伴可以使孩子身心发育健康，防止出现精神创伤，以致发生意外。

③ 对疾病传播的影响：家庭是疾病传播的重要场所，特别是感染性疾病和神经质。病

毒性感染由于家庭成员的距离较近，接触较频繁，使发病率显著升高。

④ 对疾病恢复的影响：家庭是疾病恢复的良好场所，尤其是慢性疾病的治疗与康复。家庭照顾与监督会影响慢性病患者对医嘱的依从性，坚持正确的治疗方式可以促进疾病的恢复。

⑤ 对行为生活方式的影响：正确的家庭教育可以给孩子养成良好的行为习惯与生活方式，家庭成员之间的互相影响使一个家庭的行为习惯与生活方式大多相似，尤其是家长对孩子的影响，往往会影响孩子终生。

（3）家庭健康教育的内容 家庭健康教育是指对家庭成员进行有目的、有计划、有组织的教育活动，促使家庭成员自觉地采纳有益于健康的行为和生活方式，消除或减轻影响健康的危险因素，以达到预防疾病、促进家庭健康、提高生活质量的目的。家庭健康教育的内容包括：

① 常见病的防治与自我保健：针对一些常见疾病，如流行性感冒、肝炎、结核病、手足口病、高血压、糖尿病、冠心病等进行家庭健康教育，使家庭成员掌握基本的预防方法和护理技能，如体温、血压、血糖的测量，物品的消毒等。

② 健康行为与生活方式：健康生活方式包括合理膳食、适宜运动、控制体重、戒烟限酒、心理平衡。膳食均衡，营养搭配合理；适合个人身体状况的运动方式和运动量，每周运动不少于3次，每次运动时间不少于半小时；超重或肥胖是多种疾病的高危因素，注意控制体重，减重不宜过快；吸烟（包括被动吸烟）是心血管疾病和恶性肿瘤的高危因素之一，应督促吸烟者戒烟；酗酒会增加心血管疾病的发病率，建议控制酒精摄入量，男性不超过25g/d，女性不超过15g/d；保持良好的作息习惯，充足睡眠，少熬夜；养成良好的卫生习惯。

③ 心理健康教育：营造良好的家庭氛围，提高家庭成员安全感和归属感，对处于人生各阶段的家庭成员普及心理卫生知识。

④ 意外伤害教育：对日常生活中经常发生的意外情况进行教育，如烧伤、烫伤的处理，伤口止血，跌倒扭伤或骨折的应急处理，海姆立克急救法、心肺复苏法的使用，火灾的预防与逃生方法等。

⑤ 生殖健康与性教育：家庭对青春期孩子的性教育尤为重要，许多儿童青少年的性知识不是来自家庭或学校，而是来自于书刊影视网络或与同伴交流，这些途径不能正确引导孩子。家长应该积极主动给孩子进行性教育，使孩子获得正确的知识，顺利度过青春期。

5. 工作场所健康教育

（1）工作场所概述 工作又称劳动，可分为体力劳动和脑力劳动。体力劳动是以肌肉活动为主的劳动；脑力劳动是以中枢神经系统为主的劳动。工作场所中存在的职业性有害因素是指在生产过程和生产环境中，危害职业人群健康和安全的不良因素，包括化学因素、物理因素、生物因素。与职业有关的不良生活方式有劳动制度不合理，如工作时间过长，分班轮换制度不合理等；劳动强度过大，如由于订单过多或者工期较短，工作人员不得不加班加点；身体器官过度紧张，如程序员的颈部、腰背部肌肉紧张；精神紧张，如外科医生做手术时精神高度紧张，都可能会导致相应的功能性紊乱。

（2）工作场所健康教育的内容 工作场所健康促进是指通过健康教育和企业管理策略、支持性环境、职工参与、卫生服务等干预手段，以期改善劳动条件，改变职工不良的生活方式与习惯，控制健康危险因素，降低伤病率及缺勤率，促进职工健康，提高职工生命质量。

《中华人民共和国职业病防治法》第35条规定，用人单位应当对职业人员进行上岗前的职业卫生培训和在岗期间的定期职业卫生培训，普及职业卫生知识，督促职业人员遵守职业病防治法律、法规、规章和操作规程,指导职业人员正确使用职业病防护设备和个人使用的职业病防护用品。执业人员应当学习和掌握相关的职业卫生知识,增强职业病防范意识,遵守职业病防治法律、法规、规章和操作规程,正确使用维护职业病防护设备和个人使用的职业病防护用品、发现职业病危害事故隐患应当及时报告。①工作场所三级预防:工作场所的第一级预防,又称职业性病损的病因预防,通过改善生产工艺和生产设备,合理利用个人防护用品及防护设施,减少作业人员接触职业性有害因素。工作场所的第二级预防,又称职业性病损的发病预防,主要手段是对工作在职业危险因素的环境中的作业人员进行定期的体格检查,以期对职业性病损做到早发现、早诊断、早治疗。工作场所的第三级预防,是在得病以后,得到合理的康复处理。已经接触职业性有害因素的作业人员应调离原来的工作岗位,并给予积极的治疗和休息;改进生产工艺和生产环境;促进患者健康,预防并发症。②职业安全教育:在职工入厂前、进车间后和上岗前进行安全教育,包括国家有关安全生产的方针政策和法规、入厂安全须知、车间安全生产情况、安全生产规章制度、安全注意事项、安全防护措施的使用等。在生产过程中对职工要始终坚持广泛的、经常性的安全教育,这是防止职业病高发和各类事故发生的重要措施。③工作场所一般健康教育:包括戒烟教育,流行病学研究表明,吸烟可使从事铬、镍、铀、石棉作业工人肺癌发病率增加几倍甚至十几倍;节制饮酒,如过量饮酒与酒醉是导致职业性工伤的重要原因;合理营养教育,从事劳动强度过大的重体力劳动作业人员,会有营养不足的问题出现,应给予充分合理的膳食营养;卫生习惯教育,如在有毒尘生产环境中不能进食、饮水、休息,以防有毒物质进入机体,工作结束后要洗澡,防止有毒物质带回家中。

(二) 重点人群的健康教育

1. 儿童健康教育

儿童时期是人生长发育的重要时期,这个时期形成的健康生活方式与行为习惯会对人一生的健康产生重要影响。儿童的健康成长是整个社会发展的重要因素,因此儿童时期健康教育尤为重要。

(1) 儿童健康教育的内容

① 合理饮食:由于儿童正处于生长发育的关键时期,需要摄取足够的营养以满足生长发育的需要。营养摄入不均衡可能会导致肥胖或营养不良,所以要对儿童进行合理的膳食指导。肥胖是摄入的营养过多,超过人体正常的消耗量,导致体内脂肪的过度积聚,而多余的脂肪不仅会给身体带来额外的负担,还会增加一些疾病的发病率,如高血压、糖尿病、胆结石等。营养不良是由于营养素摄入不足、吸收不良或过度消耗造成的营养缺乏性疾病。儿童营养不良会导致生长发育迟缓、免疫力下降等。为了防止儿童肥胖和营养不良等情况出现,应向家长传授科学的喂养方式,普及儿童营养知识与加强合理膳食等方面的健康教育。

② 个人卫生:保持良好的个人卫生习惯可以减少某些疾病的传染机会,提高个人的身体素质。家长要培养儿童良好的卫生习惯,如勤洗手(饭前便后要洗手、随时随地勤洗手)、勤剪指甲、勤洗澡、勤理发、勤换衣服,早晚洗脸,用流动的水洗脸,不与别人共用毛巾、脸盆等物品,早晚刷牙,食后漱口等基本生活卫生习惯。还要注意用眼卫生:不要在强光下看书,不要走路或者坐车的时候看书,不要躺着看书,不用脏手揉眼睛等。做好口腔保健,预防龋齿,定期进行口腔检查。此外,还应该注意培养儿童公共卫生习惯,如不随便丢弃垃圾、不随地吐痰、不随地大小便等。

③ 生活方式:健康的生活方式是身体健康的基础,可以减少很多疾病的患病危险因素。

健康的生活方式教育包括：培养良好的作息习惯，早睡早起；坚持体育锻炼，增强体质，提高免疫力，促进生长发育；看书写字的时候保持正确的姿势，眼睛离书本一尺远，身体离桌子一拳远，手离笔尖一寸远，时间不宜过长，每隔 1h 要休息 10min，经常远眺，做眼保健操；不吸烟、不酗酒、不吸毒、抵制社会不良风气的影响等。

④ 意外伤害：意外伤害时刻都在威胁着儿童的生命健康，常见的意外伤害有交通事故、烧（烫）伤、跌落、溺水、窒息、中毒、动物咬伤、自杀或他杀等。意外伤害是可以预防的，安全教育是预防意外伤害发生的重要手段之一。应通过多种方式传播健康安全教育，加强家长的防范意识和儿童的个人防护能力。

⑤ 心理健康：儿童时期是心理发育的重要时期，积极的情绪、开朗的性格可以让儿童更快更好地适应环境。儿童会模仿家长的言行，家长的思想、行为和性格会对儿童产生深远的影响，因此家长应树立良好的榜样。家长要满足儿童的情感需要，使其获得安全感和幸福感，在此基础之上培养良好的个性品质，如诚实、乐观、积极、勇敢、自信、独立、认真、坚持、有同情心、关心他人、乐于分享、善于合作等。

（2）儿童健康教育的方法

① 组织各种健康教育活动，寓教于乐，培养幼儿良好的卫生习惯。

② 在幼儿园、小学设置宣传栏，使用生动活泼、图文并茂、浅显易懂的健康教育内容，定期更换。

③ 设置健康教育课程，形象生动的讲授各种健康知识。

④ 对家长进行健康教育，由家长在生活中普及基础健康知识。

2. 孕产妇健康教育

（1）孕产妇健康教育的内容

① 妊娠期：按时进行产前检查，观察胎儿在母体内的生长发育过程，直至安全分娩，凡可能出生有缺陷胎儿的应尽早终止妊娠；孕期营养、用药、生活卫生知识、性生活的注意事项等；孕期自我监护，胎教，意外事件如先兆流产、早产的预防和处理。

② 分娩期：注意分娩先兆，正确处理分娩过程；做好"五防"（防滞产、防感染、防产伤、防产后出血、防新生儿窒息）和"一加强"（加强对高危妊娠的产时监护和产程处理）；针对分娩痛苦进行生理、心理和精神上的帮助和支持。

③ 产褥期：产褥期营养指导、身体清洁指导；产褥期常见病的预防和护理；产后活动注意事项等。

④ 哺乳期：宣传母乳喂养的好处和技巧，按需哺乳，除母乳外禁止喂食、水等；实行母婴同室；普及哺乳期卫生、哺乳期避孕等保健知识。

（2）孕产妇健康教育的方法

① 健康传播：通过各种传播途径，如电视、广播、报纸、宣传栏等，利用各种传播媒介，如影像、图片、文字等向孕产妇及家属宣传、普及卫生保健知识。

② 健康咨询：在各级各类医疗保健机构，尤其是妇幼保健机构设立健康咨询门诊，向孕产妇提供婚前检查、优生优育、产前检查、围生期保健等相关内容的健康咨询服务。

③ 专题讲座：在妇幼保健机构开展专题讲座，由专业人员针对妇女在怀孕生产过程中可能会遇见的问题或需要注意的事项进行有计划、有系统的讲解。

3. 老年人健康教育

（1）老年人健康教育的内容

① 合理膳食指导：老年人根据自己的身体状况选择合适的饮食，少食多餐，少食油腻，

多吃粗粮，控盐控油。

② 适宜体育锻炼：鼓励老年人每天坚持适量运动，根据自己的身体状况选择适宜的运动方式，避免运动量过大，对身体造成伤害。

③ 心理健康教育：步入老年期以后，身体功能的减退伴随生活不良事件的发生，如退休、丧偶、子女离家、亲朋过世等，会使老年人的心理出现低落、孤独、哀伤、焦虑等负面情绪。有针对性地对老年人进行心理健康教育，鼓励老年人正视不良事件，以积极乐观的心态面对生活，走出家门，多与人交往，学习新东西。

④ 常见疾病的防治：老年人常见的疾病有心脑血管疾病、糖尿病、慢性呼吸道疾病、骨质疏松、癌症等，有一部分疾病是可以通过预防和自我保健降低发病率，即便是已经患病也可以控制病情的发展。针对常见病的健康教育内容有：普及常见疾病的预防、治疗和护理知识，定期体检，用药常识及注意事项等。

⑤ 死亡教育：死亡是每一个人都终将面对的问题，也是老年人需要正视的问题。死亡教育可以帮助老年人正确地面对自己的死亡和他人的死亡。中国人比较忌讳谈论"死亡"，对死亡的焦虑往往来自于对未知的恐惧。死亡教育让老年人理解生都是人类自然生命的必然过程，死是人类自然生命的必然结局，树立正确的死亡观可以消除老年人对死亡的恐惧，使其坦然地面对死亡。

(2) 老年人健康教育的方式

① 宣传资料：发放图文并茂的健康教育宣传手册、宣传活页或者播放音像材料等传播老年人自我保健的知识与技能。

② 专题讲座：针对老年人的常见病、多发病设置讲座主题。由社区行政部门定期组织实施，邀请相关专业医学专家承担授课任务。

③ 社区活动：可以在社区当中组织一些竞赛性的活动，如健康知识竞赛等，鼓励老年人积极参与，并且对优胜者给予适当的物质奖励和精神奖励。

4. 慢性病患者健康教育

(1) 高血压 高血压的危险因素有生物遗传因素、超重和肥胖、精神心理因素、不良生活方式与习惯、吸烟、饮酒、缺乏运动等。高血压患者的健康教育内容有：

① 减少钠盐摄入，每天食盐摄入量不超过6g，尽量减少食用高盐食品，如腌制食品；合理膳食，减少脂肪的摄入，每天食用油用量小于25g，少吃或不吃肥肉和动物内脏，食用大量新鲜的蔬菜和水果，每天一个鸡蛋、250g奶，少吃甜食。

② 控制体重，$BMI<24kg/m^2$，腰围男性<85cm，女性<80cm；戒烟限酒，主动戒烟，避免被动吸烟；限制酒精的摄入量，限制饮酒或者戒酒；适量运动，每周3~5次持续半小时以上的有氧运动。

(2) 糖尿病 糖尿病是一组由胰岛素分泌和（或）利用缺陷所引起的，以慢性血葡萄糖（简称血糖）水平升高为特征的代谢性疾病。糖尿病的危险因素有遗传因素、肥胖或超重、高糖高脂饮食、缺乏体育锻炼、社会经济等。

在一般人群中开展健康教育，提高人群对糖尿病防治的知晓度和参与度，倡导合理膳食、控制体重、适量运动、限盐、控烟、限酒、心理平衡的健康生活方式，提高社区人群的糖尿病防治意识。

《中国2型糖尿病防治指南》（2017版）建议，糖尿病前期患者应通过饮食控制和运动以降低糖尿病的发生风险，并定期随访及给予社会-心理支持，以确保患者的生活方式改变能够长期坚持下来；定期检查血糖；同时密切关注其他心血管危险因素（如吸烟、高血压、血脂异常等），并给予适当的干预措施。具体目标为：使超重或肥胖者 BMI 达到或接近 $24kg/m^2$，或体重至少下降 7%；每天饮食总热量至少减少 $400\sim500$ kcal（1kcal=4.184kJ）；饱和脂肪酸摄入占总脂肪酸摄入的 30% 以下；中等强度体力活动每周至少保持在 150min。

（3）恶性肿瘤 肿瘤是指人体器官组织的细胞在外来和内在有害因素的长期作用下所产生的一种以细胞过度增殖为主要特点的新生物。肿瘤可以分为良性肿瘤和恶性肿瘤，恶性肿瘤就是我们常说的癌症。

2015年9月，国家卫计委、发改委等16个部门联合印发《中国癌症防治三年行动计划（2015—2017年）》，计划提出了癌症防治目标，指出到2017年，癌症防治核心知识知晓率要达到60%，成人吸烟率下降3%，同时要扩大肿瘤登记覆盖面，编绘全国癌症地图。

早发现、早诊断、早规范化治疗，从疾病源头发力，是这次行动计划的重点。只要做到早发现、早诊断、早规范化治疗，60%以上的患者能治愈。有些癌症，治愈率会更高，如早期甲状腺癌的治愈率可达95%以上，早期乳腺癌90%以上能治愈，早期胃癌手术切除后5年生存率达90%以上。

恶性肿瘤的形成与发展是多因素作用的结果。通过大量的临床观察和流行病学研究发现，许多因素都与恶性肿瘤的发病有密切关系，主要包括生活方式与行为、遗传因素、社会-心理因素、环境因素、职业因素等。

吸烟是引发恶性肿瘤的重要原因之一。经常吸烟者发生肺癌的危险性是不吸烟者的28倍左右。吸烟的危害程度与开始吸烟年龄的早晚、烟龄、吸烟量大小有密切关系。

饮酒与口腔、咽、喉、食管、肝、大肠，尤其是直肠等部位癌症的发生有明显联系。嗜酒者患上述癌症的风险比不嗜酒者高$2\sim6$倍。

天然的食物或食品添加剂当中可能存在致癌物，食物在加工或烹饪的过程当中可能产生致癌物，食物可能受到致癌物的污染。

癌症的发生，遗传因素也起着一定的作用。如乳腺癌、结肠癌、胃癌、视网膜母细胞瘤、肾母细胞瘤、神经纤维瘤以及结肠息肉综合征等被认为有明显的遗传倾向。有遗传倾向的人包括：两代人中都有癌症患者，家族中有3个或3个以上的近亲曾患一种或多种癌症，家族中有人在几个部位发生两种以上原发癌，家族中有人患癌年龄比一般人明显提前等。

化学因素与恶性肿瘤密切相关是化学污染。化学污染主要有大气污染、水体污染和土壤污染。大气污染中有各种致癌物，如一氧化碳、二氧化硫、氮氧化物，尤其是多环芳烃中具有代表性的苯并（a）芘等；水体污染主要是工业污水的排放和农业污水灌田污染了水源和农作物；土壤污染是由于来自工业废水、废渣、生活污染、农药、化肥等有机废弃物进入土壤后可以直接或间接的影响人的健康。

与癌症有关系的物理因素主要是辐射，包括各种射线和核辐射。高剂量的辐射会使得癌症的发病率有着显著的上升。历史上比较著名的事件有广岛和长崎原子弹爆炸以及切尔诺贝利核电站泄漏事故。

与恶性肿瘤关系密切的生物因素有真菌和病毒，如人乳头状瘤病毒（HPV）、人类免疫缺陷病毒（HIV）、EB病毒、乙型肝炎病毒等。

在工作环境中长期接触致癌因素，经过较长的潜隐期后，患某种特定的肿瘤，称职业性肿瘤。潜隐期是指从接触开始至肿瘤出现的时间间隔。我国法定职业性肿瘤有：石棉所致肺癌、间皮瘤，联苯胺所致膀胱癌，苯所致白血病，氯甲醚、双氯甲醚所致肺癌，砷及其化合物所致肺癌、皮肤癌，氯乙烯所致肝血管肉瘤，焦炉逸散物所致肺癌，六价铬化合物所致肺癌，毛沸石所致肺癌、胸膜间皮瘤，煤焦油、煤焦油沥青、石油沥青所致皮肤癌，β-萘胺所致膀胱癌。

WHO 指出，有 1/3 以上甚至 1/2/以上的癌症都是可以预防的。恶性肿瘤预防的目的就是降低其发生率和死亡率。我们可以通过恶性肿瘤的三级预防措施来实现。一级预防，又称病因预防，是指采取有效的措施消除或避免各种致癌的因素对人体产生影响，降低恶性肿瘤的发生率；二级预防，又称"三早"预防，即早发现、早诊断、早治疗。通过经常性的自我检查、定期体检、恶性肿瘤的筛查等方式，及时发现可疑症状，重视癌前病变。尽早到医院进行诊断，一旦确诊，及早治疗；三级预防，又称临床预防，是指尽量提高癌症患者的治愈率、生存率和生存质量。对肿瘤患者通过各种方式进行康复，减少并发症的发生，防止致残，对晚期患者实行止痛治疗和临终关怀。

第二节　健康促进概述

一、健康促进的概念

1986 年首届国际健康促进大会发表的《渥太华宪章》首次提出"健康促进"的概念："健康促进是指促使人们提高、维护和改善他们自身健康的过程。"1995 年 WHO 西太区办事处的《健康新地平线》中："健康促进是指个人与家庭、社区和国家一起采取措施，鼓励健康的行为，增强人们改变和处理自身健康问题的能力"。

二、健康促进的基本策略

1986 年 11 月 21 日，第一届健康促进国际会议在加拿大渥太华召开并发表了宪章《渥太华宣言》，宣言指出健康促进的三个基本策略：倡导、赋权和协调。

1. 倡导

良好的健康是社会、经济和个人发展的主要资源，也是生活质量的重要部分。政治、经济、社会、文化、环境、行为和生物学因素均可促进健康或损害健康。健康促进行动的目的是通过对健康的支持，使上述因素有利于健康。

2. 赋权

健康促进的重点在于实现健康方面的平等。健康促进行动的目标，在于缩小目前健康状况的差别，并保障同等机会和资源，以促使所有人能充分发挥健康的潜能，这些包括在选择健康措施时，能获得支持环境的稳固基础、知识、生活技能以及机会。除非人们有可能控制这些决定健康的条件，否则不能达到他们最充分的健康潜能。在这方面男女应该平等享有。

3. 协调

健康的必要条件和前景不可能仅由卫生部门承诺，更为重要的是健康促进需要协调所有相关部门的行动：包括政府、卫生和其他社会经济部门、非政府与志愿者组织、地区行政机构、上矿企业和新闻媒介部门。社会各界人士作为个人、家庭和社区参与。各专业与社会团体以及卫生人员的主要责任在于协调社会不同部门共同参与卫生工作。应考虑一个国家和地区的社会、文化和经济体制的差异和实施的可能性，以使健康促进策略和规划适用于当地的需求。

4. 社会动员

联合国儿童基金会（UNICEF）在倡导、赋权和协调三个基本策略基础上进一步提出，社会动员是健康促进的核心策略。

三、健康促进的活动领域

《渥太华宣言》指出健康促进的五大活动领域是：制定促进健康的公共政策、创造支持性环境、加强社区的行动、发展个人技能、调整卫生服务方向。

1. 制定促进健康的公共政策

健康促进超越了保健范畴，它把健康问题提到了各个部门，各级领导的议事日程上，使他们了解他们的决策对健康后果的影响并承担健康的责任。

健康促进的政策由多样而互补的各方面综合而成，它包括立法、财政措施、税收和组织改变。这种协调行动使健康、收入和社会政策更趋平等。联合行动目的是保证更安全、更健康的商品供应和服务、更健康的公共服务和更清洁、更愉悦的环境。健康促进政策需要确定在非卫生部门中采纳健康的公共政策的障碍及克服的方法。其目的必须使决策者也能较易做出更健康的选择。

2. 创造支持性环境

社会是复杂和相互联系的，健康不可能与其他目标分开。人类与其生存的环境是密不可分的，这是对健康采取社会——生态学方法的基础。总的指导原则对世界、国家、地区和社区都是相同的，即需要促进相互维护，我们的社区和我们的自然环境需要彼此保护。应该强调保护世界自然资源是全球的责任。生活、工作和休闲模式的改变对健康有重要影响。工作和休闲应该是人们健康的资源，社会组织的工作应该帮助创造一个健康的社会。健康促进在于创造一种安全、舒适、满意、愉悦的生活和工作条件。系统地评估环境的迅速改变对健康的影响，特别是在技术、工作、能源生产和城市化的地区是极为重要的，并且必须通过健康促进活动以保证对公众的健康产生积极有利的影响。任何健康促进策略必须提出：保护自然，创造良好的环境以及保护自然资源。

3. 加强社区的行动

健康促进工作是通过具体和有效的社区行动，包括确立优先、做出决策、设计策略及其执行，以达到更健康的目标。在这一过程中核心问题是赋予社区以当家作主，积极参与和主宰自己命运的权力。社区开发在于利用社区现有的人力、物力资源，以增进自我帮助和社会支持并形成灵活的体制，促进公众参与卫生工作和指导卫生工作的开展，这就要求充分、连续地获得卫生信息和学习机会以及资金的支持。

4. 发展个人技能

健康促进通过提供信息、健康教育和提高生活技能以支持个人和社会的发展。这样做的目的是使群众能更有效地维护自身的健康和他们生存的环境并做出有利于健康的选择。促进群众终生学习，了解人生各个阶段和处理慢性疾病和伤害是极为重要的。学校、家庭、工作场所和社区都有责任这样做。这种活动需要通过教育的、职业的、商业的和志愿者团体以及在这些机构内部来完成。

5. 调整卫生服务方向

健康促进在卫生服务中的责任是要求个人、社区组织、卫生专业人员，卫生服务机构和政府共同承担。他们必须在卫生保健系统中共同工作，以满足健康的需求。

卫生部门的作用不仅仅是提供临床与治疗服务而必须坚持健康促进的方向。卫生服务需要扩大委任权力，这种权力是接受的并尊重文化的需求。该委任权力支持个人和社区对更健康生活的需求，并开放卫生部门和更广泛的社会、政治、经济和物质环境部门之间的渠道。调整卫生服务方向也要求更重视卫生研究及专业教育与培训的转变。这就要求卫生服务部门态度和组织的转变，并立足于把一个完整的人的总需求作为服务对象。

四、卫生宣教、健康教育和健康促进的区别和联系

人们经常把卫生宣教、健康教育和健康促进三者概念混淆不清。其实，卫生宣教、健康教育和健康促进三者有很重要的区别。它们的关系可以这样理解：健康教育包含卫生宣教，健康促进是健康教育的发展。我们可以通过以下关系图来进行了解，见图4-1。

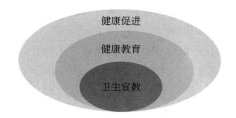

图4-1　卫生宣教、健康教育和健康促进三者间的关系

1. 卫生宣教

卫生宣教是指卫生宣传教育机构及工作人员通过宣传单、宣传栏、电视、广播、网络等手段，把医疗卫生知识和技术传播给广大人民群众的工作。卫生宣教的重点更侧重于卫生知识的传播，只是把信息简单的传播出去，忽视了信息的回收和效果的反馈，而单纯的卫生宣教难以使人们达到改变行为，获得健康的目的。当然，卫生知识的传播也是很有必要的，但人们为了获得健康而改变行为时，更需要得到社会、物质、政策和环境的支持。现在的卫生宣教成了健康教育工作的一种重要手段。

2. 健康教育

健康教育是在卫生宣教的基础之上发展起来的，但它并不是简单的、单向的卫生知识的传播，而是有计划、有组织、有评价、有系统的社会教育活动，通过给人们提供知识、技术和服务，促进个体、群体乃至社会的行为改变，强调的是信与行。健康教育的重点是行为干预，促使个体和群体改变不良的生活方式与习惯，养成有利于健康的行为和生活方式。

3. 健康促进

健康促进，是指运用行政的或组织的手段，对社会各相关部门以及社区、家庭和个人的健康有害行为进行干预，共同维护良好的社会、自然环境，以促进人群健康。健康教育是健康促进的基础，健康促进不仅涵盖了健康教育信息传播和行为干预的内容，更注重行为干预所必需的政策支持、组织支持、经济支持等各种行政策略。

综上所述，卫生宣教是健康教育的重要手段，健康教育是在卫生宣教基础之上的深化与拓展。健康促进是健康教育的战略指导和政策支持，通过健康教育对人群进行卫生知识的传播和不良健康行为的干预，使其采纳有益于健康的建议，同时还要借助健康促进中政策、组织和环境的支持，以期改变人们的生活方式与行为。卫生宣教是健康教育的重要手段，健康教育是健康促进的基础，而健康促进又是健康教育的重要保障。

第三节 健康传播和健康传播材料

一、传播概述

（一）传播的概念

传播（communication）一词来源于拉丁文 communis（共享），含有交流、沟通、交往、通讯、通知、传达、口信、联络等不同含义。

1988年我国出版的第一部《新闻学字典》将传播定义为"传播是一种社会性传递信息的行为，是个人之间、集体之间以及个人与集体之间交换、传递新闻、事实、意见的信息过程"。1993年出版的健康教育专业教材《健康传播学》中定义："传播是遵循一系列共同规则互通信息的过程"。1999年国家十一五规划教材《传播学教程》中提出："传播，即社会信息的传递或社会信息系统的运行"。上述定义对传播进行了不同角度的界定，反映出传播的特征有社会性、普遍性、互动性、符号性、共享性等。

（二）传播的要素

一次完整的传播活动的基本要素主要有：

1. 传播者

传播者又称传者，是指在传播过程中的信息发出者。传播者可以是个人，也可以是一个群体、团队、组织或机构，如广播电台、电视台、报社等。

2. 信息

信息是指传播者要传递的内容，由一组相关联的信息符号构成。

3. 传播媒介

传播媒介又称传播渠道，是信息的载体，是连接各种传播要素的中间桥梁，如电视、收音机、报纸、宣传栏等。

4. 受传者

受传者又称受者，是信息的接受者和反馈者，如听众、观众等。受传者可以是个人、群体或组织，如果是人数众多的受传者，可称为受众。

5. 传播效果

传播效果是指受传者接收信息后的反应，包括在知识、态度、情感、行为等方面的变化。

（三）传播的模式

1. 拉斯韦尔五因素传播模式

1948年美国著名的社会学家、政治学家哈罗德·拉斯韦尔（H. D. Lasswell）在《社会传播的结构与功能》一文中，提出了一个被誉为传播学研究经典的传播过程文字模式，即"一个描述传播行为的简便方法，就是回答下列五个问题：①谁（who）；②说什么（says what）；③通过什么渠道（through what channel）；④对谁（to whom）；⑤取得什么效果（with what effect）"。这就是拉斯韦尔五因素传播模式（图4-2），又称5W模式。拉斯韦尔五因素传播模式把复杂的传播现象用五个部分高度概括，虽然不能解释和说明一切传播现象，但抓住了问题的主要方面，为传播学的研究奠定了理论基础。

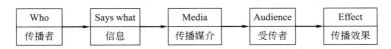

图4-2　拉斯韦尔五因素传播模式

2. 施拉姆双向传播模式

美国传播学者威尔伯·施拉姆（Wilbur Schram）用双向传播模式将传播描述为一种有反馈信息交流过程（图4-3）。

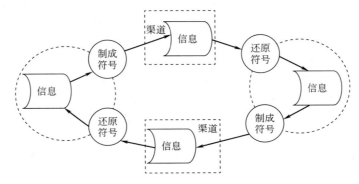

图4-3　施拉姆双向传播模式

施拉姆传播模式中有两个重要的传播要素：①传播符号（communication symbol），符号是信息的载体，信息的传播要借助；②反馈（feedback），是指受传者在传播过程中对收到的信息做出来的反应。

二、健康传播的形式

（一）人际传播

1. 人际传播的概念

人际传播是指个人与个人之间（也可以是两个或者多个人）直接信息交流。人际传播的主要形式是面对面地直接传播，也可以借助物质媒介间接传播。

2. 人际传播的特点

（1）人际传播是全身心的传播，需要有多种感官来传递和接受信息。

（2）人际传播信息交流比较完整、全面、接近事实。人们可以通过情感、动作等表达出文字、语言表达不出来的信息。

（3）人际传播以个体化信息为主，情感信息交流占大部分。

（4）人际传播中交流双方互为传播者和受传者，信息交流充分，能够得到及时反馈。

（5）人际传播相比其他传播形式，信息量较小、传播范围小、速度慢。

3. 健康教育中的人际传播形式

人际传播在健康教育中有着广泛的作用，是进行说服教育、劝导他人改变态度的重要策略。健康教育中人际传播的形式有以下四种：

（1）咨询 健康教育者为咨询者解答面临的健康问题，帮助他们形成正确的健康观。

（2）交谈或个别访谈 针对受教育者的具体情况，传递健康知识，帮助其改变相关态度。

（3）劝服 针对受传者存在的健康问题，说服其转变不利于健康的行为、态度等。

（4）指导 通过传授健康知识和技术，帮助受传者学习和掌握自我保健技能。

4. 人际传播的基本技巧

传播技巧是指能熟练地运用传播原理、知识和技术所表现出来的具体的传播技能和方法。在健康教育活动中运用人际传播技巧可以更好进行交流，获得更好的传播效果，主要包括谈话技巧、倾听技巧、提问技巧、反馈技巧和非语言传播技巧。

（1）谈话技巧 ①内容明确，重点突出，谈话围绕一个主题，避免话题范围过于广泛。②语调平稳，语速适中，语速避免过快或过慢，声音大小适当。③适当重复重要的概念，重要的概念适当多重复几遍，提起注意，加强理解和记忆。④把握谈话内容深度，语言通俗易懂，根据谈话对象的身份、文化层次、对话题的了解程度采用听者熟悉易懂的语言，斟酌专业术语的使用。⑤注意观察，取得反馈，在交谈过程中注意对方不自觉的表情、动作等非语言表达形式，观察其情感变化和内在含义，有助于谈话的深入。⑥适当停顿，恰当结束。谈话过程中适当停顿给对方思考和提问的机会，谈话结束时重申话题要点。

（2）倾听技巧 充分听取对方讲话，不要急于表达自己的意见；不轻易打断对方的谈话；主动参与，给予积极的反馈；集中精力克服干扰。

（3）提问技巧 良好的提问方式可以完整清晰的获取所需信息。根据不同的情况采取不同的提问方式：①封闭式提问。要求对方简短而准确地回答。例如问："你抽烟吗？"答："抽"或者"不抽"。②开放式提问。给对方判断思考和发挥的余地，回答里包含较多信息。例如问："你今天早饭吃的什么呀？"答："鸡蛋、牛奶、面包"。③探索式提问。为了进一步探索对方思想、认知、行为的原因进行提问，为了获得更深层次的信息。例如问："你为什么不喜欢这个戒烟计划？"④倾向性提问。在提问的时候增加了具有诱导性的信息，给回答者以心理暗示。例如问："你今天头不痛了吧？"⑤复合式提问。问题中包含两个或以上的信息。例如问："你今天抽烟喝酒了吗？"

（4）反馈技巧 反馈是指受传者接收信息之后所做出的反应。常用的反馈方法有：①肯定性反馈。对对方的谈话内容表示肯定和支持的态度，如："是""对"。肯定性的反馈让对方更易接受，受到鼓舞，在进行健康咨询或者行为干预时，肯定性反馈的作用尤为重要。当然，除了肯定性的语言，也可以使用非语言表达形式，如点头、微笑等。②否定性反馈。对对方的言行举止或存在的问题表示否定。否定式反馈要注意：在否定对方之前，先肯定对方值得肯定的一面，然后用建议的方式指出要否定的问题。这样更容易让对方接受，尽量减少冲突。③模糊性反馈。向对方做出没有明确态度的反应，对敏感问题进行回避。

（5）非语言传播技巧 非语言传播技巧是指通过眼神、表情、动作、神态等非语言形式传递信息的过程。非语言传播是人心理活动的自然体现，更能够表达出真实的信息。

（二）大众传播

1. 大众传播的概念

大众传播是指职业传播机构和人员通过传播媒介向社会大众传播信息的过程，传播媒介可以是电视、广播、网络、书籍、报刊等。

2. 大众传播的特点

（1）传播者是职业性的传播机构和人员，控制传播的过程和内容。
（2）传播的信息是公共的、公开的，面向全社会人群。
（3）受众是社会大众，人数众多，分布广泛。
（4）传播是单向的，信息反馈速度缓慢。
（5）以先进技术分发系统和设备，决定着信息的物理形式、时空范围、速度和数量。

3. 大众传播的选择原则

（1）**针对性原则**　针对目标人群状况，选择传播媒介。
（2）**速度快原则**　将健康信息以最快的速度、最畅通的渠道传递给目标人群。
（3）**可及性原则**　根据媒介在当地的覆盖情况、受众对媒介的拥有情况和使用习惯来选择媒介。
（4）**经济性原则**　从经济适用的角度考虑媒介的选择，量力而行。
（5）**综合性原则**　采用多渠道的组合策略，达到优势互补，保证传播目标实现。

（三）群体传播

1. 群体传播的概念和特点

美国社会学家戴维·波普诺（David Popenoe）给群体下了定义："群体是两个或两个以上的具有共同认同好感的人所组成的集合，群体内的成员相互作用和影响，共享特定的目标和期望"。群体传播是指一小群人的传播信息的活动。群体传播的范畴介于人际传播和大众传播之间。

2. 群体传播在健康教育和健康促进中的应用

群体可以是自然形成的社会群体形式，如家庭、班集体等，也可以是为了某个目标而组成的活动群体，如健康知识培训班、高血压防治小组等。群体传播适用于不同目的的健康教育和健康促进活动。

（1）**收集信息**　通过组织目标人群中的代表，召集专题小组讨论，深入收集所需的信息。这是20世纪90年代以来由社会市场学引进健康教育与健康促进领域的一种定性研究方法，广泛运用于社区健康需求评估和健康教育材料制作的形成研究之中。

（2）**传递健康信息**　以小组的形式开展健康过教育与健康促进活动，传播卫生保健知识和技能。在活动过程中，强调群体成员间的合作与互助，通过交流经验，调动每个人的积极性。

（3）**促进态度和行为改变**　利用群体的力量来帮助人们改变健康相关行为，是行为干预中的一项有效策略。某些依靠个人努力难以实现的态度和行为改变，在群体中，在家人、朋友和同伴的帮助、督促和支持下，就比较容易实现，如戒烟、改变不良饮食习惯、坚持锻炼等。

（四）组织传播

20世纪70年代末卡斯特（Kast）和罗森茨韦克（Rosenzweig）在《组织与管理》中，将组织定义为"组织是一个开放的社会技术系统，它由两个分系统组成，一是'目标与价值'系统，二是'管理'系统，它从外部环境中接受能源、信息和材料，转变之后再向外部环境输出"。组织传播是指组织所进行的传播信息的活动，包括组织内传播和组织外传播。

组织传播的特点有以下几个方面：

（1）组织传播是沿着组织的机构而进行的，包括上行传播，如汇报工作；下行传播，如下发文件；横向传播，如开展公关活动。

（2）组织传播具有明确的目的性，内容都与组织有关。

（3）组织传播反馈具有强制性。组织传播行为具有明确的目的性，要求必须产生效果，因而受传者必须对传播者做出反应。

三、健康传播材料的制作与使用

健康传播材料是指在健康教育与健康促进活动过程中使用的传播材料，包括平面印刷材料，如宣传单、报纸、宣传手册、宣传画、宣传栏等；声像材料，如录音带、光盘、录像片等；以及印有健康教育知识的雨伞、水杯、笔记本等实物材料。

1. 健康教育材料的制作步骤

根据目标人群的现状，制订健康传播计划，使用合适的健康传播材料，帮助人群改变不良生活方式与习惯，采纳健康生活方式。制作健康传播材料步骤如下：

（1）分析目标人群需求，确定信息　根据目标人群的特点和需求，确定健康传播材料的信息。

（2）制订计划　根据目标人群的需求，确定健康教育内容，制订健康教育传播材料制作计划，包括目标人群、材料内容、发放方式、预试验、材料生产和经费预算等。

（3）形成初稿　根据确定的健康传播信息内容和制订计划，形成健康教育材料初稿。

（4）预试验　在健康传播材料最终定稿之前，选取一部分目标人群投入使用，收取反馈信息，根据反馈材料对健康教育材料进行修改。

（5）生产与发放　经过预试验确定健康教育材料终稿，按计划进行生产与发放。

（6）监测与评价　监测健康教育材料的发放与使用情况，对材料质量、发放与使用情况、传播效果进行评价，总结经验，用以指导新的健康教育传播资料的制作。

2. 健康传播材料的使用技巧

在健康教育活动中适当地使用健康教育宣传材料，可以使教育对象通过多种渠道获取完整准确的健康教育标准化信息，保证健康传播效果。健康教育材料的使用技巧根据教育对象不同可分为：

（1）面向个体的材料　发放给个体或者家庭使用的健康教育传播材料一般包括健康教育处方、图片、折页、小册子等，应当具体指导健康教育材料的使用方法。主要技巧有：①向教育对象强调使用健康教育材料的重要性，引起对方注意。②帮助教育对象理解材料的重点内容，加深印象。③讲解材料中的操作技巧，使教育对象能遵照相关步骤自行操作。④在患者复诊或家访时，了解材料使用情况，给予再次指导。

（2）面向群体的材料　在进行健康教育讲座、培训时，经常使用的宣传材料主要有挂图、幻灯片、投影片、模型等，使用这些材料的技巧有：①距离适当，受教者能够看清楚展示的文字、画面等。②介绍健康教育内容时，要站在一侧，以防挡住材料内容。③让受教者提出问题，对不清楚的地方着重讲解。④活动结束前，总结重点，加深印象。

（3）面向大众的材料　在公共场所张贴宣传画、布置宣传栏等，要注意：①地点便利，选择经常通过又易于驻足的地点，如公交站等。②位置适当，挂贴的高度接近平视的范围。③光线充足，挂贴在有阳光或者灯火照射的地方。④定期更换，根据季节、疾病流行特征等更换适宜的健康教育内容。⑤维护和保管，发现有损坏时，及时修补或更换。

第四节 健康相关行为

一、行为概述

（一）行为的概念

行为是指有机体在各种内外部刺激影响下产生的活动。这里所说的活动既包括生理反应，也包括心理反应。美国心理学家 Woodworth 提出了著名的"S-O-R 模式"（图 4-4），"S"（stimulation）是指各种内外部的刺激，"O"（organization）代表有机体，"R"（reaction）指的是行为反应。

$$S \longrightarrow O \longrightarrow R$$

刺激　　　有机体　　　行为反应
stimulation　organization　reaction

图 4-4　S-O-R 模式

人的行为是指具有认知、思维能力、情感、意志等心理活动的人，在内外界环境因素刺激下所做出的能动反应。这种反应可能是外显的，能够被人观察到的，如语言、动作、表情等；也可能是内隐的，不能够被直接观察到的，如思想、意识等。这些一般要通过测量和观察其外显行为来进行推测。

（二）行为的分类

人类行为与其他动物的根本区别在于人既有生物性，又有社会性。人类的行为除了受本能的支配以外，还会受到社会规范的制约。按照人类行为属性，可将行为划分为本能行为和社会行为。

1. 本能行为

人类的本能行为是与生俱来的，由其生物属性所决定的，是满足人类生理需求的最基本行为。人类的本能行为包括：①生存本能：人类为了满足基本生存所进行的饮食、睡眠等各种有关活动。②种族保存本能：人类为了繁衍种族而进行的性行为。③自我防御本能：在面对外界威胁时，为了身心安全进行防御、反抗或躲避等行为。④好奇和追求刺激：人类不会停止对未知世界的探索。

2. 社会行为

人是社会人，人不能脱离社会而存在，人类的社会属性决定了人的行为的社会性。人在成长过程中受到了各种社会因素，如法律、文化、道德、科学、艺术、宗教、风俗等和所处环境的影响而形成一定的意识形态和关系，如家庭关系、人际关系、政治关系等。人类行为的社会性是人与动物的本质区别。

（三）行为的特征

1. 人的行为具有目的性

动物的行为多出于本能的驱使，而人大多数的行为是有目的、有计划的，不但能够适应环境，还可以把环境改造的更适合人类生存发展。

2. 人的行为具有可塑性

人的行为是在不断变化的，不是一成不变的，而这种变化是受到其生活环境和所受教育的影响。行为的可塑性在年幼时表现更为明显，尤其是父母的教育，可以影响其一生。家庭健康教育尤为重要。

3. 人的行为具有差异性

不同的人由于先天遗传因素和后天生活环境等因素的影响，在面对同一刺激的时候会做出不同的反应。所以进行健康教育的方式要因人而异，不同的人员采用不同的教育方式。

4. 人的行为具有适应性

人为了更好的生存会从生理、心理、行动等方面做出改变，从而与环境达到和谐统一。

二、健康相关行为

良好的行为与生活方式可以促进健康，不良的生活方式与行为会危害健康。健康相关行为指的是个体或群体与健康和疾病有关的行为。包括任何与疾病预防、促进健康有关的行为。

（一）促进健康行为

1. 促进健康行为的特点

促进健康行为是指个体或群体的客观上有利于自身和他人健康的行为。其主要特点有：①有利性：个体行为有益于自己、他人和全社会的健康；②规律性：个体行为有规律地重复发生而不是偶然行为；③和谐性：个体行为表现与其所处的环境相和谐；④一致性：个体外在行为表现和内在心理情绪一致，不冲突；⑤适宜性：个体行为强度在常态水平和有利方向上。

2. 促进健康行为的类别

（1）**基本健康行为**　是指日常生活中有益于健康的基本行为，如平衡膳食、积极锻炼、合理作息等。

（2）**预警行为**　是指事件发生之前的预防和事件发生以后的正确处理，如驾车使用安全带、意外事故预防等。

（3）**戒除不良嗜好**　是指戒除日常生活中对自己或他人健康有害的个人偏好，如戒烟、戒酒、戒毒、戒除药品滥用等。

（4）**避开环境危害**　是指通过各种方式避开环境带来的危害，如离开污染环境、采取措施减轻环境污染、积极应对各种引起心理应激的生活事件等。

（5）**合理利用卫生保健服务**　是指通过正确的、合理的方式利用卫生保健服务来促进身心健康的行为，如定期体检、预防接种、遵从医嘱、积极康复等。

（二）危害健康行为

1. 危害健康行为的特点

危害健康行为是指偏离个人、他人乃至社会的健康期望，不利于自身和他人健康的一组行为。其主要特点有：①危害性：个体行为对自己、他人和全社会的健康有害；②潜伏期长：个体行为形成以后，要经过很长一段时间才会有明显的致病作用；③习得性：危害健康的行为是个体后天的生活经历中学会的；④广泛性：危害健康的行为广泛存在于人们的日常生活当中，对健康的危害也是广泛的。

2. 危害健康行为的类别

（1）**不良生活方式与习惯** 不良生活方式与习惯是一组在日常生活中形成的、对健康有害的行为习惯，如吸烟、酗酒、不规律作息（通宵、熬夜）、不良饮食习惯（暴饮暴食、高盐高脂饮食、挑食、偏食、喜零食、进食过快等）、缺乏运动等。这些都是心脑血管疾病、早衰、癌症的高危因素。

（2）**致病行为模式** 致病行为模式是导致某种特异性疾病发生的行为模式。通常比较多见的是A型行为模式和C型行为模式。A型行为模式是一种冠心病的易患行为模式。A型行为模式的特征是：脾气急躁，走路办事匆忙，有时间紧迫感，缺乏耐心，说话又快又急，声音响亮和爆破性讲话，争强好胜有时会独断专行。C型行为模式是一种容易引起癌症的行为模式。C型行为模式的特征是：情绪压抑的，特别隐忍，把怒火压抑在心里，不善于发泄自己的情绪；性格上过分克制自己，过分谦虚，处处依从，回避矛盾。研究发现，C型行为模式的人肿瘤发生率比非C型行为模式的人高3倍以上，并可促进癌细胞的转移，使癌症病情恶化。

（3）**不良疾病行为** 不良疾病行为发生在个体从疾病感知到痊愈的过程中，其表现形式有疑病、恐病、不及时就诊、讳疾忌医、不遵医嘱等。

（4）**违规行为** 违规行为是指违反法律法规、道德规范并危害健康的行为，如药物滥用、性乱等。

三、行为改变的知信行模式

20世纪60年代英国学者柯斯特提出知信行理论模式（knowledge，attitude/belief，practice，简称KAP）是用来解释个人如何通过知识和信念促使健康行为改变的最常用模式。该理论将人类行为的改变分为获取知识（knowledge）、产生信念（attitude）和形成行为（practice）三个连续过程。

知是知识和学习，信是信念和态度，行是行动。知信行理论模式的三个要素之间是存在因果关系的，知识和学习是行为改变的基础，信念和态度是行为改变的动力和关键，知识和信念引起的行为改变是最终目标。只有当人们获得了健康教育相关知识，并对知识进行积极的思考，有了正确的态度和信念，才有可能改变行为，主动形成有益于健康的行为。

以吸烟有害健康为例，健康教育者通过多种途径和方式将烟草的有害成分、吸烟的危害、戒烟的好处以及如何戒烟的知识传递给群众，群众对接收的信息积极思考，加强维护自身和他人的责任感，逐步形成吸烟有害健康、有必要戒烟的信念时，戒烟就可能成功。

四、纠正成瘾行为的健康教育与健康促进

世界卫生组织将成瘾定义为："由于对自然或人工合成的药物的重复使用所导致的一种周期性慢性的着迷状态，并引起无法控制想再度使用的欲望。同时会产生想要增加该药物用量的倾向、耐受性、戒断症状等现象，因而对药物所带来的效果产生心理与生理上的依赖。"

日常生活中常见的成瘾性行为有：吸烟、酗酒和游戏成瘾。成瘾性行为，也叫依赖性行

为,是依赖综合征的一种行为表现,是由于物质使用障碍所导致的,并且会对人类健康造成极大的危害。

(一) 吸烟行为的干预

1. 烟草的有害成分

烟草主要是通过口吸、咀嚼和鼻吸等方式使用,最常见的方式就是口吸,也就是主动吸烟。烟草燃烧时的烟雾中含有7000多种化合物,主要的有害物质是尼古丁、一氧化碳、烟焦油、放射性物质、氮氧化物、多环芳烃等。有69种已知的致癌物,会导致机体细胞癌变。下面介绍几种主要的有害成分。

(1) **尼古丁** 俗称烟碱,是一种生物碱。尼古丁是无色透明、味苦的油性液体,溶于水和酒精,在烟草中的含量为1%~3%,90%可通过口鼻、支气管黏膜和肺被人体吸收,迅速进入血液,可通过血-脑屏障7s直达大脑。尼古丁在人体内的生物半衰期大约为2h。

尼古丁对中枢神经系统的作用,低剂量时可使人兴奋,抗焦虑;高剂量时有抑制和麻痹作用。尼古丁会刺激交感神经,使人体释放肾上腺素,导致心率加快,血压升高,加重心脏负担,甚至引发冠心病。尼古丁有剧毒,一支香烟中提取出来的尼古丁可以毒死一只小白鼠,一盒香烟提取出来的尼古丁可以毒死一头牛,毒死一个人仅需尼古丁40~60mg。吸烟时不是所有尼古丁都会被吸收,25%会被燃烧,50%会扩散到空气当中,5%残留在烟头,20%会被人体吸收。所以吸烟会导致慢性危害。尼古丁具有成瘾性。吸烟者难以戒烟,多半是由于对尼古丁的成瘾依赖。尼古丁在人血液中的生物半衰期是30min,当体内的尼古丁水平降低,吸烟者会有烦躁不安、头痛恶心的感觉,希望通过吸烟解除这种感觉,继而形成烟瘾。

(2) **一氧化碳** 是一种无色无味的有毒气体,燃烧一支香烟会产生一氧化碳20~30mL。当一氧化碳被人体吸入,与血液中的血红蛋白结合会形成碳氧血红蛋白,因一氧化碳与血红蛋白的亲和力比氧气高250倍,使得血红蛋白失去了携氧能力,造成组织和器官缺氧。一氧化碳还可与尼古丁产生协同作用,使血液当中的胆固醇含量增加,促使动脉粥样硬化的发生。

(3) **烟焦油** 是一种棕黄色黏性物质,主要物质是多环芳烃,具有强烈的致癌作用,如苯并芘、二苯吡等,苯并芘被认为是最强有力的致癌物。焦油被认为是烟气中的最重要的有害物,99.4%的物质是有害的,0.2%是致癌的引发剂,0.4%是癌的协同剂。另外,还发现有些物质具有辅助致癌物质的特性,即促癌剂。所以香烟盒都会标出焦油含量(高、中、低)。

2. 吸烟的危害

吸烟有害健康是毋庸置疑的。据世界卫生组织统计,每年死于与吸烟有关的疾病人数高达600万。据研究表明,冠心病、心脑血管疾病、肺癌等多种危害健康的疾病都与吸烟有密切关系,吸烟者的死亡率比终生不吸烟者高2~3倍。吸烟者患冠心病的风险比不吸烟者高2~4倍,患肺癌的风险高13~40倍。吸烟的危害主要表现在以下几个方面。

(1) **致癌** 吸烟是引发肺癌的高危因素,与吸烟者每天吸烟量、持续吸烟时间、烟草中的尼古丁和焦油含量有直接关系。烟焦油中的致癌物和促癌物能直接刺激气管、支气管黏膜,使其分泌物增多、纤毛运动受抑制,造成气管支气管炎症;焦油被吸入肺后,使肺泡壁受损,失去弹性,形成肺气肿;焦油黏附在咽、喉、气管、支气管黏膜表面,积存过多,时间过久可诱发细胞异常增生,形成癌症。除肺癌以外,还容易引起口腔癌、喉癌、食管癌等。

(2) **心脑血管疾病** 烟草中的尼古丁和一氧化碳损害血管壁，使血管内皮出现裂隙，血液中的血小板、白细胞、血脂等进入血管内膜，使全身血管老化、变厚变硬、形成斑块，导致血管狭窄，出现栓塞，引发脑卒中、失明、心肌梗死、静脉血栓、动脉硬化等。

(3) **对生殖系统的影响** 烟草中的尼古丁可以降低性激素（睾酮）分泌、杀伤精子。吸烟能够影响男性的生育能力，长期大量吸烟可导致男性精液质量下降，精子活力降低，畸形率增加，精子DNA的损伤，对后代产生不利的影响。吸烟对女性的危害比男性更为严重，会引起月经紊乱、雌激素水平下降、不孕不育、异位妊娠、胎儿畸形、骨质疏松和更年期提前等。

(4) **二手烟的危害** 二手烟又称环境烟草烟雾，也叫被动吸烟，既包括主流烟雾，由吸烟者吐出；也包括侧流烟雾，从点燃的烟草制品冒出。

二手烟可以增加儿童及成人患多种疾病的风险。孕妇吸二手烟会给胎儿带来极大危害，容易发生前置胎盘和异位妊娠，会提高低体重新生儿出生率，甚至引起流产、早产、死产以及无脑儿、腭裂、唇裂等畸形儿。儿童青少年被动吸烟会影响器官生长发育，尤其是呼吸系统和大脑。成人长期被动吸烟也会导致肺癌、高血压、冠心病等疾病的发病率增加。

3. 吸烟行为的控制

(1) **我国控烟工作** 1991年6月，我国通过的《中华人民共和国烟草专卖法》，规定了禁止或者限制在公共交通工具和公共场所吸烟，劝阻青少年吸烟，禁止中小学生吸烟，并对烟草包装和烟草广告做了限制规定。1994年10月27日，《中华人民共和国广告法》对烟草广告发布做了限制性规定。我国于2003年11月10日签署了《烟草控制框架公约》，公约规定提高烟草价格和税收、禁止烟草广告、禁止或限制烟草商进行赞助活动、打击烟草走私、禁止向未成年人售卖香烟、在香烟盒上标明"吸烟危害健康"的警示、采取措施减少公共场所被动吸烟等。2009年1月，国家烟草专卖局、国家质量监督检验检疫总局发布了《中华人民共和国境内销售卷烟包装标识的规定》。2011年2月12日，国家广电总局办公厅发布《关于严格控制电影、电视剧中吸烟镜头的通知》。2012年12月，国务院履约工作部际协调领导小组各成员单位联合发布了《中国烟草控制规划（2012—2015）》。

(2) **吸烟行为干预**

① 没有戒烟意愿的吸烟者：对于没有戒烟意愿的吸烟者，通常使用"5R"法促使吸烟者产生戒烟的强烈愿望。"5R"是指：相关（relevance），使吸烟者知道戒烟与个人和家庭的相关性；风险（risks），向吸烟者介绍烟草的有害成分、吸烟对自身及他人健康、环境等方面的危害；益处（rewards），说明和强调戒烟的益处；障碍（roadblocks），告知吸烟者在戒烟过程中可能遇到的障碍、挫折及处理方法；重复（repetition），对没有戒烟意愿的吸烟者重复上述干预措施，告知戒烟失败者很多人是在多次戒烟尝试后才成功戒烟的。

② 有戒烟意愿的戒烟者：对于有戒烟意愿的吸烟者，通常使用快速干预和强化干预的措施。快速干预措施主要是用"5A"模式：询问（ask），了解患者的吸烟情况；建议（advise），用明确的语言建议吸烟者戒烟；评估（assess），明确吸烟者戒烟的意愿；辅导（assist），帮助吸烟者戒烟，可以向愿意戒烟者制订戒烟计划、提供戒烟方法和技巧、推荐戒烟药物；安排（arrange）：吸烟者开始戒烟后，应安排不少于6个月的长期随访。强化干预措施主要包括咨询、行为干预和药物治疗。据研究表明，戒烟干预的强度越大，戒烟效果越明显。

（二）酗酒行为的干预

1. 酗酒的危害

酒精是一种可以使人产生依赖的成瘾物质，酗酒是指过量的、无节制地饮酒。酗酒会导致急慢性酒精中毒、酒精性脂肪肝、严重时还会导致酒精性肝硬化。长期过量饮酒是导致心脑血管疾病的高危因素；也会导致一些意外事故的发生。

2. 酗酒的预防

利用多种传播方式宣传酗酒对自己、对家庭、对社会的危害，让人民群众了解相关知识；针对易感人群进行有针对性的健康教育活动，使他们自觉抵制滥用现象；如不能避免饮酒，尽量每天不超过两标准杯（每标准杯酒精含量10g）；怀孕、哺乳、服药、开车、机器操作期间坚决不能饮酒；针对有酒瘾者，帮助他们认清酒精的危害，树立戒酒的意愿和信心，通过多种途径，如替代药物治疗、心理治疗等戒除酒瘾。

（三）网络成瘾行为的干预

1. 网络成瘾的危害

世界卫生组织正式将游戏成瘾列为一种疾病。世界卫生组织对游戏成瘾的官方定义：一种持续或复发性的游戏行为（数字游戏或视频游戏），可能是在线或离线，体现在：游戏控制受损（对游戏失去控制力），比如对玩游戏的频率、强度、持续时间、终止时间、情境等缺乏自控力；对游戏的重视程度不断提高，以至于游戏优先于其他生活兴趣和日常活动；尽管有负面效果出现，但依旧持续游戏甚至加大游戏力度。这种行为模式的严重程度足以导致个人、家庭、社会、教育、职业或其他重要功能领域受到严重损害，并通常明显持续了至少12个月。

游戏成瘾的后果很严重，2015年一名中国台湾玩家连续3天玩游戏，后来被发现时已死亡，然而他并不是唯一一个在游戏中丧命的人。新闻报道经常会出现，由于在网吧游戏时间过长而导致猝死的案例。

2. 网络成瘾的预防

参与游戏的人应该警惕他们花在游戏活动上的时间，特别是当他们因此而无暇顾及其他日常活动时，并警惕游戏行为模式引发的身心健康和社交功能的任何变化。

我们可以利用以下几种方法对网络成瘾进行干预：

（1）防沉迷APP，限制上网时间。在手机（电脑）上安装防沉迷软件，限制上网时间。工作学习确实需要用网络时再上网。

（2）回归现实生活，增加社交活动。如和朋友逛街代替网购，父母带孩子出去玩等。

（3）多读纸质书。除了可以防止网络成瘾，对保护视力也有积极作用。

（4）制订明确的工作计划或学习目标，努力坚持达到目标。

（5）业余时间增加合理运动，锻炼身体可以强健体魄。

（6）开发新的兴趣爱好，如弹琴、画画、跳舞等，转移对网络的注意力。

五、健康素养基本知识与技能

健康素养是指个人获取和理解基本健康信息和服务，并运用这些信息和服务做出正确决策，以维护和促进自身健康的能力。健康素养是衡量健康教育的一项重要指标，而健康教育则是提高健康素养的一项主要方法。提高公民健康素养已经在世界各个国家引起高度重视，实现这一目标不仅需要政府来作出努力，同时更需要个人对健康负起责任，除了健康素养知识的学习以外，关键要知行合一，认真遵循，才可以终身受益，最终达到提高国民健康素养，提高全民族健康素质的目标。《中国公民健康素养——基本知识与技能》（2015 年版）列出了我国居民应该知晓和掌握的基本健康知识与技能，共有 66 条。

（一）基本知识和理念

（1）健康不仅仅是没有疾病或虚弱，而是身体、心理和社会适应的完好状态。

（2）每个人都有维护自身和他人健康的责任，健康的生活方式能够维护和促进自身健康。

（3）环境与健康息息相关，保护环境，促进健康。

（4）无偿献血，助人利己。

（5）每个人都应当关爱、帮助、不歧视病残人员。

（6）定期进行健康体检。

（7）成年人的正常血压为收缩压 $\geq$ 90mmHg 且 $<$ 140mmHg，舒张压 $\geq$ 60mmHg 且 $<$ 90mmHg；腋下体温 36～37℃；平静呼吸 16～20 次/分；心率 60～100 次/分。

（8）接种疫苗是预防一些传染病最有效、最经济的措施，儿童出生后应当按照免疫程序接种疫苗。

（9）在流感流行季节前接种流感疫苗可减少患流感的机会或减轻患流感后的症状。

（10）艾滋病、乙肝和丙肝通过血液、性接触和母婴三种途径传播，日常生活和工作接触不会传播。

（11）肺结核主要通过患者咳嗽、打喷嚏、大声说话等产生的飞沫传播；出现咳嗽、咳痰 2 周以上，或痰中带血，应当及时检查是否得了肺结核。

（12）坚持规范治疗，大部分肺结核患者能够治愈，并能有效预防耐药结核的产生。

（13）在血吸虫病流行区，应当尽量避免接触疫水；接触疫水后，应当及时进行检查或接受预防性治疗。

（14）家养犬、猫应当接种兽用狂犬病疫苗；人被犬、猫抓伤、咬伤后，应当立即冲洗伤口，并尽快注射抗狂犬病免疫球蛋白（或血清）和人用狂犬病疫苗。

（15）蚊子、苍蝇、老鼠、蟑螂等会传播疾病。

（16）发现病死禽畜要报告，不加工、不食用病死禽畜，不食用野生动物。

（17）关注血压变化，控制高血压危险因素，高血压患者要学会自我健康管理。

（18）关注血糖变化，控制糖尿病危险因素，糖尿病患者应当加强自我健康管理。

（19）积极参加癌症筛查，及早发现癌症和癌前病变。

（20）每个人都可能出现抑郁和焦虑情绪，正确认识抑郁症和焦虑症。

（21）关爱老年人，预防老年人跌倒，识别老年期痴呆。

（22）选择安全、高效的避孕措施，减少人工流产，关爱妇女生殖健康。

（23）保健食品不是药品，正确选用保健食品。

（24）劳动者要了解工作岗位和工作环境中存在的危害因素，遵守操作规程，注意个人防护，避免职业伤害。

（25）从事有毒有害工种的劳动者享有职业保护的权利。

（二）健康生活方式与行为

（26）健康生活方式主要包括合理膳食、适量运动、戒烟限酒、心理平衡四个方面。

（27）保持正常体重，避免超重与肥胖。

（28）膳食应当以谷类为主，多吃蔬菜、水果和薯类，注意荤素、粗细搭配。

（29）提倡每天食用奶类、豆类及其制品。

（30）膳食要清淡，要少油、少盐、少糖，食用合格碘盐。

（31）讲究饮水卫生，每天适量饮水。

（32）生、熟食品要分开存放和加工，生吃蔬菜水果要洗净，不吃变质、超过保质期的食品。

（33）成年人每天应进行 6000～10000 步当量的身体活动，动则有益，贵在坚持。

（34）吸烟和二手烟暴露会导致癌症、心血管疾病、呼吸系统疾病等多种疾病。

（35）"低焦油卷烟""中草药卷烟"不能降低吸烟带来的危害。

（36）任何年龄戒烟均可获益，戒烟越早越好，戒烟门诊可提供专业戒烟服务。

（37）少饮酒，不酗酒。

（38）遵医嘱使用镇静催眠药和镇痛药等成瘾性药物，预防药物依赖。

（39）拒绝毒品。

（40）劳逸结合，每天保证 7～8h 睡眠。

（41）重视和维护心理健康，遇到心理问题时应当主动寻求帮助。

（42）勤洗手、常洗澡、早晚刷牙、饭后漱口，不共用毛巾和洗漱用品。

（43）根据天气变化和空气质量，适时开窗通风，保持室内空气流通。

（44）不在公共场所吸烟、吐痰，咳嗽、打喷嚏时遮掩口鼻。

（45）农村使用卫生厕所，管理好人畜粪便。

（46）科学就医，及时就诊，遵医嘱治疗，理性对待诊疗结果。

（47）合理用药，能口服不肌注，能肌注不输液，在医生指导下使用抗生素。

（48）戴头盔、系安全带，不超速、不酒驾、不疲劳驾驶，减少道路交通伤害。

（49）加强看护和教育，避免儿童接近危险水域，预防溺水。

（50）冬季取暖注意通风，谨防煤气中毒。

（51）主动接受婚前和孕前保健，孕期应当至少接受 5 次产前检查并住院分娩。

（52）孩子出生后应当尽早开始母乳喂养，满 6 个月时合理添加辅食。

（53）通过亲子交流、玩耍促进儿童早期发展，发现心理行为发育问题要尽早干预。

（54）青少年处于身心发展的关键时期，要培养健康的行为生活方式，预防近视、超重与肥胖，避免网络成瘾和过早性行为。

（三）基本技能

（55）关注健康信息，能够获取、理解、甄别、应用健康信息。

（56）能看懂食品、药品、保健品的标签和说明书。

（57）会识别常见的危险标识，如高压、易燃、易爆、剧毒、放射性、生物安全等，远离危险物。

（58）会测量脉搏和腋下体温。

（59）会正确使用安全套，减少感染艾滋病、性病的危险，防止意外怀孕。

（60）妥善存放和正确使用农药等有毒物品，谨防儿童接触。

（61）寻求紧急医疗救助时拨打 120，寻求健康咨询服务时拨打 12320。

（62）发生创伤出血量较多时，应当立即止血、包扎；对怀疑骨折的伤员，不要轻易搬动。

(63) 遇到呼吸、心搏骤停的伤病员,会进行心肺复苏。
(64) 抢救触电者时,要首先切断电源,不要直接接触触电者。
(65) 发生火灾时,用湿毛巾捂住口鼻、低姿逃生;拨打火警电话119。
(66) 发生地震时,选择正确避震方式,震后立即开展自救互救。

第五节 健康教育服务规范

一、服务对象

辖区常住居民。

二、服务内容

(一) 健康教育内容

(1) 宣传普及《中国公民健康素养——基本知识与技能》(2015年版)。配合有关部门开展公民健康素养促进行动。

(2) 对青少年、妇女、老年人、残疾人、0~6岁儿童家长等人群进行健康教育。

(3) 开展合理膳食、控制体重、适当运动、心理平衡、改善睡眠、限盐、控烟、限酒、科学就医、合理用药、戒毒等健康生活方式和可干预危险因素的健康教育。

(4) 开展心脑血管疾病、呼吸系统疾病、内分泌系统疾病、肿瘤、精神疾病等重点慢性非传染性疾病和结核病、肝炎、艾滋病等重点传染性疾病的健康教育。

(5) 开展食品卫生、职业卫生、放射卫生、环境卫生、饮水卫生、学校卫生和计划生育等公共卫生问题的健康教育。

(6) 开展突发公共卫生事件应急处置、防灾减灾、家庭急救等健康教育。

(7) 宣传普及医疗卫生法律法规及相关政策。

(二) 服务形式及要求

1. 提供健康教育资料

(1) 发放印刷资料 印刷资料包括健康教育折页、健康教育处方和健康手册等。放置在乡镇卫生院、村卫生室、社区卫生服务中心(站)的候诊区、诊室、咨询台等处。每个机构每年提供不少于12种内容的印刷资料,并及时更新补充,保障使用。

(2) 播放音像资料 音像资料为视听传播资料,如VCD、DVD等各种影音视频资料。机构正常应诊的时间内,在乡镇卫生院、社区卫生服务中心门诊候诊区、观察室、健教室等场所或宣传活动现场播放。每个机构每年播放音像资料不少于6种。

2. 设置健康教育宣传栏

乡镇卫生院和社区卫生服务中心宣传栏不少于2个,村卫生室和社区卫生服务站宣传栏不少于1个,每个宣传栏的面积不少于$2m^2$。宣传栏一般设置在机构的户外、健康教育室、候诊室、输液室或收费大厅的明显位置,宣传栏中心位置距地面1.5~1.6m高。每个机构每两个月最少更换1次健康教育宣传栏内容。

3. 开展公众健康咨询活动

利用各种健康主题日或针对辖区重点健康问题，开展健康咨询活动并发放宣传资料。每个乡镇卫生院、社区卫生服务中心每年至少开展 9 次公众健康咨询活动。

4. 举办健康知识讲座

定期举办健康知识讲座，引导居民学习、掌握健康知识及必要的健康技能，促进辖区内居民的身心健康。每个乡镇卫生院和社区卫生服务中心每个月至少举办 1 次健康知识讲座，村卫生室和社区卫生服务站每两个月至少举办 1 次健康知识讲座。

5. 开展个体化健康教育

乡镇卫生院、村卫生室和社区卫生服务中心（站）的医务人员在提供门诊医疗、上门访视等医疗卫生服务时，要开展有针对性的个体化健康知识和健康技能的教育。

三、服务流程

健康教育服务流程见图 4-5。

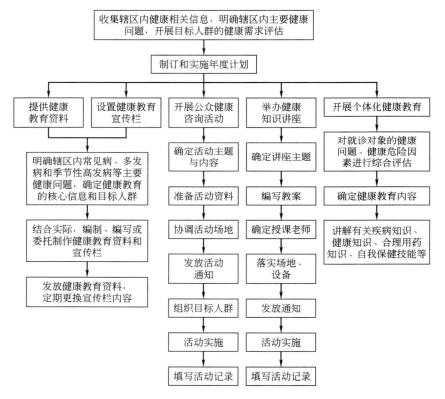

图 4-5 健康教育服务流程

四、服务要求

① 乡镇卫生院和社区卫生服务中心应配备专（兼）职人员开展健康教育工作，每年接受健康教育专业知识和技能培训不少于 8 学时。树立全员提供健康教育服务的观念，将健康教育与日常提供的医疗卫生服务结合起来。

② 具备开展健康教育的场地、设施、设备，并保证设施设备完好，正常使用。

③ 制订健康教育年度工作计划，保证其可操作性和可实施性。健康教育内容要通俗易懂，并确保其科学性、时效性。健康教育材料可委托专业机构统一设计、制作，有条件的地区，可利用互联网、手机短信等新媒体开展健康教育。

④ 有完整的健康教育活动记录和资料，包括文字、图片、影音文件等，并存档保存。每年做好年度健康教育工作的总结评价。

⑤ 加强与乡镇政府、街道办事处、村（居）委会、社会团体等辖区其他单位的沟通和协作，共同做好健康教育工作。

⑥ 充分发挥健康教育专业机构的作用，接受健康教育专业机构的技术指导和考核评估。

⑦ 充分利用基层卫生和计划生育工作网络和宣传阵地，开展健康教育工作，普及卫生计生政策和健康知识。

⑧ 运用中医理论知识，在饮食起居、情志调摄、食疗药膳、运动锻炼等方面，对居民开展养生保健知识宣教等中医健康教育，在健康教育印刷资料、音像资料的种类、数量、宣传栏更新次数以及讲座、咨询活动次数等方面，应有一定比例的中医药内容。

五、工作指标

① 发放健康教育印刷资料的种类和数量。
② 播放健康教育音像资料的种类、次数和时间。
③ 健康教育宣传栏设置和内容更新情况。
④ 举办健康教育讲座和健康教育咨询活动的次数和参加人数。

思考题

一、单项选择题

1. 下列属于健康的社会决定因素的是（   ）
   A. 遗传因素　　　　　　B. 生产生活环境
   C. 经济条件　　　　　　D. 卫生服务
   E. 行为生活方式
2. 健康促进的基本策略不包括（   ）
   A. 倡导　　B. 赋权　　C. 协调　　D. 社会动员　　E. 社区行动
3. 健康相关行为是指（   ）
   A. 与疾病有关的行为　　　　B. 与健康有关的行为
   C. 与健康和疾病有关的行为　D. 促进健康的行为
   E. 危害健康的行为
4. 觉得自己患有某种疾病，去医院看病是属于（   ）
   A. 预警行为　　　　　　B. 求医行为
   C. 遵医行为　　　　　　D. 患者角色行为
   E. 保健行为
5. 下列不属于门诊教育的是（   ）
   A. 随诊教育　　B. 候诊教育　　C. 咨询教育　　D. 随访教育　　E. 以上都不对
6. 不属于职业人群一般健康教育内容的是（   ）
   A. 合理营养　　B. 饮食卫生　　C. 戒烟限酒　　D. 心理教育　　E. 积极治疗
7. 我国签署《烟草控制框架公约》的日期是（   ）

A. 2003年11月10日　　　　B. 2005年8月28日
C. 2006年1月9日　　　　　D. 2006年5月31日
E. 2007年1月10日

8. 乡镇卫生院和社区卫生服务中心每几个月最少更换1次健康教育宣传栏内容（　　）
A. 半个月　　B. 1个月　　C. 2个月　　D. 3个月　　E. 6个月

9. 乡镇卫生院、社区卫生服务中心每年至少开展几次公众健康咨询活动（　　）
A. 6次　　　B. 8次　　　C. 9次　　　D. 12次　　　E. 16次

10. 乡镇卫生院、社区卫生服务中心门诊候诊区、观察室、健教室等场所或宣传活动现场每年播放音像资料不少于几种（　　）
A. 4种　　　B. 6种　　　C. 9种　　　D. 12种　　　E. 16种

二、简答题

1. 健康促进的五大活动领域是什么？
2. 什么是拉斯韦尔五因素传播模式？
3. 老年人健康教育的内容是什么？
4. 简述卫生宣教、健康教育和健康促进三者的关系。

（宫洁丽）

第五章 预防接种服务

【学习目标】

1. 掌握　预防接种的分类和疫苗的分类，国家免疫规划疫苗儿童免疫程序，预防接种服务规范。
2. 熟悉　预防接种的概念和意义，冷链系统。
3. 了解　特殊人群预防接种管理。
4. 建立民族自豪感和制度自信心；培养学生认真、仔细、关心儿童的职业精神。

【案例导入】

案例回放：

明明，2月3日。"发热1天"就诊。患儿因1天前口服接种脊髓灰质炎疫苗后出现发热，最高38.0℃，烦躁，吃奶少，大小便正常。无寒战、无鼻塞流涕、无咳嗽，无呕吐腹泻。既往体健，出生时无异常，无药物及食物过敏史。心肺及其他体格检查无异常。

思考问题：

1. 患儿发热最可能的原因是什么？应该怎样处理？
2. 脊髓灰质炎减毒活疫苗的接种时间和方法是怎样的？
3. 脊髓灰质炎疫苗有哪些禁忌证？

第一节　预防接种概述

一、预防接种的概念

预防接种是用人工制备的抗原或抗体，通过适当的途径，有针对性地接种到机体，使个体或群体产生对某种传染病的主动免疫或被动免疫。抗原是指疫苗类制剂，如乙肝疫苗、卡介苗和麻疹疫苗等；抗体是指免疫血清制剂，如乙肝免疫球蛋白、破伤风抗毒素和狂犬病血清等。广义的预防接种不仅包括儿童的计划免疫，还包括成人的常规接种和应急接种，以及免疫血清类制品的临床治疗和免疫预防等。本章主要阐述针对儿童的预防接种。

我国1978年开始在全国推行计划免疫。1982年原卫生部颁布《全国计划免疫工作条例》，制定儿童基础免疫程序。1986年制定新的儿童基础免疫程序，确定4月25日为全国儿童预防接种日。2004年新修订的《中华人民共和国传染病防治法》规定"对儿童实行预防接种证制度"，儿童注射疫苗需持正式登记本。为贯彻《疫苗流通和预防接种管理条例》，2006年9月执行入托/入学需接受儿童预防接种证检查的措施，提高强制计划免疫接种率，且可发现漏种疫苗，有效降低学校传染病的发生率。同时，原卫生部组织编写《预防接种工作规范》，对疫苗使用管理、冷链系统管理、预防接种服务、预防接种异常反应与事故的报告与处理等有详细规定，同时涉及接种率和免疫水平监测、与国家免疫规划疫苗有关的传染病监测与控制；设立预防接种门诊参考标准，规范预防接种技术操作要点与常见疑似预防接种异常反应的诊治原则。2008年原卫生部颁布《扩大国家免疫规划实施方案》，将甲型肝炎、流行性脑膜炎等15种传染病疫苗纳入国家免疫规划。

主动免疫和被动免疫是免疫预防的两种方式。主动免疫又称自动免疫，是给易感者接种特异抗原，以刺激机体产生抗体而产生免疫反应。主动免疫对机体产生的免疫效果须经数天或更长时间才出现，但对随后的感染有高度的预防能力，能长久甚至终生保持。主动免疫按照获得方式的不同，可分为天然主动免疫和人工主动免疫。天然主动免疫主要是指机体自然感染疾病后获得的免疫能力，如小儿罹患麻疹后，获得对麻疹病毒的免疫力，可终身不再患麻疹。天然主动免疫的免疫时间长，免疫效果好。人工主动免疫是指在不让机体发生疾病及潜在并发症的前提下，通过疫苗的接种，使机体获得类似于自然患病所获得的免疫记忆。如对健康儿童接种麻疹疫苗，使机体产生抗麻疹的抗体，从而获得对麻疹疾病的预防。与天然主动免疫相比，人工主动免疫因受疫苗剂型、剂量、接种途径及机体年龄、健康状况等多方面因素影响，免疫效果稳定性相对较差。被动免疫是直接给易感者相应的抗体、致敏淋巴细胞或其产物所获得的特异性免疫能力。其特点是效应快，不需经过潜伏期，一经输入，立即可获得免疫力，但维持时间短。被动免疫也可分为天然被动免疫和人工被动免疫。天然被动免疫是指机体天然情况下被动获得的免疫力，主要指妊娠后期母亲抗体通过胎盘传递给胎儿，使足月婴儿具有与母亲相同的抗体。如母体内的抗体IgG可经胎盘传给胎儿，使胎儿获得一定的免疫力，并可在生后6月龄以内保护婴儿减少发生某些感染性疾病的机会。人工被动免疫是用人工方法给机体直接输入免疫物质（如抗毒素、丙种球蛋白、抗菌血清、抗病毒血清）而获得免疫力。这种免疫力效应快，但维持时间短。一般用于暂时的治疗，或在特殊情况下用于紧急预防。

二、预防接种的意义

预防接种是世界公认的最有效、最经济的公共健康预防措施，是有效预防控制传染病的重要手段。疫苗的发明和预防接种是人类最伟大的公共卫生成就。疫苗接种的普及，避免了无数儿童残疾和死亡。我国通过接种疫苗，实施国家免疫规划，降低了某些疾病的发病率和死亡率。自从疫苗问世以来，一些重大传染病如天花已基本绝灭，脊髓灰质炎已无新的传播，白喉已无病例报告，麻疹、乙型肝炎、破伤风、百日咳、结核等疾病也大大减少。通过口服小儿麻痹脊髓灰质炎"糖丸"，自1995年后，我国即阻断了本土脊髓灰质炎病毒的传播，使成千上万儿童避免了肢体残疾；普及儿童计划免疫前，白喉每年可导致数以十万计儿童发病，2006年后，我国已无白喉病例报告；通过普及新生儿乙肝疫苗，我国5岁以下儿童乙肝病毒携带率已从1992年的9.7%降至2014年的0.3%，感染乙肝病毒的儿童减少了近3000万人；通过普种麻疹疫苗，我国麻疹年发病人数从20世纪中期的900多万降至2017年的不到6000例；20世纪60年代，我国流行性脑脊髓膜炎发病最高年份曾高达304万例，近20万死亡病例，普及流行性脑脊髓膜炎疫苗后，发病人数2018年仅104例；流行性乙型脑炎发病最高年份报告近 20 万例，死亡近 3 万例，2018 年发病人数降至 1800 例。国家免疫规划的实施有效地保护了广大儿童的健康和生命安全。

三、预防接种的分类

（一）常规接种

常规接种是指接种单位按照国家免疫规划疫苗儿童免疫程序、疫苗使用指导原则、疫苗使用说明书，在相对固定的接种服务周期时间内，为接种对象提供的预防接种服务。

（二）临时接种

在出现自然灾害、传染病流行等情况时，按应急接种、补充免疫或群体性预防接种方案，在适宜的地点和时间，设立临时预防接种点，对目标人群开展的预防接种服务。

（三）群体性预防接种

群体性预防接种是指在特定范围和时间内，针对可能受某种传染病威胁的特定人群，有组织地集中实施的预防接种活动。补充免疫（原称为"强化免疫"）是一种较常采用的群体性预防接种形式。

（四）应急接种

应急接种是指在传染病疫情开始或有流行趋势时，为控制传染病疫情蔓延，对目标人群开展的预防接种活动。

四、疫苗的分类

（一）按疫苗的性质分类

疫苗按其性质分可为减毒活疫苗、灭活疫苗、多糖疫苗、基因工程疫苗和亚单位疫苗等。

1. 减毒活疫苗

减毒活疫苗是通过改进"野"病毒或细菌而制备，将病原微生物在人工培育的条件下，促使产生定向变异，使其最大限度地丧失致病性，但仍保留一定的剩余毒力、免疫原性及繁殖能力，所得到的疫苗株微生物保留了复制（生长）和引起免疫的能力，但通常不致病。减毒活疫苗一般只需接种一次，且用量较小，免疫效果巩固，维持时间长。但减毒活疫苗须在低温条件下保存及运输，有效期相对较短，存在毒力返祖的风险。

常用的减毒活疫苗包括皮内注射用卡介苗（简称卡介苗，BCG）、口服脊髓灰质炎减毒活疫苗（简称脊灰疫苗，OPV）、麻疹腮腺炎风疹联合减毒活疫苗（简称麻腮风疫苗，MMR）、甲型肝炎减毒活疫苗（简称甲肝减毒活疫苗，HepA-L）、乙型脑炎减毒活疫苗（简称乙脑减毒活疫苗，JE-L）、水痘减毒活疫苗等。

2. 灭活疫苗

灭活疫苗是细菌、病毒或立克次体的培养物，经化学或物理方法灭活，使之完全丧失对原来靶器官的致病力，而仍保存相应抗原的免疫原性。灭活疫苗既可由整个病毒或细菌组成，也可由它们的裂解片断组成。灭活疫苗免疫效果相对较差，维持时间短，但较稳定，易于保存。

目前常用的灭活疫苗有吸附百日咳白喉破伤风联合疫苗（简称百白破疫苗，DPT）及吸附白喉破伤风联合疫苗（简称白破疫苗，DT）、流行性感冒裂解疫苗、甲型肝炎灭活疫苗、狂犬病疫苗等。

3. 多糖疫苗

多糖疫苗是唯一由构成某些细菌表膜的长链糖分子组成的灭活亚单位疫苗。纯化多糖疫苗引起的免疫反应是典型的非 T 细胞依赖型免疫反应，也就是这些疫苗能够在没有辅助 T 细胞的帮助下刺激 B 细胞。2 岁以下儿童对多糖疫苗不一定都产生免疫，可能是由于免疫系统未发育成熟。

多糖疫苗主要有 A 群脑膜炎球菌多糖疫苗（简称 A 群流脑多糖疫苗，MPSV-A）和 A 群 C 群脑膜炎球菌多糖疫苗（简称 A 群 C 群流脑多糖疫苗，MPSV-AC）、肺炎双球菌多糖疫苗（简称肺炎疫苗）、伤寒 Vi 多糖疫苗、B 型嗜血流感杆菌疫苗等。

4. 基因工程疫苗

疫苗抗原也可以用细胞与分子生物学工程技术研制，通过基因工程生产，这些制品有时被称作重组疫苗。主要有重组抗原疫苗、重组载体疫苗、DNA 疫苗、转基因植物疫苗等。重组酵母乙肝疫苗就是利用基因工程技术将乙肝病毒表面抗原基因克隆进入酵母菌中，经纯化加佐剂吸附后制成。

5. 亚单位疫苗

亚单位疫苗是去除病原体中与激发保护性免疫无关的甚至有害的成分，保留有效免疫原成分的疫苗。例如，从乙肝病毒表面抗原阳性者血浆中提取表面抗原制成的乙肝疫苗；通过选择合适的裂解剂和裂解条件，将流感病毒膜蛋白 HA 和 NA 裂解下来，制成的流感病毒亚单位佐剂疫苗。亚单位疫苗不良反应减少而保护效果相对较好。

（二）按疫苗的应用分类

国务院颁布的《疫苗流通和预防接种管理条例》将疫苗分为第一类疫苗和第二类疫苗。

1. 第一类疫苗

第一类疫苗又称"计划免疫类疫苗"，主要预防传染性强、危害严重的 15 种疾病。第一类疫苗由政府免费向公民提供，公民应当依照政府的规定受种的疫苗，包括国家免疫规划疫苗，省级人民政府在执行国家免疫规划时增加的疫苗，县级及以上人民政府或者其卫生计生行政部门组织开展的应急接种或群体性预防接种所使用的疫苗。

（1）乙肝疫苗（HepB） 我国采用的乙肝疫苗多为基因工程疫苗，有儿童和成人两种剂型。①接种时间和方法：新生儿应在 24h 内接种乙型肝炎疫苗，并于生后 1 月龄、6 月龄各接种 1 剂，共 3 针；乙肝疫苗接种部位为上臂外侧三角肌或大腿前外侧中部肌肉，肌内注射。母亲 HBsAg 阳性的婴儿，生后 12~24h 内接种乙肝免疫球蛋白，同时在不同部位接种第一剂乙肝疫苗；或在生后 12h 内先接种乙肝免疫球蛋白，1 个月后再注射第二剂免疫球蛋白，并同时在不同部位接种第一剂乙肝疫苗。②接种禁忌证：患有乙肝病毒携带者、发热、急性或慢性严重疾病，对该疫苗所含任何成分过敏者禁用。③接种反应：乙肝疫苗很少引起不良反应，个别儿童反应轻微，一般 1~2 天消失。

（2）卡介苗（BCG） 属减毒活疫苗，是用人工减毒的牛型结核分枝杆菌制成的活疫苗。①接种时间和方法：新生儿细胞免疫发育成熟，可接种卡介苗，且反应好。结核病流行和高发的地区应在出生后尽早接种卡介苗，最好在生后 24h 之内接种。卡介苗接种部位为上臂外侧三角肌中部略下处，皮内注射，接种剂量0.1mL，严禁皮下或肌内注射。②接种禁忌证：患有结核病、急性传染病、肾炎、心脏病等急性疾病、严重慢性疾病、慢性疾病急性发作或发热者；对该疫苗所含任何成分过敏者；免疫缺陷、免疫功能低下或正在接受免疫抑制剂的治疗者；患严重湿疹或其他皮肤病患者以及妊娠期妇女。③接种反应：卡介苗接种后，2周左右可出现局部红肿，6～8周显现结核菌素试验阳性，8～12周结痂。接种后偶见局部淋巴结炎症、类狼疮反应、瘢痕形成等不良反应发生。

（3）脊髓灰质炎疫苗 有口服脊髓灰质炎减毒活疫苗（OPV）和脊髓灰质炎灭活疫苗两种疫苗（IPV）。①接种时间和方法：正常儿童2月龄后即可接种，3月龄、4月龄再各口服1剂，口服剂量为糖丸剂型每次1粒，液体剂型每次2滴，约0.1mL，4岁时强化免疫。糖丸剂型，因其遇热失效，应用凉开水送服，口服疫苗后半小时内不要吸吮母乳。脊髓灰质炎灭活疫苗接种部位为上臂外侧三角肌或大腿前外侧中部肌肉，肌内注射，接种剂量为0.5mL。②接种禁忌证：急性疾病、严重慢性疾病、慢性疾病急性发作或发热者；对疫苗的任何一种成分包括辅料以及抗生素过敏者；免疫缺陷、免疫功能低下或正在接受免疫抑制剂的治疗者；妊娠期妇女；腹泻者。③接种反应：脊髓灰质炎疫苗接种后，极少数婴儿可出现低热、恶心、呕吐、腹泻、皮疹，但能自愈。④2016年5月1日之前使用三价OPV（tOPV），2016年5月1日开始使用二价OPV（bOPV），该日期之后，不得使用tOPV。以下人群建议按照说明书全程使用IPV：原发性免疫缺陷、胸腺疾病、有症状的HIV感染或CD4 T细胞计数低、正在接受化疗的恶性肿瘤、近期接受造血干细胞移植、正在使用具有免疫抑制或免疫调节作用的药物（例如大剂量全身皮质类固醇激素、烷化剂、抗代谢药物、TNF-α抑制剂、IL-1阻滞剂或其他免疫细胞靶向单克隆抗体治疗）、目前或近期曾接受免疫细胞靶向放射治疗。

（4）百白破三联疫苗 有全细胞百白破疫苗（wDTP）和无细胞百白破疫苗（DTaP）两种。全细胞百白破疫苗接种不良反应较多，多用无细胞百白破疫苗。无细胞百白破疫苗由无细胞百日咳疫苗（属灭活疫苗）、精制白喉类毒素和精制破伤风类毒素按比例配制。下面主要介绍无细胞百白破疫苗的接种情况：①接种时间和方法：正常儿童3月龄后即可接种。3月龄接种第1剂，4月龄、5月龄再各接种1剂，18月龄至2岁进行强化免疫；接种部位为上臂外侧三角肌或大腿前外侧中部肌肉，肌内注射，接种剂量为0.5mL。②接种禁忌证：急性疾病、严重慢性疾病、慢性疾病急性发作或发热者；对疫苗的任何一种成分过敏者或接种百白破疫苗后发生神经系统反应者；患脑病、未控制的癫痫和其他进行性的神经系统疾病患儿。③接种反应：百白破疫苗接种后，局部可出现红肿、疼痛，伴或不伴有全身不适、低热、倦怠等，偶见过敏性皮疹、血管性水肿。

（5）麻疹疫苗 属减毒活疫苗，是用麻疹病毒减毒株接种鸡胚细胞经培养收获病毒液后冻干制成。麻风疫苗（MR），即麻疹风疹减毒活疫苗，是用麻疹病毒减毒株和风疹病毒减毒株冻干制成。①接种时间和方法：正常儿童8月龄后即可接种，8月龄后接种1剂；接种部位为上臂外侧三角肌下缘，皮下注射，接种剂量为0.5mL。当针对麻疹疫情开展应急接种时，可根据疫情流行病学特征考虑对疫情波及范围内的6～7月龄儿童接种1剂麻疹疫苗，但不计入常规免疫剂次。②接种禁忌证：急性疾病、严重慢性疾病、慢性疾病急性发作或发热者；对疫苗的任何一种成分包括辅料以及抗生素过敏者；免疫缺陷、免疫功能低下或正在接受免疫抑制剂的治疗者；患脑病、未控制的癫痫和其他进行性的神经系统疾病患儿。注射免疫球蛋白者应至少间隔3个月接种本疫苗，接种麻疹疫苗后2周内避免使用免疫球蛋白，以免影响免疫效果。③接种反应：麻疹疫苗接种后，局部一般无反应，少数儿童可在5～12天出现发热（≥38.3℃）及卡他症状，可伴有皮疹，或伴有耳后及枕后淋巴结肿大，2～3

天可自行恢复，必要时对症处理。

（6）流脑疫苗 脑膜炎球菌多糖疫苗，简称流脑疫苗。包括A群流脑多糖疫苗（MPSV-A）和A群C群流脑多糖疫苗（MPSV-AC），均属多糖疫苗，由菌体去除有害成分而成。①接种时间和方法：A群流脑多糖疫苗适用于6～18月龄的儿童，6月龄可接种第1剂，3个月后接种第2剂；A群C群流脑多糖疫苗适用于2岁以上的儿童和成年人。3岁接种第1剂后，可提供3年以上的保护，6岁可接种第2剂。接种部位均为上臂外侧三角肌下缘，皮下注射，接种剂量为0.5mL。②接种禁忌证：急性疾病、严重慢性疾病、慢性疾病急性发作或发热者；对疫苗的任何一种成分过敏者；患脑病、未控制的癫痫和其他进行性的神经系统疾病患儿。③接种反应：流脑疫苗接种后，一般无严重的局部反应和全身反应。个别儿童局部出现红晕、轻微疼痛；偶有过敏反应。一般自行恢复，必要时对症处理。

（7）乙脑疫苗 有乙脑减毒活疫苗（JE-L）和乙脑灭活疫苗（JE-I）两种剂型。灭活疫苗由流行性乙型脑炎病毒灭活后制成，减毒活疫苗由乙脑病毒减毒株接种原代地鼠肾细胞制成。①接种时间和方法：适用于8月龄以上健康儿童和成人。乙脑减毒活疫苗接种2剂，8月龄接种第1剂，2岁接种第2剂。乙脑灭活疫苗接种4剂，8月龄接种第1剂，7～10天后接种第2剂，2岁接种第3剂，6岁接种第4剂。接种部位均为上臂外侧三角肌下缘，皮下注射，接种剂量为0.5mL。②接种禁忌证：急性疾病、严重慢性疾病、慢性疾病急性发作或发热者；对疫苗的任何一种成分包括辅料以及抗生素过敏者；免疫缺陷、免疫功能低下或正在接受免疫抑制剂的治疗者；妊娠期妇女。③接种反应：疫苗接种后，一般无不良反应。少数人局部红肿、疼痛，偶见低热和过敏性皮疹。

（8）甲型肝炎疫苗 有甲肝减毒活疫苗（HepA-L）和甲肝灭活疫苗（HepA-I）两种剂型，分别由甲肝病毒减毒株和灭活甲肝病毒株制备而成。甲肝减毒活疫苗又可根据保存时间和要求条件分为普通减毒活疫苗和冻干减毒活疫苗。①接种时间和方法：18月龄以上儿童可接种甲肝疫苗。甲肝减毒活疫苗18月龄接种1剂，接种部位为上臂外侧三角肌下缘，皮下注射，接种剂量为0.5mL或1.0mL，按照疫苗说明书使用；甲肝灭活疫苗18月龄接种第1剂，24～30月龄接种第2剂，两剂间隔需至少6个月，接种部位为上臂外侧三角肌或大腿前外侧中部肌肉，肌内注射，接种剂量为0.5mL。②接种禁忌证：急性疾病、严重慢性疾病、慢性疾病急性发作或发热者；对疫苗的任何一种成分包括辅料以及抗生素过敏者；免疫缺陷、免疫功能低下或正在接受免疫抑制剂的治疗者；妊娠期妇女。③接种反应：接种疫苗后，大多数儿童没有不良反应。少数儿童可能会出现局部红肿、疼痛、头痛、倦怠、发热、恶心和食欲下降少见，偶见皮疹。一般可自行缓解，不需特殊处理，必要时可对症处理。

（9）重点人群接种疫苗 包括在重点地区对重点人群预防接种的流行性出血热灭活疫苗、炭疽疫苗（采用皮上划痕接种）和钩端螺旋体疫苗。

2. 第二类疫苗

为"计划免疫外疫苗"，主要包括流感疫苗、水痘减毒活疫苗、B型流感嗜血杆菌结合疫苗、肺炎疫苗、轮状病毒疫苗、狂犬疫苗等。第二类疫苗由公民自费并且自愿受种，不受政府免疫规划规定的限制。第二类疫苗预防的疾病一般具有流行地域性（窄）或疾病危害性较低的特点。少数疫苗价格较贵、产量有限，尚不能免费接种也属第二类疫苗。第二类疫苗还包括部分效果不确定、未普遍接种的疫苗。

（1）水痘疫苗 可预防水痘和水痘带状疱疹病毒所致并发症。水痘疫苗（VAR）用水痘-带状疱疹减毒活病毒制备。≥1岁开始接种，无水痘史的成人和青少年均可接种。

（2）轮状病毒疫苗 口服轮状病毒疫苗后可刺激机体产生对A群轮状病毒的免疫力，

用于预防婴幼儿轮状病毒引起的腹泻。主要为2月龄至3岁婴幼儿,每年1剂次。

(3) **流感疫苗** 有三价灭活疫苗、减毒活流感疫苗。三价灭活疫苗包括2个甲型流感病毒和1个乙型流感病毒,有全病毒灭活疫苗、裂解疫苗和亚单位疫苗3型。流感流行高峰前1~2个月接种流感疫苗,可更有效发挥疫苗的保护作用。流感疫苗接种后2周内可产生抗体,持续1年。

(4) **狂犬疫苗** 用于预防狂犬病。狂犬病是致命性疾病,被有狂犬病毒感染的动物咬伤后无任何预防禁忌证。

(5) **人乳头状瘤病毒(HPV)疫苗** 用于预防人乳头状瘤病毒感染的宫颈癌。目前主要有二价疫苗、四价疫苗和九价疫苗3种,9岁后可开始选择适应疫苗接种。

五、冷链系统

为了保障疫苗质量,疫苗从生产企业到接种单位,均应在规定的温度条件下储存、运输和使用。在保证规定温度条件的冷链设施设备的基础上加入管理因素(即人员、管理措施和保障)的工作体系即是冷链系统。

1. 冷链设施设备

冷链设施设备包括冷藏车、疫苗运输车、冷库、冰箱、冷藏箱、冷藏包、冰排、冷链温度监测设备和安置设备的房屋等。冰箱补充、更新应首选医用冰箱。

各级疾控机构、乡(镇)卫生院、社区卫生服务中心和接种单位有其相应的冷链设施设备,省级疾控机构具有冷藏车、冷库(普通冷库、低温冷库)及其温度监测设备。市、县级疾控机构具有冷库(普通冷库、低温冷库)或冰箱(普通冰箱、冰衬冰箱、低温冰箱)、冷藏车或疫苗运输车和温度监测设备。乡(镇)卫生院、社区卫生服务中心和接种单位具有冰箱、冷藏箱或冷藏包、冰排和温度监测设备。

2. 冷链系统管理的基本要求

冷链设备应按计划购置和下发,建立健全领发手续,做到专物专用,不得存放其他物品。冷链设备要有专门房屋安置,正确使用,定期保养,保证设备的良好状态。应建立健全冷链管理制度,各级疾控机构、乡(镇)卫生院、社区卫生服务中心和接种单位应有专人对冷链设备进行管理与维护。及时填写冷链设备档案表,并在规定时间内通过中国免疫规划信息管理系统进行网络报告。记录储存疫苗的冷链设备的温度,并保存2年备查。定期检查、维护和更新冷链设施、设备,确保符合规定要求。冷链设备的报废,严格按照国有资产管理规定执行。

3. 冷链温度监测

疾控机构和接种单位应按有关规定,在疫苗储存、运输的全过程中按要求定时监测、记录温度,保证疫苗质量。

(1) **疫苗储存温度监测** 普通冷库、低温冷库采用自动温度记录仪对进行温度监测。每天上午和下午各测温,至少查阅1次温度监测记录(间隔不少于6h),填写冷链设备温度记录表。发现异常温度记录要及时评估,根据评估结果采取相应措施。冰箱(包括普通冰箱或冰衬冰箱、低温冰箱)采用温度计进行温度监测。每天上午和下午各测温1次(间隔不少于6h),并填写冷链设备温度记录表,每次应测量冰箱内存放疫苗的各室温度,冰箱温度应控制在规定范围,冷藏室为2~8℃,冷冻室低于-15℃。

(2) **疫苗运输温度监测** 冷链设备温度超出疫苗储存要求时,应及时将可以使用的疫苗转移到其他设备中,不能使用的疫苗按照有关规定进行处置。当冷链设备状况异常时,应及时报告、维修、更换，并做好设备维修记录。疾控机构对疫苗运输过程进行温度监测并记录。记录内容包括疫苗名称、生产企业、供货（发送）单位、数量、批号及有效期、启运和到达时间、启运和到达时的疫苗储存温度和环境温度、运输工具名称和接送疫苗人员签名，并填写相应记录表。

第二节　国家免疫规划疫苗儿童免疫程序

一、起始免疫年龄要求

免疫程序表所列各疫苗剂次的接种时间，是指可以接种该剂次疫苗的最小接种年（月）龄。该年（月）龄的确定主要取决于三个方面，一是婴儿免疫系统发育情况，即疫苗接种后，能产生理想免疫反应的最佳年（月）龄；二是疾病暴露情况，婴儿容易暴露在某种疾病中，且该疾病对婴儿的伤害较大的最小年（月）龄，如新生儿出生即容易感染结核，且新生儿出生时细胞免疫发育较成熟，因此我国免疫规划程序确定出生即可接种卡介苗；三是婴儿天然被动免疫的影响，即婴儿出生后，母亲胎盘传给胎儿的抗体消失的年（月）龄，如麻疹疫苗，我国免疫规划程序确定的最小接种年龄是 8 月龄，这是因为母亲可以通过胎盘将麻疹抗体传给胎儿，但该抗体开始消失的年龄在婴儿出生后 8 个月，因此规定婴儿 8 月龄时开始接种麻疹疫苗。

二、免疫规划程序

免疫规划程序主要是依据疫苗本身的生物学特性和免疫效果、传染性疾病流行病学的特征、机体的免疫应答反应能力以及具体实施的条件等因素而制定。科学的免疫规划程序不但能在节省疫苗、减少浪费的基础上充分发挥疫苗的免疫效果，而且还可以降低预防接种异常反应发生的风险。免疫程序包括儿童基础免疫程序、成人和特殊职业人群、特殊地区需要接种疫苗的免疫程序两种。

在全球各国家、各地区的免疫程序略有不同。在我国儿童现行的免疫规划程序中规定，儿童在 1 岁内完成卡介苗、脊髓灰质炎三价混合疫苗、百（日咳）白（喉）破（伤风）类毒素混合制剂、麻疹减毒活疫苗或麻风减毒活疫苗和乙肝疫苗接种的基础免疫。我国国家免疫规划疫苗儿童免疫程序表（2021 年版），见表 5-1。

（一）常规使用原则

儿童年（月）龄达到相应疫苗的起始接种年（月）龄时，应尽早接种，建议在下述推荐的年龄之前完成国家免疫规划疫苗相应剂次的接种：

(1) 乙肝疫苗第 1 剂　出生后 24h 内完成。
(2) 卡介苗　＜3 月龄完成。
(3) 乙肝疫苗第 3 剂、脊灰疫苗第 3 剂、百白破疫苗第 3 剂、麻腮风疫苗第 1 剂、乙脑减毒活疫苗第 1 剂或乙脑灭活疫苗第 2 剂　＜12 月龄完成。
(4) A 群流脑多糖疫苗第 2 剂　＜18 月龄完成。
(5) 麻腮风疫苗第 2 剂、甲肝减毒活疫苗或甲肝灭活疫苗第 1 剂、百白破疫苗第 4 剂　＜24 月龄完成。

表 5-1 国家免疫规划疫苗儿童免疫程序表（2021年版）

可预防疾病	疫苗种类	接种途径	剂量	英文缩写	出生时	1月	2月	3月	4月	5月	6月	8月	9月	18月	2岁	3岁	4岁	5岁	6岁
乙型病毒性肝炎	乙肝疫苗	肌内注射	10μg 或 20μg	HepB	1	2					3								
结核病①	卡介苗	皮内注射	0.1mL	BCG	1														
脊髓灰质炎	脊灰灭活疫苗	肌内注射	0.5mL	IPV			1	2											
	脊灰减毒活疫苗	口服	1粒或2滴	bOPV					3									4	
百日咳、白喉、破伤风	百白破疫苗	肌内注射	0.5mL	DTaP				1	2	3				4					
	白破疫苗	肌内注射	0.5mL	DT															5
麻疹、风疹、流行性腮腺炎	麻腮风疫苗	皮下注射	0.5mL	MMR								1		2					
流行性乙型脑炎②	乙脑减毒活疫苗	皮下注射	0.5mL	JE-L								1			2			4	
	乙脑灭活疫苗	肌内注射	0.5mL	JE-I								1,2			3			4	
流行性脑脊髓膜炎	A群流脑多糖疫苗	皮下注射	0.5mL	MPSV-A							1		2						
	A群C群流脑多糖疫苗	皮下注射	0.5mL	MPSV-AC												3		4	
甲型病毒性肝炎③	甲肝减毒活疫苗	皮下注射	0.5mL 或 1.0mL	HepA-L										1					
	甲肝灭活疫苗	肌内注射	0.5mL	HepA-I										1	2				

① 主要指结核性脑膜炎、粟粒性肺结核等。
② 选择乙脑减毒活疫苗接种时，采用两剂次接种程序。选择乙脑灭活疫苗接种时，采用四剂次接种程序；乙脑灭活疫苗第1、2剂间隔7~10天。
③ 选择甲肝减毒活疫苗接种时，采用一剂次接种程序。选择甲肝灭活疫苗接种时，采用两剂次接种程序。

（6）乙脑减毒活疫苗第 2 剂或乙脑灭活疫苗第 3 剂、甲肝灭活疫苗第 2 剂　＜3 周岁完成。

（7）A 群 C 群流脑多糖疫苗第 1 剂　＜4 周岁完成。

（8）脊灰疫苗第 4 剂　＜5 周岁完成。

（9）白破疫苗、A 群 C 群流脑多糖疫苗第 2 剂、乙脑灭活疫苗第 4 剂　＜7 周岁完成。

如果儿童未按照上述推荐的年龄及时完成接种，应根据下述疫苗补种通用原则和每种疫苗的具体补种要求尽早进行补种。

（二）国家免疫规划疫苗补种通用原则

未按照推荐年龄完成国家免疫规划规定剂次接种的 14 岁以下的儿童，应尽早进行补种，在补种时掌握以下原则：

（1）对未曾接种某种国家免疫规划疫苗的儿童，根据儿童当时的年龄，按照该疫苗的免疫程序，以及下文对该种疫苗的具体补种原则中规定的疫苗种类、接种间隔和剂次进行补种。

（2）未完成国家免疫规划规定剂次的儿童，只需补种未完成的剂次，无需重新开始全程接种。

（3）应优先保证儿童及时完成国家免疫规划疫苗的全程接种，当遇到无法使用同一厂家疫苗完成全程接种情况时，可使用不同厂家的同品种疫苗完成后续接种（含补种）。疫苗使用说明书中有特别说明的情况除外。

（4）针对每种疫苗的具体补种建议以及 2007 年国家扩大免疫规划（以下简称扩免）后新增疫苗的补种原则，详见下列具体疫苗的补种原则。

① 乙肝疫苗补种原则：若出生 24h 内未及时接种，应尽早接种；对于未完成全程免疫程序者，需尽早补种，补齐未接种剂次即可；第 1 剂与第 2 剂间隔应≥28 天，第 2 剂与第 3 剂间隔应≥60 天。

② 卡介苗补种原则：未接种卡介苗的＜3 月龄儿童可直接补种。3 月龄至 3 岁儿童对结核菌素纯蛋白衍生物（TB-PPD）或卡介菌蛋白衍生物（BCG-PPD）试验阴性者，应予补种。≥4 岁儿童不予补种。已接种卡介苗的儿童，即使卡痕未形成也不再予以补种。

③ 脊髓灰质炎疫苗补种原则：对于脊灰疫苗迟种、漏种儿童，补种相应剂次即可，无需重新开始全程接种。＜4 岁儿童未达到 3 剂（含补充免疫等），应补种完成 3 剂；≥4 岁儿童未达到 4 剂（含补充免疫等），应补种完成 4 剂。补种时两剂次脊灰疫苗之间间隔≥28 天。脊髓灰质炎灭活疫苗纳入国家免疫规划以后，无论在补充免疫、查漏补种或者常规免疫中发现脊灰疫苗为 0 剂次的目标儿童，首剂接种脊髓灰质炎灭活疫苗。2016 年 5 月 1 日后，对于仅有二价脊髓灰质炎减毒活疫苗接种史（无脊髓灰质炎灭活疫苗或三价脊髓灰质炎减毒活疫苗接种史）的儿童，补种 1 剂脊髓灰质炎灭活疫苗。既往已有三价脊髓灰质炎减毒活疫苗免疫史（无论剂次数）而无脊髓灰质炎灭活疫苗免疫史的迟种、漏种儿童，用现行免疫规划用脊髓灰质炎减毒活疫苗补种即可，不再补种脊髓灰质炎灭活疫苗。

④ 百白破补种原则：3 月龄至 5 岁未完成 DTaP 规定剂次的儿童，需补种未完成的剂次，前 3 剂每剂间隔≥28 天，第 4 剂与第 3 剂间隔≥6 个月。≥6 岁接种 DTaP 和白破疫苗累计＜3 剂的儿童，用白破疫苗补齐 3 剂；第 2 剂与第 1 剂间隔 1~2 个月，第 3 剂与第 2 剂间隔 6~12 个月。根据补种时的年龄选择疫苗种类，3 月龄至 5 岁使用 DTaP，6~11 岁使用吸附白喉破伤风联合疫苗（儿童用），≥12 岁使用吸附白喉破伤风联合疫苗（成人及青少年用）。

⑤ 麻风减毒活疫苗补种原则：扩大免疫前出生的≤14岁儿童，如果未完成2剂含麻疹成分疫苗接种，使用麻风疫苗或麻腮风疫苗补齐。扩免后出生的≤14岁适龄儿童，应至少接种2剂含麻疹成分疫苗、1剂含风疹成分疫苗和1剂含腮腺炎成分疫苗，对未完成上述接种剂次者，使用麻风疫苗或麻腮风疫苗补齐。

⑥ 乙脑减毒活疫苗补种原则：扩大免疫后出生的≤14岁适龄儿童，未接种乙脑疫苗者，如果使用乙脑减毒疫苗进行补种，应补齐2剂，接种间隔≥12个月。

⑦ 流脑疫苗补种原则：扩大免疫后出生的≤14岁适龄儿童，未接种流脑疫苗或未完成规定剂次的，根据补种时的年龄选择流脑疫苗的种类：<24月龄儿童补齐A群流脑多糖疫苗剂次；≥24月龄儿童补齐A群C群流脑多糖疫苗剂次，不再补种A群流脑多糖疫苗。A群流脑多糖疫苗两剂次间隔≥3个月。A群C群流脑多糖疫苗第1剂与A群流脑多糖疫苗第2剂，间隔≥12个月。A群C群流脑多糖疫苗两剂次间隔≥3年。3年内避免重复接种。

⑧ 甲肝减毒活疫苗补种原则：扩大免疫后出生的≤14岁适龄儿童，未接种甲肝疫苗者，如果使用甲肝减毒活疫苗进行补种，补种1剂。

⑨ 乙脑灭活疫苗补种原则：扩大免疫后出生的≤14岁适龄儿童，未接种乙脑疫苗者，如果使用乙脑灭活疫苗进行补种，应补齐4剂，第1剂与第2剂接种间隔为7～10天，第2剂与第3剂接种间隔为1～12个月，第3剂与第4剂接种间隔≥3年。

⑩ 甲肝灭活疫苗补种原则：扩大免疫后出生的≤14岁适龄儿童，未接种甲肝疫苗者，如果使用甲肝灭活疫苗进行补种，应补齐2剂，接种间隔≥6个月。如已接种过1剂次甲肝灭活疫苗，但无条件接种第2剂甲肝灭活疫苗时，可接种1剂甲肝减毒活疫苗完成补种。

（三）国家免疫规划疫苗同时接种原则

(1) 不同疫苗同时接种 现阶段的国家免疫规划疫苗均可按照免疫程序或补种原则同时接种，两种及以上注射类疫苗应在不同部位接种。严禁将两种或多种疫苗混合吸入同一支注射器内接种。

(2) 不同疫苗接种间隔 两种及以上国家免疫规划使用的注射类减毒活疫苗，如果未同时接种，应间隔≥28天进行接种。国家免疫规划使用的灭活疫苗和口服脊灰减毒活疫苗，如果与其他种类国家免疫规划疫苗（包括减毒和灭活）未同时接种，对接种间隔不做限制。

（3）如果第一类疫苗和第二类疫苗接种时间发生冲突时，应优先保证第一类疫苗的接种。

（四）流行季节疫苗接种建议

国家免疫规划使用的疫苗都可以按照免疫程序和预防接种方案的要求，全年（包括流行季节）开展常规接种，或根据需要开展补充免疫和应急接种。

（五）人类免疫缺陷病毒（HIV）感染母亲所生儿童接种疫苗建议

对于HIV感染母亲所生儿童的HIV感染状况分3种：①HIV感染儿童；②HIV感染状况不详儿童；③HIV未感染儿童。由医疗机构出具儿童是否为HIV感染、是否出现症状，或是否有免疫抑制的诊断。HIV感染母亲所生<18月龄婴儿在接种前不必进行HIV抗体筛查，按HIV感染状况不详儿童进行接种。

对不同HIV感染状况儿童接种国家免疫规划疫苗的建议，见表5-2。

表 5-2　HIV 感染母亲所生儿童接种国家免疫规划疫苗建议

疫苗	HIV 感染儿童		HIV 感染状况不详儿童		HIV 未感染儿童
	有症状或有免疫抑制	无症状和无免疫抑制	有症状或有免疫抑制	无症状	
乙肝疫苗	√	√	√	√	√
卡介苗	×	×	暂缓接种	暂缓接种	√
脊灰灭活疫苗	√	√	√	√	√
脊灰减毒活疫苗	×	×	×	×	√
百白破疫苗	√	√	√	√	√
白破疫苗	√	√	√	√	√
麻风疫苗	×	√	×	√	√
麻腮风疫苗	×	√	×	√	√
乙脑灭活疫苗	√	√	√	√	√
乙脑减毒活疫苗	×	×	×	×	√
A 群流脑多糖疫苗	√	√	√	√	√
A 群 C 群流脑多糖疫苗	√	√	√	√	√
甲肝减毒活疫苗	×	×	×	×	√
甲肝灭活疫苗	√	√	√	√	√

注：暂缓接种：当确认儿童 HIV 抗体阴性后再补种，确认 HIV 抗体阳性儿童不予接种；"√"表示"无特殊禁忌"，"×"表示"禁止接种"。

（1）HIV 感染母亲所生儿童在出生后暂缓接种卡介苗，当确认儿童未感染 HIV 后再予以补种；当确认儿童 HIV 感染，不予接种卡介苗。

（2）HIV 感染母亲所生儿童如经医疗机构诊断出现艾滋病相关症状或免疫抑制症状，不予接种含麻疹成分疫苗；如无艾滋病相关症状，可接种含麻疹成分疫苗。

（3）HIV 感染母亲所生儿童可按照免疫程序接种乙肝疫苗、百白破疫苗、A 群流脑多糖疫苗、A 群 C 群流脑多糖疫苗和白破疫苗等。

（4）HIV 感染母亲所生儿童除非已明确未感染 HIV，否则不予接种乙脑减毒活疫苗、甲肝减毒活疫苗、脊灰减毒活疫苗，可按照免疫程序接种乙脑灭活疫苗、甲肝灭活疫苗、脊灰灭活疫苗。

（5）非 HIV 感染母亲所生儿童，接种疫苗前无需常规开展 HIV 筛查。如果有其他暴露风险，确诊为 HIV 感染的，后续疫苗接种按照表 5-2 中 HIV 感染儿童的接种建议。

（六）免疫相关性预防接种

除 HIV 感染者外的其他免疫缺陷、免疫功能低下或正在接受免疫抑制治疗者，不予接种减毒活疫苗。

（七）特殊人群预防接种

1. 早产儿

早产儿的免疫系统不成熟，与足月儿相比，更容易受各种病原微生物侵袭，从而易患疫苗所预防的疾病，因此应积极地为早产儿进行预防接种，合理地接种疫苗对早产儿预防传染病更为重要。早产儿主要是乙肝疫苗接种程序与足月儿有部分差异。对于乙肝表面抗原阴性母亲所生早产儿，出生体重≥2000g，如果早产儿生命体征稳定，即可按 0、1、6 个月 3 针方案接种，如果早产儿生命体征不稳定，应首先处理相关疾病，待稳定后再按上述方案接种；早产儿＜2000g，待体重到达 2000g 后接种第 1 针，如出院前体重未达到 2000g，在出院前接种第 1 针，1～2 个月后再重新按 0、1、6 个月 3 针方案进行。对于乙肝表面抗原阳性母亲所生早产儿，出生后无论婴儿身体状况如何，必须在出生 12h 内注射乙肝免疫球蛋白（HBIG）。乙肝疫苗的接种按下述情况进行，出生体重＜2000g，如早产儿生命体征稳定，无需考虑体重，尽快接种 1 针乙肝疫苗，如果早产儿生命体征不稳定，待稳定后，尽早接种第 1 针，1～2 个月后或体重达到 2000g 后，再按 0、1、6 个月程序完成 3 剂次共 4 针乙肝疫苗接种方案；出生体重≥2000g，如早产儿生命体征稳定，与足月新生儿一样按 0、1、6 个月程序完成 3 剂次接种方案。

2. 妊娠妇女

一般妊娠期常规接种疫苗是比较安全的，如白喉、破伤风、流感、乙型肝炎疫苗。WHO 建议妊娠妇女优先接种流感疫苗，可预防母亲与胎儿感染流感，流感三价灭活疫苗可在妊娠任何阶段接种，但妇女妊娠接种流感减毒活疫苗的安全性资料不足。麻疹、腮腺炎、风疹疫苗对胎儿有潜在的影响而不宜接种，如妇女孕前 3 个月与妊娠期不宜接种麻疹减毒疫苗、育龄妇女在接种麻疹、腮腺炎、风疹三联疫苗后 1～3 个月不宜受孕。妊娠妇女慎用甲型肝炎疫苗，有感染甲型肝炎危险时注射免疫球蛋白。卡介苗对胎儿的有害作用尚不清楚，但建议母亲妊娠期不接种卡介苗疫苗。水痘疫苗可能对胎儿有潜在的影响。

三、预防接种管理

（一）预防接种服务形式

根据人口密度、服务半径、地理条件和医疗卫生资源配置等情况，合理规划和设置接种单位。包括定点预防接种和入户预防接种两种形式。

1. 定点预防接种

（1）**预防接种门诊**　在城镇地区的社区卫生服务中心和农村地区的乡镇卫生院设立预防接种门诊。社区卫生服务中心每个预防接种门诊服务半径不超过 5 公里，乡镇卫生院每个预防接种门诊服务半径不超过 10 公里。

（2）**村级接种单位**　农村地区根据人口、交通情况及服务半径等因素，设置覆盖 1 个或几个行政村的定点接种单位。村级接种点每月应当至少提供 2 次预防接种服务。

（3）**产科接种单位**　设有产科接种单位的医疗卫生机构承担新生儿出生时首针乙肝疫苗及卡介苗的预防接种服务。

（4）**其他接种单位**　主要指成人接种门诊、狂犬疫苗接种门诊等。

2. 入户预防接种

交通不便的边远山区、牧区、海岛等地区，采取入户方式进行预防接种。实施入户接种的地区，每月提供至少 1 次预防接种服务。

（二）预防接种证、卡（簿）的建立和档案管理

国家对儿童实行预防接种证制度。儿童出生后 1 个月内，由其监护人到儿童居住地的接种单位为其办理预防接种证。未按时建立预防接种证或预防接种证遗失者应及时到接种单位

补办。预防接种证、卡（簿）是作为儿童预防接种的凭证。儿童预防接种电子档案由乡（镇）卫生院、社区卫生服务中心或接种单位保管，保管期限要求同预防接种卡（簿）。疾控机构、接种单位及相关工作人员对儿童预防接种个案信息有安全管理和隐私保护责任，不得擅自向其他任何单位和个人提供儿童相关信息。

（三）不同人群预防接种管理

1. 适龄儿童预防接种管理

适龄儿童预防接种管理实行居住地属地化管理。县级卫生计生行政部门明确辖区各接种单位及其人员在适龄儿童预防接种管理中的任务和责任区域，并督促其落实。承担预防接种服务的乡（镇）卫生院、社区卫生服务中心（站）、村卫生室定期主动搜索责任区域，及时将辖区新生儿和未建卡适龄儿童纳入预防接种管理。承担基本公共卫生服务但不承担接种工作的乡（镇）卫生院、社区卫生服务中心（站）、村卫生室，定期在责任区域巡回通知、调查、核实和登记适龄儿童信息，发现新生儿和未建卡儿童时及时报辖区接种单位。县级疾控机构、乡（镇）卫生院、社区卫生服务中心定期收集辖区医院产科新生儿出生信息，及时将新生儿纳入预防接种管理。

2. 流动儿童预防接种管理

流动儿童是指户籍在外县或无户口，随父母或其他监护人在流入地暂时居住的儿童。对流动儿童的预防接种实行现居住地管理，流动儿童与本地儿童享受同样的预防接种服务。在暂住地居住≥3个月的流动儿童，由现居住地接种单位负责预防接种并建立预防接种卡（簿），无预防接种证者需同时建立或补办预防接种证。在暂住地居住＜3个月的流动儿童，可由现居住地接种单位提供预防接种服务，并出具预防接种证明。接种单位对主动搜索到的适龄流动儿童，应当及时登记，按规定建立预防接种卡（簿），实行卡（簿）的分类管理，无预防接种证者需补办建立或补办预防接种证，并及时接种或补种疫苗。接种单位应做好本地外出儿童的管理，掌握儿童外出、返回期间的预防接种情况，及时转卡登记；可利用春节等节假日期间检查外出返乡儿童预防接种情况，并给予查漏补种。开展儿童预防接种信息化管理的接种单位，对流动儿童通过信息化管理系统共享（下载）预防接种个案信息；对无法共享（下载）预防接种个案信息的流动儿童，必须在本地建立该儿童的预防接种个案信息，并做到儿童基本信息和接种信息完整、准确。

（四）入托、入学儿童预防接种证查验

儿童在入托、入学报名前通过负责入托、入学儿童预防接种服务和管理的接种单位审核儿童的预防接种证、预防接种卡或预防接种个案信息等资料，为正常入托、入学提供审核资料。接种单位根据国家免疫规划疫苗的免疫程序和儿童年龄，确定需查验的疫苗种类和接种剂次数。对于需补种疫苗儿童，接种单位根据儿童漏种疫苗和剂次，为漏种儿童提供疫苗补种服务，并在儿童预防接种证、预防接种卡或预防接种信息系统进行记录。

四、预防接种实施

（一）接种前的工作

1. 确定受种对象

根据国家免疫规划疫苗的免疫程序、群体性预防接种、应急接种或补充免疫方案等，确

定受种对象。受种对象包括：本次受种对象、上次漏种者和流动人口等特殊人群中的未受种者。预防接种前清理预防接种卡（簿）或通过信息系统建立的儿童预防接种个案信息，根据预防接种记录核实受种对象。同时，主动搜索流动人口和计划外生育儿童中的受种对象。

2. 通知儿童监护人或受种者

采取口头预约、书面预约、电话联系、手机短信（微信）告知、邮件通知、广播通知、公示告知等方式，通知儿童监护人或受种者，告知接种疫苗的种类、时间、地点和相关要求。

3. 领取或购进疫苗

接种单位根据各种疫苗受种人数计算领取或购进疫苗数量，做好疫苗领发登记。运输疫苗的冷藏箱，根据环境温度、运输条件、使用条件放置适当数量的冰排。冷藏箱中疫苗放置位置为：①脊灰减毒活疫苗、含麻疹成分疫苗、甲肝减毒活疫苗、乙脑减毒活疫苗等放在冷藏箱（包）的底层。②卡介苗放在中层，并有醒目标记。③百白破疫苗、白破疫苗、乙肝疫苗、脊灰灭活疫苗等严禁冻结，要放在冷藏箱（包）的上层，不能直接接触冰排。④其他疫苗按照使用说明规定的温度，参照上述要求放置。

4. 准备预防接种器材

按受种对象人次数的 1.1 倍准备相应规格的注射器材。注射器使用前要检查包装是否完好并在有效期内使用。

5. 准备药品、器械

准备 75％乙醇、镊子、棉球杯、无菌干棉球或棉签、治疗盘、体温表、听诊器、压舌板、血压计、1∶1000 肾上腺素、注射器毁型装置或安全盒、污物桶等。

6. 预防接种场所准备

预防接种门诊应当按照咨询/登记、预防接种、留观等内容进行合理分区，确保预防接种有序进行。村级接种单位和产科接种单位应根据预防接种的需要合理进行功能分区。预防接种室、接种工作台应设置醒目标记。在预防接种场所显著位置公示相关资料，包括：①预防接种工作流程。②国家免疫规划疫苗的品种、免疫程序、预防接种方法等；第二类疫苗除公示上述内容外，还应公示疫苗价格、预防接种服务价格。③预防接种服务时间、咨询电话。④科普宣传资料。

（二）接种时的工作

1. 环境准备

预防接种场所室外要设有醒目的标志，室内应清洁、光线明亮、通风保暖，并准备好预防接种工作台、坐凳以及提供儿童和家长留观、等候的条件。做好室内清洁，使用消毒液或紫外线消毒，并做好消毒记录。

2. 人员准备

接种工作人员穿戴整齐，双手洗净，接种前做好解释、宣传工作，消除家长及儿童的紧张、恐惧心理；接种儿童不宜空腹进行接种。

3. 物品准备

准备好疫苗、接种相关物品（如 75％乙醇、镊子、棉球杯、无菌干棉球或棉签、治疗盘等）、急救药品（如肾上腺素）。

4. 核实受种对象

预防接种工作人员应查验儿童预防接种证、卡（簿）或儿童预防接种个案信息，核对受种者姓名、出生日期及预防接种记录，确定本次受种对象、接种疫苗的品种。预防接种工作人员发现原始记录中受种者姓名、出生日期、联系方式等基本信息有误或变更的，应及时更新。对不符合本次预防接种的受种者，向儿童家长或其监护人做好解释工作。对因有预防接种禁忌而不能预防接种的受种者，预防接种人员应对受种者或其监护人提出医学建议，并在预防接种证、卡（簿）或儿童预防接种个案信息上记录。

5. 预防接种前告知和健康状况询问

预防接种工作人员在实施预防接种前，应当告知受种者或其监护人所接种疫苗的品种、作用、禁忌、可能出现的不良反应以及注意事项，并如实记录告知情况。预防接种工作人员在实施预防接种前，应询问受种者的健康状况，以及是否有预防接种禁忌等情况，并如实记录询问的内容；当对受种者的健康状况有怀疑时，应建议其到医院进行检查后，决定是否预防接种。受种者或其监护人自愿选择预防接种第一类疫苗同品种的第二类疫苗时，接种单位应当告知费用承担、预防接种异常反应补偿方式及接种疫苗的品种、作用、禁忌、可能出现的不良反应以及注意事项。

6. 预防接种现场疫苗管理

预防接种前将疫苗从冷藏设备内取出，尽量减少开启冷藏设备的次数。核对接种疫苗的品种，检查疫苗外观质量。凡过期、变色、污染、发霉、有摇不散凝块或异物、无标签或标签不清、疫苗瓶有裂纹的疫苗一律不得使用。疫苗使用说明规定严禁冻结的疫苗，如百白破疫苗、乙肝疫苗、白破疫苗等，冻结后一律不得使用。

检查含吸附剂疫苗是否冻结的方法：将被检和正常对照的疫苗瓶同时摇匀后静置竖立，如被检疫苗在短时间（5~10min）内与对照疫苗相比，出现分层现象且上层液体较清，即可判断被检疫苗曾被冻结。

7. 预防接种操作

（1）**严格执行三查七对** 三查是指检查受种者健康状况和接种禁忌证，查对预防接种卡（簿）与儿童预防接种证，检查疫苗、注射器外观与批号、有效期；七对是指核对受种对象姓名、年龄、疫苗品名、规格、剂量、接种部位、接种途径。

（2）**严格无菌操作** 确保接种部位皮肤无瘢痕、炎症及其他皮肤病变；用灭菌镊子夹取75%乙醇棉球或用无菌棉签蘸75%乙醇，由内向外螺旋式对接种部位皮肤进行消毒，涂擦直径≥5cm，待晾干后方可注射；接种活疫苗时，只用75%乙醇消毒；疫苗瓶开封后，疫苗应在2h内用完。接种后剩余疫苗及其他医疗废物应按相关规定处理。

8. 疫苗接种途径

疫苗成分需通过适当途径进入人体发挥其有效作用。预防接种的途径主要有四种，分别是：皮上划痕；注射，包括皮下注射、皮内注射、肌内注射；口服；喷雾吸入等。

（1）**口服法**

① 适用疫苗：口服脊灰减毒活疫苗、口服轮状病毒疫苗等。

② 操作方法：液体剂型疫苗直接将规定剂量的疫苗滴入儿童口中；糖丸剂型疫苗用消毒药匙送入儿童口中，用凉开水送服。

（2）**皮内注射法**

① 适用疫苗：卡介苗。

② 接种部位：上臂外侧三角肌中部略下处。

③ 操作方法：监护人固定儿童，露出儿童接种部位。预防接种人员用注射器吸取 1 人份疫苗，排尽注射器内空气，皮肤常规消毒，待乙醇干后，左手绷紧注射部位皮肤，右手以平执式持注射器，示指固定针管，针头斜面向上，与皮肤呈 10°～15°角刺入皮内。再用左手拇指固定针栓，然后注入疫苗，使注射部位形成一个圆形隆起的皮丘，皮肤变白，毛孔变大，注射完毕，针管顺时针方向旋转 180°角后，迅速拔出针头。

（3）皮下注射法

① 适用疫苗：麻疹疫苗、麻风疫苗、麻腮风疫苗、乙脑疫苗、A 群流脑多糖疫苗、A 群 C 群流脑多糖疫苗、甲肝减毒活疫苗、钩体疫苗等。

② 接种部位：上臂外侧三角肌下缘。

③ 操作方法：监护人固定儿童，露出儿童接种部位。预防接种人员用相应规格注射器吸取 1 人份疫苗后，排尽注射器内空气，皮肤常规消毒，左手绷紧皮肤，右手持注射器，针头斜面向上，与皮肤呈 30°～40°角，快速刺入皮下，进针深度 1/2～2/3，松左手，固定针管，缓慢推注疫苗，注射完毕后用消毒干棉球或干棉签轻压针刺处，快速拔出针头。

（4）肌内注射法

① 适用疫苗：百白破疫苗、白破疫苗、乙肝疫苗、脊灰灭活疫苗、甲肝灭活疫苗、出血热疫苗、肺炎球菌疫苗、B 型流感嗜血杆菌疫苗等。

② 接种部位：上臂外侧三角肌、大腿前外侧中部肌肉。

③ 操作方法：监护人固定儿童，露出儿童接种部位。预防接种人员用相应规格注射器吸取 1 人份疫苗，排尽注射器内空气，皮肤常规消毒，左手将注射肌肉部位绷紧，右手持注射器，与皮肤呈 90°角，将针头快速垂直刺入肌肉，进针深度约为针头的 2/3，松左手，固定针管，缓慢推注疫苗，注射完毕后用消毒干棉球或干棉签轻压针刺处，快速拔出针头，观察有无渗血或药液渗出，若有渗出，应将消毒干棉球或干棉签按压片刻。

注射剂型疫苗的使用方法：①将疫苗瓶上部疫苗弹至底部，用 75% 乙醇棉球消毒开启部位。②在乙醇挥发后将注射器针头斜面向下插入疫苗瓶的液面下吸取疫苗。③吸取疫苗后，将注射器的针头向上，排空注射器内的气泡，直至针头上有一小滴疫苗出现为止。④自毁型注射器的使用方法参见相关产品使用说明。⑤使用含有吸附剂的疫苗前，应当充分摇匀。使用冻干疫苗时，用一次性注射器抽取稀释液，沿疫苗瓶内壁缓慢注入，轻轻摇荡，使疫苗充分溶解，避免出现泡沫。⑥开启减毒活疫苗的疫苗瓶和注射时，切勿使消毒剂接触疫苗。⑦疫苗瓶开启后应尽快使用。如不能立即用完，应盖上无菌干棉球冷藏。当疫苗瓶开启后，活疫苗超过半小时、灭活疫苗超过 1h 未用完，应将剩余疫苗废弃。⑧采用预充式注射器分装的疫苗，按其使用方法进行注射。注射时要注意安全，预防接种前方可打开或取出注射材；在注射过程中防止被针头误伤；如被污染的注射针头刺伤，应按照有关要求处置；注射完毕后应将注射器具直接或毁型后投入安全盒或防刺穿的容器内，按照《医疗废物管理条例》统一回收销毁；使用后的注射器不得双手回套针帽，或用手分离注射器针头。

常用疫苗的接种途径、部位、剂量/剂次见表 5-3。

表 5-3　常用疫苗的接种途径、部位、剂量/剂次

疫苗	接种途径	接种部位	接种剂量/剂次
乙肝疫苗	肌内注射	上臂外侧三角肌/大腿前外侧中部肌肉	酵母苗 5μg/0.5mL
卡介苗	皮内注射	上臂外侧三角肌中部略下处	0.1mL

续表

疫苗	接种途径	接种部位	接种剂量/剂次
脊髓灰质炎减毒活疫苗	口服	—	1粒
百白破疫苗（无细胞百白破疫苗）	肌内注射	上臂外侧三角肌/大腿前外侧中部肌肉	0.5mL
白破疫苗	肌内注射	上臂外侧三角肌/大腿前外侧中部肌肉	0.5mL
麻风疫苗	皮下注射	上臂外侧三角肌下缘	0.5mL
麻腮风疫苗（麻腮疫苗）	皮下注射	上臂外侧三角肌下缘	0.5mL
乙脑减毒活疫苗	皮下注射	上臂外侧三角肌下缘	0.5mL
A群流脑多糖疫苗	皮下注射	上臂外侧三角肌下缘	0.5mL
A群C群流脑多糖疫苗	皮下注射	上臂外侧三角肌下缘	0.5mL
甲肝减毒活疫苗	皮下注射	上臂外侧三角肌下缘	0.5mL或1mL
甲肝灭活疫苗	肌内注射	上臂外侧三角肌/大腿前外侧中部肌肉	0.5mL
水痘疫苗	皮下注射	上臂外侧三角肌下缘	0.5mL
B型流感嗜血杆菌疫苗	肌内注射	上臂外侧三角肌/大腿前外侧中部肌肉	0.5mL
23价肺炎疫苗	皮下注射	上臂外侧三角肌下缘	0.5mL
狂犬病疫苗	肌内注射	上臂外侧三角肌/大腿前外侧中部肌肉	0.5mL或1.0mL

9. 预防接种记录、观察与预约

预防接种后及时在预防接种证、卡（簿）记录接种疫苗品种、规格、疫苗最小包装单位的识别信息（或批号）、时间等。预防接种记录书写工整，不得用其他符号代替。使用儿童预防接种信息化管理地区，需将儿童预防接种相关资料录入信息系统。接种后告知儿童监护人，受种者在预防接种后留在预防接种现场观察30min。如出现不良反应，及时处理和报告。与儿童监护人预约下次接种疫苗的种类、时间和地点。产科接种单位在为新生儿预防接种第1剂乙肝疫苗和卡介苗后，应做好记录，并告知儿童监护人在1个月内到居住地的接种单位办理预防接种证、卡（簿）。

（三）接种后的工作

（1）清理器材、清洁冷藏设备。使用后的自毁型注射器、一次性注射器及其他医疗废物严格按照《医疗废物管理条例》的规定处理，实行入户接种或临时接种时应将所有医疗废物带回集中处理。镊子、治疗盘等器械按要求灭菌或消毒后备用。

（2）处理剩余疫苗。记录疫苗的使用及废弃数量，剩余疫苗按以下要求处理：废弃已开启疫苗瓶的疫苗。冷藏设备内未开启的疫苗做好标记，放冰箱保存，于有效期内在下次预防接种时首先使用。

（3）清理核对预防接种通知单，预防接种卡（簿）或儿童预防接种个案信息，确定需补种的人数和名单，下次预防接种前补发通知。

（4）统计本次预防接种情况和下次预防接种的疫苗使用计划，并按规定上报。

（四）疫苗接种的禁忌证

机体处于某种疾病或特殊状态下，接种疫苗后会增加不良反应发生的概率。为避免这种情况的发生，受种者存在某种疾病或处于某种特殊状态时（生理或病理状态）不能或暂时不能接种疫苗，即疫苗接种禁忌。

疫苗一般禁忌证：①已知对疫苗所含任何成分，包括辅料及抗生素过敏者对相应疫苗任一组分过敏；②患急性疾病、严重慢性疾病、慢性疾病的急性发作期和发热者；③免疫缺陷、免疫功能低下或正在接受免疫抑制治疗者；④患脑病、未控制的癫痫和其他进行性神经系统疾病者。某些疫苗有其特殊的禁忌证，常见疫苗的接种禁忌证见第五章第一节相关内容。接种疫苗时，应严格按照说明书执行。

对于免疫异常者，如先天性免疫缺陷或获得性免疫缺陷、恶性肿瘤等，以及应用皮质类固醇、烷化剂、抗代谢药物或放射治疗而免疫功能受到抑制者，一般不能使用减毒活疫苗。正在接受免疫抑制剂治疗的儿童，应尽量推迟常规的预防接种；近1个月内注射免疫球蛋白者，不能接种活疫苗。对于急性感染性疾病患者，如果受种者正患有伴有发热或明显全身不适的急性传染病时应暂缓接种疫苗。患有过敏性鼻炎、变应性皮炎、哮喘和食物过敏等过敏性疾病应兼顾预防传染病和过敏高危因素，对疫苗任何成分有过敏反应者应禁忌疫苗接种。对于既往曾经出现过严重不良反应者，如对疫苗成分严重过敏，或者接种后出现严重过敏反应，不应该继续接种同种疫苗。对于进行性神经系统患病儿童，如未控制的癫痫、婴儿痉挛和进行性脑病，不应该接种含有流行性脑脊髓膜炎、流行性乙型脑炎、百日咳等抗原的疫苗。

（五）注意事项

（1）预防接种应严格按照免疫程序的规定进行，掌握预防接种的起始年龄、疫苗的剂量、接种方法、次数、间隔时间和不同疫苗的联合免疫方案。

（2）正确掌握禁忌证。掌握疫苗接种禁忌证，是减少预防接种不良反应的发生的重要途径。同时，也不能因为过度禁忌，增加小儿罹患疫苗所预防相关传染病的风险。

（3）做好接种前、接种时、接种后的工作，预防接种人员在做好自身工作的同时，需告知小儿家长做好配合工作，如预防接种前做好皮肤清洁，接种时确保小儿有适宜接种的良好身体状态，接种完毕后应在接种场所观察30min，无异常反应方可离开接种场所等。

（4）掌握预防接种异常反应及其处理方法。在预防接种过程中一旦发生疑似预防接种异常反应，应及时正确处理。

五、疑似预防接种异常反应及处理

疑似预防接种异常反应是指在预防接种后发生的怀疑与预防接种有关的反应或事件。包括不良反应、疫苗质量事故、接种事故、偶合症、心因性反应。严重疑似预防接种异常反应是指疑似预防接种异常反应中有下列情形之一者：导致死亡；危及生命；导致永久或显著的伤残或器官功能损伤。严重疑似预防接种异常反应包括过敏性休克、过敏性喉头水肿、过敏性紫癜、血小板减少性紫癜、局部过敏坏死反应、热性惊厥、癫痫、臂丛神经炎、多发性神经炎、吉兰-巴雷综合征、脑病、脑炎和脑膜炎、疫苗相关麻痹型脊髓灰质炎、卡介苗骨髓炎、全身播散性卡介苗感染、晕厥、中毒性休克综合征、全身化脓性感染等。群体性疑似预防接种异常反应是指短时间内同一接种单位的受种者中,发生的两例及以上相同或类似临床症状的严重疑似预防接种异常反应;或短时间内同一接种单位的同种疫苗受种者中,发生相同或类似临床症状的非严重疑似预防接种异常反应明显增多。

(一) 不良反应

合格的疫苗在实施规范预防接种后,发生的与预防接种目的无关或意外的有害反应称之为不良反应,与疫苗本身的生物学特性和人体的个体差异如接种者的健康状况、是否为过敏性体质、免疫功能及精神因素等有关。不良反应包括一般反应和异常反应。

1. 一般反应

在预防接种后发生的,由疫苗本身所固有的特性引起的,对机体只会造成一过性生理功能障碍的反应,主要有发热和局部红肿,同时可能伴有全身不适、倦怠、食欲不振、乏力等综合症状。

(1) 全身性一般反应 少数受种者接种灭活疫苗后24h内可能出现发热,一般持续1~2天,很少超过3天;个别受种者在接种疫苗后2~4h即有发热,6~12h达高峰;接种减毒活疫苗后,出现发热的时间比接种灭活疫苗稍晚,如接种麻疹疫苗后6~10天可能会出现发热,个别受种者可伴有轻型麻疹样症状。少数受种者接种疫苗后,除出现发热症状外,还可能出现头痛、头晕、乏力、全身不适等情况,一般持续1~2天。个别受种者可出现恶心、呕吐、腹泻等胃肠道症状,一般以接种当天多见,很少超过2~3天。

(2) 局部一般反应 少数受种者在接种疫苗后数小时至24h或稍后,局部出现红肿,伴疼痛。红肿范围一般不大,仅有少数人红肿直径>30mm,一般在24~48h逐步消退。接种卡介苗2周左右,局部可出现红肿浸润,随后化脓,形成小溃疡,大多在8~12周后结痂(卡疤),一般不需处理,但要注意局部清洁,防止继发感染。部分受种者接种含吸附剂的疫苗,会出现因注射部位吸附剂未完全吸收,刺激结缔组织增生,而形成硬结。

2. 异常反应

合格的疫苗在实施规范预防接种过程中或者实施规范预防接种后造成受种者机体组织器官、功能损害,相关各方均无过错的药品不良反应。异常反应是由疫苗本身所固有的特性引起的相对罕见、严重的不良反应,与疫苗的毒株、纯度、生产工艺、疫苗中的附加物(如防腐剂、稳定剂、佐剂等因素)有关。

3. 常见反应的处理

接种人员对较为轻微的全身性一般反应和接种局部的一般反应,可给予一般的处理指导;对接种后现场留观期间出现的急性严重过敏反应等,应立即组织紧急抢救。对于其他较为严重的疑似预防接种异常反应,应建议及时到规范的医疗机构就诊。

(1) 全身性一般反应 受种者发热在≤37.5℃时,应加强观察,适当休息,多饮水,防止继发其他疾病。受种者发热>37.5℃或≤37.5℃并伴有其他全身症状、异常哭闹等情况,应及时到医院诊治。

(2) 局部一般反应 局部红肿直径和硬结<15mm的局部反应,一般不需任何处理。红肿直径和硬结在15~30mm的局部反应,可用干净的毛巾先冷敷,出现硬结者可热敷,每天数次,每次10~15min。红肿和硬结直径≥30mm的局部反应,应及时到医院就诊。接种卡介苗出现的局部红肿,不能热敷。

（二）疫苗质量事故

由于疫苗质量不合格，接种后造成受种者机体组织器官、功能损害。疫苗质量不合格是指疫苗毒株、纯度、生产工艺、疫苗中的附加物、外源性因子、疫苗出厂前检定等不符合国家规定的疫苗生产规范或标准。

（三）接种事故

由于在预防接种实施过程中违反预防接种工作规范、免疫程序、疫苗使用指导原则、接种方案，造成受种者机体组织器官、功能损害。

（四）偶合症

受种者在预防接种时正处于某种疾病的潜伏期或者前驱期，预防接种后巧合发病。偶合症不是由疫苗的固有性质引起的。

（五）心因性反应

在预防接种实施过程中或接种后因受种者心理因素发生的个体或者群体的反应。心因性反应不是由疫苗的固有性质引起的。

疑似预防接种异常反应报告实行属地化管理。疑似预防接种异常反应的报告范围按照发生时限分为以下情形：①24h内：如过敏性休克、不伴休克的过敏反应（荨麻疹、斑丘疹、喉头水肿等）、中毒性休克综合征、晕厥、癔症等。②5天内：如发热（腋温≥38.6℃）、血管性水肿、全身化脓性感染（毒血症、败血症、脓毒血症）、接种部位发生的红肿（直径＞2.5cm）、硬结（直径＞2.5cm）、局部化脓性感染（局部脓肿、淋巴管炎和淋巴结炎、蜂窝织炎）等。③15天内：如麻疹样或猩红热样皮疹、过敏性紫癜、局部过敏坏死反应、热性惊厥、癫痫、多发性神经炎、脑病、脑炎和脑膜炎等。④6周内：如血小板减少性紫癜、吉兰-巴雷综合征、疫苗相关麻痹型脊髓灰质炎等。⑤3个月内：如臂丛神经炎、接种部位发生的无菌性脓肿等。⑥接种卡介苗后1~12个月：如淋巴结炎或淋巴管炎、骨髓炎、全身播散性卡介苗感染等。⑦其他：怀疑与预防接种有关的其他严重疑似预防接种异常反应。责任报告单位和报告人发现属于上述报告范围的疑似预防接种异常反应后应当及时向受种者所在地的县级卫生行政部门、药品监督管理部门报告。发现怀疑与预防接种有关的死亡、严重残疾、群体性疑似预防接种异常反应、对社会有重大影响的疑似预防接种异常反应时，责任报告单位和报告人应当在发现后2h内向所在地县级卫生行政部门、药品监督管理部门报告；县级卫生行政部门和药品监督管理部门在2h内逐级向上一级卫生行政部门、药品监督管理部门报告。责任报告单位和报告人应当在发现疑似预防接种异常反应后48h内填写疑似预防接种异常反应个案报告卡，向受种者所在地的县级疾病预防控制机构报告；发现怀疑与预防接种有关的死亡、严重残疾、群体性疑似预防接种异常反应、对社会有重大影响的疑似预防接种异常反应时，在2h内填写疑似预防接种异常反应个案报告卡或群体性疑似预防接种异常反应登记表，以电话等最快方式向受种者所在地的县级疾病预防控制机构报告。县级疾病预防控制机构经核实后立即通过全国预防接种信息管理系统进行网络直报。各级疾病预防控制机构和药品不良反应监测机构应当通过全国预防接种信息管理系统实时监测疑似预防接种异常反应报告信息。对于死亡或群体性疑似预防接种异常反应，同时还应按照的有关规定进行报告。

第三节　预防接种服务规范

一、服务对象

辖区内 0～6 岁儿童和其他重点人群。

二、服务内容

（一）预防接种管理

（1）及时为辖区内所有居住满 3 个月的 0～6 岁儿童建立预防接种证和预防接种卡（簿）等儿童预防接种档案。

（2）采取预约、通知单、电话、手机短信、网络、广播通知等适宜方式，通知儿童监护人，告知接种疫苗的种类、时间、地点和相关要求。在边远山区、海岛、牧区等交通不便的地区，可采取入户巡回的方式进行预防接种。

（3）每半年对辖区内儿童的预防接种卡（簿）进行 1 次核查和整理，查缺补漏，并及时进行补种。

（二）预防接种

根据国家免疫规划疫苗免疫程序，对适龄儿童进行常规接种。在部分省份对重点人群接种出血热疫苗。在重点地区对高危人群实施炭疽疫苗、钩体疫苗应急接种。根据传染病控制需要，开展乙肝、麻疹、脊灰等疫苗强化免疫或补充免疫、群体性接种工作和应急接种工作。

1. 接种前的工作

接种工作人员在对儿童接种前应查验儿童预防接种证（卡、簿）或电子档案，核对受种者姓名、性别、出生日期及接种记录，确定本次受种对象、接种疫苗的品种。询问受种者的健康状况以及是否有接种禁忌等，告知受种者或者其监护人所接种疫苗的品种、作用、禁忌、不良反应以及注意事项，可采用书面和（或）口头告知的形式，并如实记录告知和询问的情况。

2. 接种时的工作

接种工作人员在接种操作时再次查验并核对受种者姓名、预防接种证、接种凭证和本次接种的疫苗品种，核对无误后严格按照《预防接种工作规范》规定的接种月（年）龄、接种部位、接种途径、安全注射等要求予以接种。接种工作人员在接种操作时再次进行"三查七对"，无误后予以预防接种。

3. 接种后的工作

告知儿童监护人，受种者在接种后应在留观室观察 30min。接种后及时在预防接种证、卡（簿）上记录，与儿童监护人预约下次接种疫苗的种类、时间和地点。有条件的地区录入计算机并进行网络报告。

（三）疑似预防接种异常反应处理

如发现疑似预防接种异常反应，接种人员应按照《全国疑似预防接种异常反应监测方案》的要求进行处理和报告。

三、服务流程

预防接种服务流程见图 5-1。

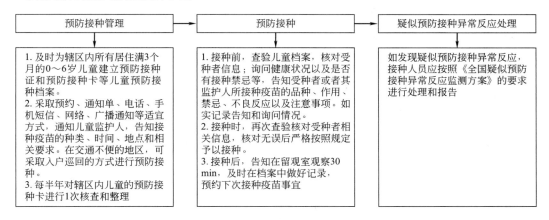

图 5-1 预防接种服务流程

四、服务要求

① 接种单位必须为区县级卫生计生行政部门指定的预防接种单位，并具备《疫苗储存和运输管理规范》规定的冷藏设施、设备和冷藏保管制度，按照要求进行疫苗的领发和冷链管理，保证疫苗质量。

② 应按照《疫苗流通和预防接种管理条例》《预防接种工作规范》《全国疑似预防接种异常反应监测方案》等相关规定做好预防接种服务工作，承担预防接种的人员应当具备执业医师、执业助理医师、执业护士或者乡村医师资格，并经过县级或以上卫生计生行政部门组织的预防接种专业培训，考核合格后持证方可上岗。

③ 基层医疗卫生机构应积极通过公安、乡镇（街道）、村（居）委会等多种渠道，利用提供其他医疗服务、发放宣传资料、入户排查等方式，向预防接种服务对象或监护人传播相关信息，主动做好辖区内服务对象的发现和管理。

④ 根据预防接种需要，合理安排接种门诊开放频率、开放时间和预约服务的时间，提供便利的接种服务。

五、工作指标

① 建证率＝年度辖区内已建立预防接种证人数/年度辖区内应建立预防接种证人数×100％。

② 某种疫苗接种率＝年度辖区内某种疫苗实际接种人数/年度辖区内某种疫苗应接种人数×100％。

━━━━━ 思考题 ━━━━━

一、单项选择题

1. 我国计划免疫程序规定预防接种的五种疫苗是（　　）
A. 卡介苗、脊髓灰质炎疫苗、百白破混合制剂、麻疹疫苗、乙肝疫苗

B. 卡介苗、流感疫苗、白喉疫苗、脊髓灰质炎疫苗、乙肝疫苗
C. 卡介苗、麻疹疫苗、伤寒疫苗、霍乱疫苗、乙肝疫苗
D. 麻疹疫苗、流感疫苗、脊髓灰质炎疫苗、天花疫苗、乙肝疫苗
E. 卡介苗、麻疹疫苗、风疹疫苗、脊髓灰质炎疫苗、乙肝疫苗

2. 在小儿计划免疫中不属于基础免疫制品的是（   ）
A. 卡介苗　　　　　　　　　　B. 百白破联合制剂
C. 脊髓灰质炎疫苗　　　　　　D. 麻疹疫苗
E. 流感疫苗

3. 新生儿期应接种的疫苗是（   ）
A. 麻疹减毒疫苗　　　　　　　B. 破伤风抗毒素
C. 卡介苗　　　　　　　　　　D. 乙脑疫苗
E. 百白破三联疫苗

4. 小儿第一次接种脊髓灰质炎疫苗的时间为（   ）
A. 初生　　　　　　　　　　　B. 生后 1 个月
C. 生后 2 个月　　　　　　　　D. 生后 4～6 个月
E. 生后 8～12 个月

5. 我国 1 岁以内的小儿必须预防接种的疫苗是（   ）
A. 麻疹疫苗　　B. 流感疫苗　　C. 霍乱疫苗　　D. 天花疫苗　　E. 风疹疫苗

6. 按计划免疫的接种程序，8 个月以上婴儿应接种的疫苗是（   ）
A. 卡介苗　　　　　　　　　　B. 乙肝疫苗
C. 脊髓灰质炎疫苗　　　　　　D. 百白破三联疫苗
E. 麻疹疫苗

7. 婴儿期预防接种正确的方法是（   ）
A. 2～3 个月接种卡介苗　　　　B. 2 个月开始接种脊髓灰质炎疫苗
C. 4～5 个月注射麻疹疫苗　　　D. 8～10 个月注射乙肝疫苗
E. 1 岁注射百白破疫苗

8. 不属于预防接种禁忌证的是（   ）
A. 免疫功能缺陷者　　　　　　B. 明确过敏史者
C. 急性传染病患者　　　　　　D. 先天性心脏病患者
E. 湿疹皮肤病患者

9. 脊髓灰质炎糖丸疫苗的正确服用方法为（   ）
A. 热水送服　　　　　　　　　B. 母乳送服
C. 可与食物一起服用　　　　　D. 凉开水送服
E. 果汁送服

10. 按计划免疫的接种程序，正常婴儿满 3 个月应接种的疫苗是（   ）
A. 卡介苗　　　　　　　　　　B. 乙肝疫苗
C. 脊髓灰质炎疫苗　　　　　　D. 百白破三联疫苗
E. 麻疹疫苗

二、简答题
1. 1 岁内小儿免疫规划程序是怎样的？
2. 预防接种的一般反应有哪些？应该怎样处理？

（欧明娥）

第六章

0~6岁儿童健康管理服务

【学习目标】

1. 掌握　儿童生长发育指标及评价，儿童营养与喂养指导，新生儿家庭访视，婴幼儿和学龄前儿童健康管理内容。
2. 熟悉　儿童各年龄期的保健特点。
3. 了解　常见儿童伤害的预防。
4. 培养正确的儿童均衡营养价值观，树立良好的生活习惯；培养儿童自我保护意识，树立正确的生命价值观。

【案例导入】

○ 案例回放：
小王今年大学毕业，刚分到社区卫生服务中心。今天他要跟着李主任去社区进行新生儿家庭访视。

○ 思考问题：
1. 正常足月新生儿访视多少次？分别是什么时间进行访视？
2. 新生儿家庭访视的主要内容有哪些？

第一节　儿童各年龄期的保健

儿童处于不断的生长发育过程中，不同年龄段的儿童之间差异很大。随着儿童体格生长发育的进展，其各器官、系统和身体各部位逐渐长大，身体各部分比例和器官位置会发生一定的变化。不同年龄儿童生理生化正常值不同。儿童的生长发育是个连续渐进的动态过程，不同的年龄段有不同的特点，根据解剖、生理和心理的发育特点，将儿童年龄划分为胎儿期、新生儿期、婴儿期、幼儿期、学龄前期、学龄期、青春期七个时期。

一、胎儿期特点与保健

（一）胎儿期特点

胎儿期是指从受精卵形成到胎儿出生，共40周。胎儿期的特点是胎儿完全依赖母体而生存，孕母的健康状况对胎儿的存活和生长发育起着非常关键的作用，感染、创伤、毒品、药物滥用、营养不良、放射性物质等都可影响胚胎和胎儿的正常发育，导致流产、早产、死胎、宫内发育不良等问题。因此，应做好孕前和孕期保健，从而保证胎儿的正常发育。

（二）胎儿期保健

胎儿的发育与孕母的躯体健康、营养状况、疾病、生活环境和情绪等密切相关，所以胎儿期的保健也是孕母的保健，从而保护胎儿在母体健康生长、安全出生。

1. 预防遗传性疾病与先天畸形

提倡和普及男女婚前进行遗传咨询和检查，禁止近亲结婚；避免接触放射线、烟、酒以及铅、汞、苯、有机磷农药等化学毒物。患有心源性疾病、肾源性疾病、糖尿病、甲状腺功能亢进症、结核病等慢性疾病的孕母应该在医生指导下进行治疗，注意孕期用药安全，避免药物致畸。对高危产妇应定期进行产前检查，必要时及时就医。烟草、酒精对胚胎发育的各个阶段都有明显的毒性作用，容易引起流产、早产和胎儿畸形，有吸烟、饮酒习惯的妇女必须戒烟戒酒，远离吸烟环境，避免二手烟。

2. 预防感染

弓形虫、风疹病毒、巨细胞病毒及疱疹病毒是引起宫内感染的常见病原体，会导致胎儿畸形、死亡、早产，应采取预防措施，以免造成胎儿畸形和宫内发育不良。分娩时应避免产道感染而影响新生儿健康。

3. 均衡营养、合理膳食

妊娠期是生命的起始阶段，营养作为最重要的环境因素，对母子双方的近期和远期健康都将产生至关重要的影响。孕期胎儿的生长发育、母体乳腺和子宫等生殖器官的发育，以及为分娩后乳汁分泌进行必要的营养储备，都需要额外的营养。因此，妊娠各期妇女膳食应在非孕妇女的基础上，根据胎儿生长速率及母体生理和代谢的变化进行适当的调整。

叶酸对预防神经管畸形和高同型半胱氨酸血症，促进红细胞成熟和血红蛋白合成极为重要，除常吃含叶酸丰富的食物外，还应补充叶酸。为预防早产、流产，满足孕中期血红蛋白合成增加和胎儿铁储备的需要，孕期应常吃含铁丰富的食物，铁缺乏严重者可在医生指导下适量补铁。碘是合成甲状腺素的原料，是调节新陈代谢和促进蛋白质合成的必需微量元素，除选用碘盐外，每周还应摄入1～2次含碘丰富的海产品。孕早期应维持孕前平衡膳食，如果早孕反应严重，可少食多餐，选择清淡或适口的膳食，保证摄入含必要量碳水化合物的食物，以预防酮血症对胎儿神经系统的损害。

孕早期胎儿生长发育速度相对缓慢，所需营养与孕前无太大差别。孕中期开始，胎儿生长发育逐渐加速，母体生殖器官的发育也相应加快，对营养的需要增大，应合理增加食物的摄入量，孕期妇女的膳食仍是由多样化食物组成的营养均衡的膳食。自孕中期开始，胎儿生长速率加快，应在孕前膳食的基础上，增加奶类200g/d，动物性食物（鱼、禽、蛋、瘦肉）孕中期增加50g/d，孕晚期增加125g/d，以满足对优质蛋白质、维生素A、钙、铁等营养素和能量增加的需要。建议每周食用2～3次鱼类，以提供对胎儿脑发育有重要作用的 n-3 系的长链多不饱和脂肪酸。体重增长是反映孕妇营养状况的最实用的直观指标，与胎儿出生体重，妊娠并发症等妊娠结局密切相关，为保证胎儿正常生长发育，孕期体重增加应保持在适宜的范围。

二、新生儿期特点与保健

(一) 新生儿期特点

新生儿期是指从胎儿娩出后脐带结扎开始,至出生后28天,属于婴儿期的一个阶段。新生儿期的特点是胎儿脱离母体开始独立生活,内外环境发生了巨大变化,其生理调节和适应能力还不成熟。新生儿期的发病率(如早产儿、缺氧、产伤、先天畸形等)和死亡率与其他阶段相比均较高。新生儿死亡率是衡量一个国家和地区的卫生水平、评价妇幼卫生工作的一项重要指标。所以,应加强新生儿保暖、消毒隔离、喂养、清洁卫生,进行先天性遗传代谢性疾病及听力的筛查等。

(二) 新生儿期保健

新生儿从完全依赖母体生活的宫内环境到宫外环境生活,需要经历一段时间的调整才能适应宫外环境。新生儿期,特别是生后1周内的新生儿发病率和死亡率极高,婴儿死亡中约2/3是新生儿,1周内的死亡率占新生儿的70%左右。所以,新生儿保健是儿童保健的重点,而生后1周内的新生儿保健更是重中之重。

1. 出生时的护理

产房室温保持在25~28℃,新生儿娩出后迅速清理口鼻内黏液,保证呼吸道通畅。严格消毒、结扎脐带。记录出生时评分、体温、呼吸、心率、体重和身长。评估正常者可与母亲同室,尽早开奶,生后2周是建立母乳喂养的关键时期,产后1h内应帮助新生儿尽早实现第一次吸吮,对成功建立母乳喂养十分重要;评估为高危的新生儿应及时送入新生儿重症监护室。

2. 新生儿居家保健

新生儿居室应阳光充足,通风良好,保持空气新鲜,居室的温度冬季宜保持在20~22℃,湿度以55%为宜,无条件者可用热水袋保暖,夏季应避免室温过高。衣服应色浅、宽松、柔软、易穿、易脱,宽松的衣服可以保持双下肢屈曲姿势,有利于髋关节的发育,四肢可自由活动。指导母亲正确的哺乳方式以维持良好的乳汁分泌,满足新生儿生长所需。母乳不足或者无法进行母乳喂养的婴儿,应指导母亲进行科学人工喂养方法。新生儿皮肤娇嫩,应每天洗澡保持皮肤清洁,根据室温选择合适的衣服与尿布。父母应多与婴儿说话、抚摸、拥抱婴儿以交流感情。可以对新生儿进行皮肤按摩,促进新生儿的循环、呼吸、消化、肌肉的发育,使新生儿保持愉悦的情绪,这也是父母与新生儿之间很好的情感交流方式。

3. 预防疾病、意外伤害和慎用药物

新生儿应每天沐浴,水温为38~40℃,使用温和无刺激性的沐浴露,应特别注意保持脐带残端清洁和干燥,脐带未脱落前可在洗澡后用75%酒精消毒。选用柔软、浅色、吸水性强的棉质衣物、尿布,便后温水清洗臀部并擦干,尿布要勤洗勤换,防止尿布性皮炎的发生。如颈部、腋下、腹股沟、臀部等部位皮肤潮红时,可用鞣酸软膏涂抹。加强新生儿用具消毒,成人护理新生儿前要洗手消毒,避免交叉感染。患有呼吸道或消化道感染、皮肤病及其他传染病者,不得接触新生儿。注意防止因被褥蒙头、乳房堵塞口鼻等造成的新生儿窒息等意外。及时接种乙肝疫苗和卡介苗,出院回家前应进行新生儿先天遗传代谢病筛查和听力筛查。新生儿肝功能不成熟,某些药物在体内代谢率低,容易蓄积发生不良反应。因此,哺乳期母亲用药应考虑乳汁中药物对新生儿的影响。

三、婴儿期特点与保健

（一）婴儿期特点

婴儿期是指从出生后至 1 周岁之前。这个阶段儿童主要食品是乳汁，所以又称乳儿期。婴儿期的特点是生长发育最迅速，一年中身长增加 50%，体重增加 2 倍，是出生后体重增长最快的时期，是第一个生长高峰。

婴儿期生长速度快，需要营养素丰富的食物，但其消化功能尚不完善，所以容易患消化紊乱、腹泻、营养不良等疾病，应提倡母乳喂养，并进行合理的营养指导。这个阶段来自母体的免疫抗体逐渐消失，自身免疫系统尚未完全成熟，抗感染能力弱，易患传染病和感染性疾病，应按时进行预防接种，完成基础免疫程序。婴儿期是视觉、情感、语言发育的关键期，也是感知觉、行为发育的快速期。这个阶段婴儿脑发育很快，1 周岁时已开始学习走路，接触周围事物范围扩大，并能听懂一些话和有意识地发几个音。

（二）婴儿期保健

婴儿期保健的重点是提倡母乳喂养、及时添加辅食、实施预防接种、预防感染、早期发现各类发育迟缓，进行残疾筛查和早期干预。良好的生活习惯培养和心理卫生的养成需要从这个阶段开始。

提倡母乳喂养、及时合理地添加辅食，采用合理的断奶方法。婴儿期对能量和营养素的需要高于其他任何时期。但婴儿消化器官和排泄器官发育尚未成熟、功能不健全，对食物的消化吸收能力及代谢废物的排泄能力仍较低。母乳既可提供优质、全面、充足和结构适宜的营养素，满足婴儿生长发育的需要，又能适应其尚未成熟的消化能力，并促进其器官发育和功能成熟。此外，婴儿需要完成从宫内依赖母体营养到宫外依赖食物营养的过渡，来自母体的乳汁是完成这一过渡最好的食物，母乳喂养能满足婴儿 6 月龄内全部液体、能量和营养素的需要，母乳中的营养素和多种生物活性物质构成一个特殊的生物系统，为婴儿提供全方位呵护，使其在离开母体保护后能顺利地适应大自然的生态环境，健康成长。母乳中适宜水平的营养既能提供婴儿充足而适量的能量，又能避免过度喂养，使婴儿获得最佳的、健康的生长速率，为一生的健康奠定基础。因此，婴儿 6 月龄内应纯母乳喂养，无需给婴儿添加水、果汁等液体和固体食物，以免减少婴儿的母乳摄入，进而影响母亲乳汁分泌。

从 6 月龄起，在合理添加其他食物的基础上，继续母乳喂养至 2 岁。对于 6 月龄以后的婴儿，母乳仍然是重要的营养来源，但单一的母乳喂养已经不能完全满足其对能量以及营养素的需求，必须引入其他营养丰富的食物。与此同时，婴儿胃肠道等消化器官的发育、感知觉以及认知行为能力的发展，也需要其有机会通过接触、感受和尝试，逐步体验和适应多样化的食物，从被动接受喂养转变到自主进食。这一年龄段要顺应婴幼儿需求喂养，有助于健康饮食习惯的形成，并具有长期而深远的影响。适宜的营养和喂养不仅关系到近期的生长发育，也关系到长期的健康。

此期应养成良好进食习惯，进食量根据儿童的自愿，不要强行喂食。培养定时、定位、自己用餐，不偏食、不挑食、不吃零食，饭前洗手，培养用餐礼貌。在婴儿新食物引入过程中，避免或减少食物过敏的发生。婴儿食物过敏常表现为皮肤、消化道和呼吸系统症状，以皮肤改变为主，湿疹最多见，有时婴幼儿对食物过敏的反应仅表现一种保护性拒食行为。常见的致敏食物有牛奶、鸡蛋，其次为花生、大豆、鱼和橘子。有学者发现在牛奶、鸡蛋、花生三种最常见的致敏食物中，花生过敏最严重，持续时间最长。

坚持户外活动，进行空气浴、日光浴、被动操和主动操，增强体质，有利于婴儿生长发育。2～6个月婴儿可以做婴儿被动操，每天1～2次。婴儿被动操是由成人给婴儿做四肢伸屈运动，可改善血液循环，促进婴儿大运动的发育。6～12个月婴儿大运动开始发育，可训练婴儿爬、坐、仰卧起身、扶站、双手取物等动作，以促进婴儿运动的发育和智力的发展。

培养婴儿良好的生活能力，养成有规律的睡眠习惯。儿童居室应安静，光线应柔和，睡前避免过度兴奋，儿童应有自己相对固定的作息时间，保证充足的睡眠时间。训练婴儿按时大小便，1岁左右儿童已经可以表示便意。

预防意外伤害的发生。婴幼儿居室的窗户、楼梯、睡床、阳台等应安置栏杆，防止从高处跌落和坠床。注意防止食物、纽扣、果核、硬币等异物吸入气管。让儿童远离厨房，避免热油、热汤、开水等烫伤。室内电器、电源等应有防触电的安全装置。家长要妥善存放和保管易燃品、易伤品。

促进运动、语言、认知、情绪的发展。父母应多与婴儿说话，抚摸、拥抱和陪伴婴儿有利于情感交流。婴儿正常的、愉悦的情感需要父母的关爱和积极参与，父母及时满足婴儿的需要，婴儿会有安全感，否则会焦虑不安和恐惧。父母多关爱婴儿，避免不良习惯的形成。

按时进行预防接种。

定时进行健康检查，监测儿童生长发育状况，做好常见病、多发病、传染病的防治工作。

四、幼儿期特点与保健

（一）幼儿期特点

幼儿期是指从1周岁至满3周岁之前。幼儿期的特点是体格生长发育速度较前相对减缓，智能发育较快，语言思维及自我意识发展迅速。幼儿脑功能发育已较成熟，自我进食欲望强，可以自己用匙进食，但抛洒多。可自由行走、跑、跳、上下楼，活动范围扩大，好奇心增强，接触社会及事物增多，社会性明显发展。幼儿探索性行为多，对危险的识别和自我保护的能力有限，意外伤害发生率非常高，应格外注意防护。幼儿注意力持续较短而且容易分散，能听完短小的故事，可重复听过的故事，唱短歌谣，是语言表达的关键期。幼儿期是个性形成的关键期，自我意识形成，表现"自己来"的意志行为，会与家长的意图相违背。

消化系统功能仍不完善，对营养的需求量仍然相对较高，断乳和转乳期食物添加须在此期进行，饮食由乳类向成人饮食过渡，营养障碍性疾病多见，适宜的喂养仍然是保持正常生长发育的重要环节，加强断奶后的营养和喂养指导。免疫功能仍未发育成熟，感染性和传染性疾病的发病率仍较高，应加强预防接种，同时应定期进行体格检查，合理安排生活日程，培养良好的卫生习惯。

（二）幼儿期保健

幼儿的活动逐渐范围扩大，主动观察、认知、进行社交活动的机会逐渐增多。幼儿自我意识得到了进一步的发展，对周围环境好奇心更强，喜欢模仿，但容易被家长过分呵护而抑制其独立能力的发展。幼儿期个性的发展是学龄期儿童的自信、勤奋或依赖、退缩心理状态的基础。

1. 进行早期教育

重视与幼儿的语言交流，幼儿通过游戏、讲故事、唱歌等活动学习语言。可以选择促进小肌肉动作协调发育的玩具，如球、拖拉车、木马、滑梯等；形象玩具如积木、娃娃、听诊器、炊具可发展幼儿的想象能力和思维能力。家长应有目的、有计划地进行早期教育，促进幼儿心理行为的发展。

2. 合理安排生活，培养幼儿良好的卫生习惯和独立生活能力

2~3岁幼儿大脑皮质的控制功能发育较完善，幼儿可逐渐自己控制排便。培养幼儿独立生活能力，养成良好的生活习惯，为适应幼儿园生活作准备，如睡眠、进食、沐浴、游戏、户外活动等。幼儿注意力持续时间短，安排学习活动不宜过长。

3. 儿童饮食指导

幼儿每天应摄入350~500mL乳类，不能继续母乳喂养的2岁以内幼儿可选择配方奶。注意膳食品种多样化，提倡自然食品、均衡膳食，每天应摄入1个鸡蛋、50g动物性食物、100~150g谷物、150~200g蔬菜、150~200g水果、20~25g植物油。幼儿应进食质地稍软、少盐易消化的家常食物，避免给幼儿吃油炸食品，少吃快餐，少喝甜饮料。12月龄的幼儿应该开始练习自己用餐具进食，培养幼儿的独立能力和正确反应能力。1~2岁幼儿应分餐进食，鼓励自己进食，2岁后的儿童应独立进食。应定时、定点、定量进餐，每次进餐时间为20~30min。进食过程中应避免边吃边玩、边看电视，不要追逐喂养，不使用奶瓶喝奶。家长的饮食行为对幼儿有较大影响，避免强迫喂养和过度喂养，预防儿童拒食、偏食和过食。家长少提供高脂、高糖食物、快餐食品、碳酸饮料及含糖饮料。幼儿食物宜单独加工，烹制以蒸、煮、炖、炒为主，注意食物的色、香、味。可让儿童参与食物制作过程，提高儿童对食物的兴趣。根据季节和儿童活动量决定饮水量，以白开水为好，以不影响幼儿奶类摄入和日常饮食为度。家人围坐就餐是儿童学习自主进食的最佳方式，应为儿童提供轻松、愉悦的良好进餐环境和气氛，避免嘈杂的进餐环境，避免进餐时恐吓、训斥和打骂儿童。

婴幼儿食物的制备与保存过程需保证食物、食具、水的清洁和卫生。在准备食物和喂食前，儿童和看护人均应洗手，给儿童提供新鲜的食物，避免食物被污染。禽畜肉类、水产品等动物性食物应保证煮熟，以杀灭有害细菌。剩余食物再食时宜加热避免污染，加热固体食物应彻底、液体食物应煮沸。

4. 定期进行健康检查，预防营养不良、单纯肥胖等疾病

家长配合医生，继续用生长曲线监测儿童身高生长速度，发现问题及时解决。注意维生素D的补充，坚持户外活动，进行空气浴、日光浴。加强断奶后的营养指导，注意口腔卫生，定期进行预防接种，以降低幼儿期常见病、多发病、传染病的发病率。

5. 注意安全、防止意外发生

避免给3岁以下儿童提供容易引起窒息和伤害的食物，如小圆形糖果和水果、坚果、果冻、爆米花、口香糖，以及带骨刺的鱼和肉等，防止异物吸入，引起窒息。因幼儿已可自由行走，好奇心强，不宜让幼儿独自外出或留在家中，以免发生意外。监护人应注意避免幼儿活动环境与设施中有致幼儿烫伤、跌伤、溺水、触电的危险因素。

五、学龄前期特点与保健

（一）学龄前期特点

学龄前期是指从3周岁至6~7岁入小学前。学龄前期的特点是体格生长稳步增长但速度减慢，智能发育增快，理解能力、语言表达能力增强，求知欲、好奇心、模仿性和可塑性强，自我意识快速发展，伙伴关系开始发展，应重视学前教育。学龄期儿童脑发育接近成人，动作发育协调，语言、想象力成熟，词汇量增加。情绪开始符合社会规范，社会情感开始发展，逐步产生道德感、美感和理智感。随着思维、语言和社会情感的发展和教育的作用，理性意志（自觉、坚持、自制力等）开始萌芽，个性逐渐形成，性格特点及情绪稳定性进一步分化，此期个性仍有一定可塑性，当儿童主动行为失败后会产生失望和内疚。成人的态度对发展学龄前期儿童自信心非常重要。这个阶段儿童注意力保持较幼儿时间长。

（二）学龄前期保健

学龄前期儿童智力发展快、独立活动范围进一步扩大，是儿童生长发育的关键时期。保证充足的、合理的营养，注意口腔卫生，每天的进食可安排3餐主食、2～3次乳类与营养点心，餐间控制零食。家长负责为儿童提供安全、营养、易于消化和美味的健康食物，允许儿童决定进食量，规律进餐，让儿童体验饥饿感和饱足感。这个阶段也是良好饮食习惯培养的关键时期。家长要有意识地培养孩子规律就餐、自主进食、不挑食的饮食习惯。为适应学龄前儿童心理发育，鼓励儿童参加家庭食物选择或制作过程，增加儿童对食物的认识和喜爱。

与成人相比，学龄前儿童对各种营养素需要量较高，消化系统尚未完全成熟，咀嚼能力仍较差，因此其食物的加工烹调应与成人有一定的差异。

坚持户外活动，加强体育锻炼、增强儿童体质，户外活动有利于学龄前儿童身心发育和人际交往能力。

通过游戏、讲故事、唱歌等方式培养儿童遵守规则和与人交往的能力。注意培养儿童的想象力和创造力。特别注意防止溺水、外伤、误食药物、食物中毒等意外伤害的发生。每年进行1～2次体格检查，积极开展弱视、斜视、弱听、龋齿、缺铁性贫血等常见病的防治工作。

六、学龄期特点与保健

（一）学龄期特点

学龄期是指从入小学（6～7岁）至青春期前。学龄期的特点是体格生长稳步增长，但相对较慢，到学龄期末，除生殖系统外，各器官系统均与成人接近。认知能力逐渐完善，智能发育更加成熟，可接受系统的文化学习，是接受教育的重要时期。

（二）学龄期保健

保证充足的睡眠，安排有规律的生活、学习和锻炼，端正坐、立、行姿势，学习交通规则和意外伤害的防范知识，注意防治近视、龋齿、心理和行为问题。

儿童进入学校教育阶段，生长发育迅速，两性特征逐步显现，学习和运动量大，对能量和营养素的需要相对高于成年人。学龄儿童生理、心理发展逐步成熟，膳食模式已经成人化，充足的营养是儿童少年智力和体格正常发育的物质保障。形成良好饮食习惯、运动爱好等仍需要加强引导、培养和逐步完善。

学龄儿童的消化系统结构和功能还处于发育阶段。一日三餐的合理和规律进食是培养健康饮食行为的基本。家庭、学校和社会要积极开展饮食教育，及时纠正饮食行为的偏差。养成良好的饮食习惯，保证营养齐全，并且做到清淡饮食。饮食应规律、多样化，要经常吃含钙丰富的奶及奶制品、豆制品，促进骨骼的发育和健康。经常吃含铁丰富的食物，经常进行户外活动以促进皮肤合成维生素D，有利于钙的吸收和利用。一日三餐的时间应相对固定，做到定时定量，要少吃高盐、高糖、高脂肪的快餐。每天吃早餐，并保证早餐的营养充足。家长应该与孩子一起共同营造轻松快乐的就餐环境，享受家人、朋友、同学团聚的快乐。在进餐过程中，保持心情愉快，不要在进餐时批评孩子，以促进食物更好地消化吸收，享受食物味道和营养。愉悦的进餐环境还需要保持室内整洁、光线充足、空气流通、温度适宜、餐桌与食具清洁美观等。合理选择零食，不喝或少喝含糖饮料，不能用饮料替代水，不偏食、不节食、不暴饮暴食。

学龄儿童的营养应均衡，以保持适宜的体重增长。偏食挑食和过度节食会影响儿童青少年健康，容易出现营养不良。暴饮暴食在短时间内会摄入过多的食物，加重消化系统的负担，增加发生超重肥胖的风险。超重肥胖不仅影响学龄儿童的健康，更容易延续到成年期，增加慢性病的危险。

制订适合学龄儿童生理特点的作息时间表和运动计划，保证学习、运动和睡眠时间。培养运动兴趣，将运动生活化，如上下学步行、参加家务劳动等。充分利用在校期间的课间活动或和体育课等时间，在户外阳光下活动。充足、规律和多样的身体活动可强健骨骼和肌肉、提高心肺功能、降低慢性病的发病风险。要尽可能减少久坐少动和视屏时间，开展多样化的身体活动，保证每天至少活动 60min，每周至少 3 次高强度的身体活动、3 次抗阻力运动和骨质增强型运动。

七、青春期特点与保健

（一）青春期特点

青春期是指从第二性征出现到生殖功能基本发育成熟、身高停止增长的时期。女孩一般比男孩早 2 年左右，女孩从 11~12 岁开始到 17~18 岁，男孩从 13~14 岁开始到 18~20 岁，但个体差异较大，也有种族的差异。青春期的特点是体格生长发育再次加速，出现第二次高峰，第二性征和生殖系统迅速发育，并逐渐成熟，性别差异明显，女孩出现月经，男孩发生遗精，并经历复杂的生理、心理变化。神经内分泌调节功能不稳定，容易发生内分泌紊乱性疾病和心理行为障碍。这个阶段骨骼正在生长发育，长期学习、走路姿势不对，容易造成胸廓、脊柱发育畸形。青春期学生逻辑思维发育成熟，求知欲强，容易出现叛逆。

（二）青春期保健

这个阶段常见的疾病有月经不调、痛经、痤疮、结核病、肥胖症、贫血等。此期保健重点是保证充足的营养，加强体格锻炼，加强生理心理卫生和性知识教育，加强道德品质和法律知识教育，树立正确的人生观，促进体格、体质、心理和智力的健康发育。供给充足的营养，合理安排生活，加强体育锻炼；提供适宜条件，培养良好的学习习惯；学校做好卫生保健工作，进行正确的心理教育和性教育，以使其在生理和心理上有正确的认识。树立科学的健康观念和体型认知，正确认识体重的合理增长以及青春期体型变化。积极的身体锻炼有利于生长发育、预防肥胖、减少近视，提高学习效率、促进心理健康。

有些青春期女生为了追求苗条体型而盲目节食，会导致新陈代谢紊乱，严重者甚至死亡。家长和学校要对青春期女生加强引导，树立正确的体型认知，适应青春期体型变化，保持体重的合理增长。如因过度节食出现消瘦或其他疾病时应及时就医。已经超重肥胖的儿童，在保证正常生长发育的前提下，调整膳食结构、控制总能量摄入，减少高脂肪、高能量食物的摄入；做到食物多样，适当多吃杂粮、蔬菜、水果、豆制品；同时矫正不健康行为，合理安排三餐，避免零食和含糖饮料；同时，逐步增加运动频率和强度，养成运动生活化的习惯，减少久坐活动。

第二节　儿童生长发育指标及评价

儿童区别于成人最重要的特点是生长发育。生长发育包括体格发育和心理精神发育两部分。生长是指身体各器官、各系统的增长和形态变化，可以通过相应的测量值来表示，是量的变化；发育是指细胞、组织、器官功能上的分化和成熟，是质的变化。生长发育包含着机体质和量两方面发育（成熟）过程的动态变化，它们虽不是相同的过程，也不是相互独立的过程，它们相互依存，密不可分，生长是发育的物质基础，而发育的成熟状况可以反映生长的量的变化。儿童在生长发育的过程中都遵循一定的规律。

一、儿童生长发育的规律和影响因素

（一）儿童生长发育规律

1. 生长发育的连续性和阶段性

生长发育在整个儿童时期不断进行，但各年龄阶段生长发育的速度不同。一般年龄越小，体格生长越快。如体重和身长在生后第1年，尤其是前3个月增长很快，是第一个生长高峰，第2年后生长速度逐渐减慢，至青春期生长速度再次加快，出现第二个生长高峰。

2. 各系统器官发育不平衡

人体各系统器官发育顺序遵循一定规律，有各自的生长特点。如神经系统发育较早，出生后头2年内的发育较快；淋巴系统在儿童期生长迅速，青春期前达到高峰，随后缓慢下降到成人水平；生殖系统发育较晚，在青春期前开始加速，随后逐渐成熟；皮下脂肪在年幼时较发达；肌肉组织到学龄期才加速发育；心、肝、肾等器官的增长，基本与体格生长平行。各系统的发育不均衡，但统一协调，各系统的生长发育并非孤立地进行，而是互相影响、互相适应的。因此，任何对机体作用的因素都可能影响多个系统。

3. 生长发育的一般规律

生长发育遵循以下规律：①由上到下：先抬头、后抬胸，再会坐、立、行。②由近到远：从臂到手、从腿到脚。③由粗到细：从全掌抓握到手指拾取。④由简单到复杂：先画直线后画圆。⑤由低级到高级：先会看、听、感知事物发展到记忆思维、分析及判断事物。

4. 生长发育的个体差异性

儿童生长发育虽然遵循一定的规律，但在一定程度上受到遗传、性别、营养、环境、教育等因素的影响，存在着个体差异，每个人的生长发育不完全相同。因此，儿童的生长发育水平有一定的正常范围，正常值不是绝对的，评价时需考虑各种因素对个体的影响。

（二）影响儿童生长发育规律的因素

1. 遗传

父母双方的遗传因素影响儿童生长发育的轨迹、特征及趋向。如身高、体型、皮肤、毛发的颜色等均与遗传有关，遗传代谢性疾病、内分泌障碍、染色体畸形等对生长发育均有影响。

2. 性别

男女生长发育特点不同。女童青春期开始较男童约早2年，男童青春期虽开始较晚，但延续的时间比女童长，所以体格生长最后还是超过女童。女童骨化中心出现较早，骨骼较轻，肩距较窄，骨盆较宽，皮下脂肪丰满，而肌肉却不如男童发达；女童语言和运动的发育较男童略早。因此，评价儿童生长发育的男女标准不同。

3. 营养

营养是儿童生长发育的物质基础，年龄越小，受营养的影响越大。无论是宫内还是出生后缺乏营养均会影响体格和脑的发育，甚至会造成机体免疫、内分泌及神经调节等功能低下。营养过剩也不利于机体的发育。

4. 疾病

疾病对儿童生长发育的影响十分显著。急性感染常使体重减轻，慢性疾病则影响体重和身高的增长。内分泌疾病常导致骨骼生长和神经系统发育迟缓，先天性疾病如先天性心脏病可造成生长迟缓。

5. 母亲情况

胎儿在宫内的发育受孕母生活环境、情绪、营养和疾病等各种因素的影响。如母亲妊娠早期的病毒感染可导致胎儿先天畸形；母亲妊娠早期接受药物、放射线辐射、环境毒物污染和精神创伤等均可使胎儿发育受阻。母亲妊娠期严重营养不良可引起流产、早产和胎儿发育迟缓。母亲受教育程度也会对儿童发育产生影响。受教育程度高的母亲，掌握更多的优育知识，使孩子出生后能更加健康地成长。受教育程度高的母亲对孩子的身体状况更为关注，她们能从多种途径去获得养育孩子的科学知识并运用于实践，自觉地摒弃传统的养育陋习，积极地预防和治疗孩子的疾病。

6. 家庭和社会环境

良好的居住环境，如阳光充足、空气新鲜、水源清洁、无噪声、居住条件舒适，良好的生活习惯、科学的护理、良好的教养、体育锻炼和完善的医疗保健服务等，都是促进儿童生长发育达到最佳状态的重要因素。

二、儿童体格生长发育常用指标

（一）体重

体重是身体各器官、系统及体液的总重量，是最易获得的反映儿童生长与营养状况的指标，也是临床计算药量、静脉补液量及奶量的重要依据。

新生儿出生体重与胎次、胎龄、性别及宫内营养状况有关。平均男婴出生体重3.3kg，女婴出生体重3.2kg。生后数天内由于摄入不足、水分丢失、胎粪排出，可出现暂时性体重下降，称生理性体重下降，一般下降范围为3%～9%，在生后3～4天下降达最低点，以后逐渐回升，于7～10天恢复到出生时的水平。如果体重下降范围超过10%或至第10天体重依然未恢复到出生时的体重，则为病理状态，应分析其原因。若生后能及时合理喂哺，可减轻或避免生理性体重下降的发生。

体重在生后前3个月增长最快，3个月末时体重约为出生体重的2倍（6kg）。前半年平均每月增长 700g，后半年平均每个月增加 300～400g，1 岁时体重约为出生体重的 3 倍（10kg），2 岁时体重约为出生体重的 4 倍（12～13）kg。2～12 岁体重平均每年增加 2kg。当无条件测量体重时，可按以下公式粗略计算儿童体重：

1～6 个月：体重(kg)＝出生体重＋月龄×0.7

7～12 个月：体重(kg)＝出生体重＋6×0.7＋(月龄－6)×0.4

2～12 岁：体重(kg)＝年龄×2＋8

进入青春期后，儿童生长发育加速，体重猛增，每年可达 4～5kg，持续 2～3 年，呈现第二生长高峰。女孩 12～14 岁、男孩 14～16 岁接近成人体重。儿童的体重可波动在 ±10%，低于 15% 以上，考虑营养不良；高于 20% 以上，考虑肥胖症。

(二) 身高（长）

身高（长）是指头顶到足底的全身长度，是反映骨骼发育的重要指标。身高（长）的增长规律和体重相似，年龄越小，增长越快，也呈现婴儿期和青春期两个高峰。正常新生儿身长平均为 50cm，1 周岁时约为 75cm，前 3 个月增长 11～13cm，与后 9 个月的增长量接近。第 2 年增长稍慢，平均每年增长 10～12cm，故 2 岁时身长约 87cm。2 岁以后的身高（长）增长平稳，平均每年增长 6～7cm。

2～12 岁身高（长）的估算公式为：身高（长）(cm)＝年龄×7＋75

进入青春期身高出现加速，呈现第二个生长高峰（男性较女性晚 2 年），持续 2～3 年。身高（长）的三部分（头、脊柱和下肢）的增长速度并不一致。第 1 年头生长最快，脊柱次之，而青春期身高增长则以下肢为主，故各年龄头、脊柱和下肢占身高（长）的比例各有不同。有些疾病可使身体各部分比例失常，需测量上部量（从头顶至耻骨联合上缘）和下部量（从耻骨联合上缘到足底）来进行比较。

身高（长）的增长与遗传、宫内发育水平、内分泌、营养、运动和疾病等因素有关。短期疾病及营养波动不会明显影响身高（长），但是某些疾病如甲状腺功能减退症、软骨营养不良等可导致身高（长）明显异常。低于正常值 30% 以上为异常。明显的身材异常见于呆小病、侏儒症、软骨发育不全、长期营养不良、严重佝偻病等。

(三) 坐高（顶臀长）

坐高（顶臀长）是头顶到坐骨结节的长度，反映头和脊柱的生长。其增长规律与上部量增长相同。由于下肢增长速度随年龄增加而加快，坐高（顶臀长）占身高（长）的百分数则随年龄而下降，由出生时的 67% 降至 14 岁时的 53%。此百分数显示了身躯上、下部比例的改变，比坐高绝对值更有意义。

(四) 头围

头围是自眉弓上缘经枕骨结节绕头一周的长度，反映脑和颅骨的发育。出生时，正常新生儿的头围平均为 33～34cm，在 1 岁以内增长较快，前 3 个月和后 9 个月都约增长 6cm，故 1 周岁时头围约 46cm。1 岁以后头围增长明显减慢，2 岁时为 48cm，5 岁时约 50cm，15 岁时头围接近成人，54～58cm。头围的测量在 2 岁内最有价值。头围较小（<均值－2SD）提示脑发育不良，头围增长过速往往提示脑积水。

(五) 胸围

胸围是平乳头下缘经肩胛骨下角下缘绕胸一周的长度，反映肺和胸廓的发育程度。出生时，正常新生儿的胸围约32cm，比头围小1～2cm，1岁左右头围与胸围相等，以后胸围逐渐大于头围。1岁至青春期前胸围超过头围的厘米数约等于儿童岁数减1。儿童胸廓发育落后与营养、上肢及胸廓缺乏锻炼、不重视爬行训练等因素有关。

（六）上臂围

上臂围是沿经肩峰与尺骨鹰嘴连线中点绕臂一周的长度，代表上臂骨骼、肌肉、皮下脂肪及皮肤的发育。生后第1年内上臂围增长迅速，1～5岁增长缓慢。因此，在测量体重、身高无条件的地区，可测量上臂围来了解1～5岁儿童的营养状况。评价标准：＞13.5cm为营养良好，12.5～13.5cm为营养中等，＜12.5cm为营养不良。

（七）腹围

腹围是平脐（婴儿以剑突与脐连线中点）水平绕腹周的长度。2岁前腹围与胸围大致相等，2岁后腹围比胸围小。患腹部疾病如有腹水时，需测量腹围。

（八）皮下脂肪

婴儿期脂肪组织较多，1～7岁皮下脂肪逐渐变薄，10岁以后特别是青春期，女孩的脂肪组织是男孩的2倍。皮下脂肪的厚薄反映儿童的营养状况。常用的测量部位有：①腹壁皮下脂肪：在锁骨中线上平脐处，皮褶方向与躯干长轴平行。②背部皮下脂肪：肩胛下角下稍外侧，皮褶方向应自下向上中方向与脊柱成45°角。

三、儿童体格生长发育的评价

（一）体格生长评价方法

1. 均值离差法

适用于正态分布资料，$\overline{X}$是均值，S是标准差，$\overline{X}\pm S$包含68.3%的受检儿童，$\overline{X}\pm 2S$包含95%的受检儿童，$\overline{X}\pm 3S$包含99%的受检儿童，一般认为指标测量值在$\overline{X}\pm 2S$之间的被检儿童为正常儿。

2. 中位数、百分位数法

适用于偏态分布资料。以第50百分位（P_{50}）为中位数，P_{50}相当于均值离差法中的均值，$P_{2.5}$相当于离差法中的均值减2个标准差，$P_{97.5}$相当于离差法中的均值加2个标准差。$P_{2.5}\sim P_{97.5}$包括了全部受检儿童的95%，可以认为指标测量值属正常范围。

3. 生长曲线评价法

将同性别、各年龄组儿童的某项体格生长指标（如身长、体重等）值按均值离差法或百分位数法的等级绘成曲线，制成生长曲线图，将定期连续测量的个体儿童的体格生长指标数值每月或每年点于图上，并绘成曲线与标准曲线作比较，可了解其目前所处发育水平，比较前后数据，可看出其发育趋势和生长速度为正常、向下（下降、增长不足）、向上（增长加速）、或平坦（缓慢、不增），及时发现偏离，分析原因予以干预，这种连续动态测量较单次测量更能说明问题。

4. Z评分法

参考世界卫生组织2006年生长标准数据，利用Z评分指标进行评价。Z评分是指实测值与参考人群中位数之间的差值和参考人群标准差相比，所得比值就是 Z 评分。常用的 Z 评分指标有：

（1）年龄别身高（身长）Z 评分 儿童身高（身长）实测值与同年龄同性别参考儿童身高（身长）中位数之间的差值和参考人群标准差相比，所得比值就是年龄别身高（身长）Z 评分。

（2）年龄别体重 Z 评分 儿童体重实测值与同年龄同性别参考儿童体重中位数之间的差值和同年龄同性别参考儿童体重标准差相比，所得比值就是年龄别体重 Z 评分。

（3）身高（身长）别体重 Z 评分 儿童体重实测值与同性别同身高（身长）儿童体重中位数之间的差值和同性别同身高（身长）儿童体重标准差相比，所得比值就是身高（身长）别体重 Z 评分。

（4）年龄别体重指数（BMI）Z 评分 儿童 BMI 计算值与同年龄同性别儿童 BMI 中位数之间的差值和同年龄同性别儿童 BMI 标准差相比，所得比值就是年龄别 BMI Z 评分，见表 6-1。

表 6-1　5 岁以下儿童生长状况判定的 Z 评分界值

Z 评分	年龄别身高（身长）Z 评分	年龄别体重 Z 评分	身高（身长）别体重 Z 评分	年龄别体重指数（BMI）Z 评分
>3	—	—	肥胖	肥胖
>2	—	—	超重	超重
<-2	生长迟缓	低体重	消瘦	消瘦
<-3	重度生长迟缓	重度低体重	重度消瘦	重度消瘦

（二）体格生长评价内容

体格生长评价包括生长水平、生长速度和匀称程度三个方面。

1. 生长水平

将儿童某一年龄时的某项体格生长指标测量值［如体重、身高（长）、头围等］与参考人群值进行比较（横向比较），即得到该儿童该项体格生长指标在此年龄的生长水平，通常以等级表示，但不能预示其生长趋势。

2. 生长速度

以生长曲线图观察儿童生长速度最简单、直观。这种动态纵向观察，可发现个体儿童自己的"生长轨道"，预示其生长趋势，与参考人群值比较，可及时发现生长偏离。因此，生长速度的评价较生长水平更能真实反映儿童生长情况。生长速度正常的儿童生长基本正常。

3. 匀称程度

评估儿童体格生长指标之间的关系。①体型匀称：以身高（长）的体重与参照人群值比较，反映体型生长的比例关系，即一定身高的相应体重增长范围。②身材匀称：以坐高（顶臀长）/身高（长）的比值与参照人群值比较，反映儿童下肢生长情况，小于或等于参照值即为匀称，否则为不匀称。

四、神经心理发育及评价

神经心理发育是以神经系统的发育为物质基础，尤其是脑的发育，与遗传、环境及教养密切相关。儿童神经心理发育大量反映在日常的行为上，包括感知、运动、语言、情感、思维判断和意志性格等方面，又称为行为发育。神经心理发育异常可能是某些疾病的早期表现，了解儿童神经心理发育的基本规律对于早期诊断疾病有一定的帮助。心理活动包括注意、记忆、思维、想象、情绪、性格等的总和。生后条件反射形成是心理活动开始发育的标志，随年龄增长，心理活动不断发展。了解儿童的心理特征，可促进其心理活动的健康发展。

儿童神经心理发育的水平表现在感知、运动、语言和心理过程等各种能力和性格方面，对这些能力和特征的检查称为心理测试。心理测试仅能判断儿童神经心理发育的水平，没有诊断疾病的意义，不可替代其他学科的检查。常用的方法有筛查性测验、诊断性测验等。

第三节 儿童营养与喂养指导

一、婴儿消化道解剖生理特点

婴儿消化道组成与成人相同，分上消化道与下消化道两部分。上消化道包括口腔、咽、食管、胃、十二指肠；下消化道包括空肠、回肠、盲肠、结肠、直肠。

（一）上消化道

上消化道的主要功能是营养物质的输送及加工。口腔是消化道的起始端，具有咀嚼、消化、吞咽、语言等功能，婴儿口腔黏膜血液循环丰富，唾液腺发育不完善，口底浅，随着年龄增长，唾液腺分泌量增加，吞咽功能差，常出现流涎。食管是消化食物的必经之路，婴儿食管短，呈漏斗状，黏膜弱，腺体少，肌层发育不完善，食管下段括约肌发育不健全，易发生胃食管反流，即临床上常见的溢奶。胃是婴儿消化食物的主要场所之一，胃呈水平位，容积小，足月儿为 25~30mL，10 天增至约 100mL，6 个月达 300mL。水排空时间为 1.5~2h，母乳为 2~3h，牛乳为 3~4h。婴儿胃内消化酶活性低，效果功能差，易出现呕吐腹泻。

（二）下消化道

下消化道的主要功能是营养物质消化、吸收及代谢产物的排出。婴儿消化道中的营养物质大部分在小肠吸收，吸收营养物质的同时，可刺激机体对食物产生免疫耐受，及时添加辅食，可降低婴儿食物过敏的发生率。大肠主要是将消化吸收剩下的食物残渣排出体外。婴儿肠道相对较长，肠系膜软，肠道固定差，易发生肠套叠、肠扭转及不完全性肠梗阻。肠壁通透性高，屏障保护功能差，消化不全产物，肠内毒素，过敏原等容易进入体内，可出现变态反应和全身感染性疾病。

年龄越小，肝相对越大。肝细胞具有强大的再生能力，不易发生肝硬化，但是药物中毒、感染、缺氧等均会导致肝细胞坏死、变性、肿胀、脂肪浸润，影响肝细胞正常功能。生后 3~4 个月时胰腺发育较快，胰液分泌量也较多。大约 1 岁时，为出生时的 3 倍。胰液分泌量也随之增加，到成人时每天可分泌 1~2L。胰液包括胰蛋白酶、糜蛋白酶、羧基肽酶、脂肪酶和淀粉酶。受年龄、环境、疾病等因素影响，各种酶活性不同，易发生消化不良。

（三）肠道菌群

正常胎儿期肠道是无菌的。细菌一般在出生数小时后入侵肠道。喂养方式不同，肠道菌群种类有所差异。纯母乳喂养儿肠道内以双歧杆菌为主。人工喂养儿肠道内双歧杆菌、大肠杆菌、嗜酸杆菌及肠球菌比例大致相等。正常婴儿肠道菌群协调功能弱，易受环境影响而出现菌群失调，常出现消化不良。

（四）正常婴儿粪便

不同年龄排便时间有所差异。母乳喂养婴儿排便时间较人工喂养婴儿偏短。母乳喂养婴儿粪便为膏状，为黄色或金黄色，呈酸性，不臭，每天2~4次，添加辅食后大便次数会减少。人工喂养儿粪便较干燥，为淡黄色或灰黄色，呈中性或碱性，有臭味，每天1~2次，易便秘。混合喂养婴儿粪便与人工喂养婴儿相似，添加辅食后与成人粪便相似，每天1次左右。

二、母乳喂养

世界卫生组织（WHO）对母乳喂养的观点："母乳应是婴儿出生后头6个月的唯一食物，不需要加其他食品、液体，甚至不需要喝水"。母乳是婴儿生长发育过程中最好的天然食物。

（一）母乳的成分

1. 各期母乳成分

妊娠后期与分娩4~5天以内的乳汁为初乳；5~14天为过渡乳；14天以后的乳汁为成熟乳。初乳量少，淡黄色，碱性，每天量15~45mL；初乳含脂肪较少而蛋白质较多（主要要为免疫球蛋白），随哺乳时间延长，蛋白质和矿物质成分减少。各期乳汁中乳糖的含量较恒定。

2. 哺乳过程的乳汁成分变化

每次哺乳过程乳汁的成分亦随时间而变化。如将哺乳过程分为三部分，即第一部分分泌的乳汁脂肪低而蛋白质高，第二部分乳汁脂肪含量逐渐增加而蛋白质含量逐渐降低，第三部分乳汁中脂肪含量最高。

3. 乳量

正常乳母平均每天泌乳量随时间而逐渐增加，成熟乳量可达700~1000mL。一般产后6个月乳母泌乳量与乳汁的营养成分逐渐下降。判断乳量是否充足应以婴儿体重增长情况、尿量多少与睡眠状况等综合判断。

（二）母乳喂养的优点

母乳是婴儿最理想的食物，纯母乳喂养能满足婴儿6月龄以内所需要的全部液体、能量和营养素。

1. 营养丰富

母乳中各营养素比例适宜、利用率高，适合婴儿的需要。①蛋白质、脂肪、碳水化合物的比例为1:3:6，适合婴儿营养的需要。②蛋白质多为乳清蛋白，遇胃酸时凝块较小，利于婴儿的消化；含较多的必需氨基酸，如由半胱氨酸转化的牛磺酸，能促进婴儿神经系统和视网膜的发育。③脂肪颗粒小，含乳脂酶，易消化吸收；不饱和脂肪酸多，有利于大脑发育。④乳糖中90%为乙型乳糖，以及特有的低聚糖，能促进双歧杆菌和乳酸杆菌的生长以及钙镁和氨基酸的吸收。⑤矿物质含量适宜，适合婴儿肾发育水平。钙磷比例为2∶1，易于吸收，较少发生低血钙；微量元素锌、铜、碘较多，尤以初乳中含量高，对生长发育有利；母乳中铁吸收率（49%）高于牛乳（4%），不易发生缺铁性贫血。⑥维生素A和水溶性维生素含量多，仅维生素D含量低。

2. 增强免疫力

母乳喂养的婴儿患消化道呼吸道及全身感染发病率低。①母乳中含有较多的免疫球蛋白、乳铁蛋白和溶菌酶，具有抗微生物作用。免疫球蛋白中以sIgA为多，初乳中最高，能增加消化道和呼吸道黏膜抵抗病原微生物的侵袭；乳铁蛋白对铁有强大螯合力，能抑制大肠埃希菌、大多数需氧菌和白念珠菌的生长；溶菌酶能使革兰阳性细菌破坏并增强抗体的杀菌能力。②母乳中含有大量的免疫活性细胞，85%~90%为巨噬细胞，10%~15%为淋巴细胞，免疫活性细胞释放多种细胞因子发挥免疫调节作用。③母乳中含补体、双歧因子等免疫活性物质。

3. 哺喂方便、经济

母乳的温度及泌乳速度适宜，不易被污染和变质，乳汁量随婴儿的生长而增加，既方便又经济。

4. 增进母婴的情感

母乳喂养时，婴儿与母亲皮肤直接接触，通过母亲的抚摸、对视、温言细语，达到母子间相互了解、熟悉和亲密，并使婴儿获得安全感、信任感和愉悦感，增强母婴间依恋情结，有利于婴儿心理和智力发育。

5. 有益于母亲

哺乳可促进子宫收缩和复原，有利于母亲产后的康复。可降低乳腺癌和卵巢癌的发生率。

（三）母乳喂养的方法

1. 建立良好的母乳喂养需要三个条件

乳母能分泌充足的乳汁、乳母有效的射乳反射、婴儿有效的吸吮反射。

2. 产前准备

保证孕期合理进食，孕期体重增加12~14kg最为合适，这样母亲体内可贮存足够的脂肪，为哺乳提供能量。

3. 乳头保健

孕母在妊娠后期，可每天用清水（忌用肥皂或酒精）擦洗乳头，哺乳后可挤出少量乳汁涂在乳头上，乳汁中的抑菌物质和蛋白质对乳头皮肤具有良好的保护作用。

4. 尽早开奶、按需哺乳

尽早开奶是纯母乳喂养成功的必需要求。泌乳活动是母子双方协同完成的过程。让新生儿尽早、持续地吸吮乳头，有利于刺激乳汁分泌，通过吸吮刺激催乳激素的分泌，进而促进乳腺分泌乳汁。吸吮能帮助新生儿建立和强化吸吮、催乳激素、乳腺分泌三者之间的反射联系,为纯母乳喂养的成功提供保障。生后 2 周是建立母乳喂养的关键时期。产后 1h 内应帮助新生儿尽早实现第一次吸吮,对成功建立母乳喂养十分重要。吸吮反射可有效地刺激乳汁分泌,尽早开奶可以降低新生儿生理性黄疸、低血糖、生理性体重下降的发生率。

5. 促进乳房分泌

哺乳前应先热敷乳房 2～3min,促进乳房血液循环流量,从外侧边缘向乳晕方向按摩乳房,促进乳房泌乳。两侧乳房应交替哺乳。每次哺乳时应喂空一侧乳房,再喂另一侧,下次哺乳则从未喂空的一侧乳房开始。如果一侧乳房奶量就满足婴儿需要,另一侧乳房乳汁应用吸奶器吸出,保证每次哺乳都让乳汁排空。

6. 正确的喂养技巧

①哺乳前准备:等待哺乳的婴儿应是清醒状态、有饥饿感,并已更换干净的尿布。哺乳前让婴儿用鼻推压或舔母亲的乳房,哺乳时婴儿的气味、身体的接触都可刺激乳母的射乳反射。②哺乳方法:每次哺乳前,母亲应洗净双手。正确的喂哺姿势有斜抱式、卧式、抱球式。无论用何种姿势,都应该让婴儿的头和身体呈一条直线,婴儿身体贴近母亲,婴儿头和颈得到支撑,婴儿贴近乳房、鼻子对着乳头。正确的含接姿势是婴儿的下颏贴在乳房上,嘴张得很大,将乳头及大部分乳晕含在嘴中,婴儿下唇向外翻,婴儿嘴上方的乳晕比下方多。婴儿慢而深地吸吮,能听到吞咽声,表明含接乳房姿势正确,吸吮有效。哺乳过程注意母婴互动交流。③哺乳次数:3 月龄内婴儿应按需哺乳。4～6 月龄逐渐定时喂养,每 3～4h 一次,每天约 6 次,可逐渐减少夜间哺乳,帮助婴儿形成夜间连续睡眠能力。但有个体差异,需区别对待。

7. 母亲心情愉快

心情压抑,可抑制泌乳素分泌,使乳腺体血液流量减少,阻碍营养物质进入乳房,从而减少乳汁分泌。刻板地规定哺乳时间,也会致使母亲心情紧张,因此提倡按需哺乳是恰到好处的。保证母亲心情愉快,营养充足,合理的作息时间,均可促进乳汁分泌。

(四) 常见的母乳喂养问题

1. 乳量不足

正常乳母产后 6 个月内每天泌乳量随婴儿月龄增长逐渐增加,成熟乳量平均可达每天 700～1000mL。婴儿母乳摄入不足可出现下列表现:①体重增长不足,生长曲线平缓甚至下降,尤其新生儿期体重增长低于 600g;②尿量每天少于 6 次;③吸吮时不能闻及吞咽声;④每次哺乳后常哭闹不能安静入睡,或睡眠时间小于 1h(新生儿除外)。

若确因乳量不足影响婴儿生长,应劝告母亲不要轻易放弃母乳喂养,可在每次哺乳后用配方奶补充母乳不足。

2. 乳头内陷或皲裂

乳头内陷需要产前或产后做简单的乳头护理,每天用清水(忌用肥皂或酒精之类)擦洗、挤、捏乳头,母亲亦可用乳头矫正器矫正乳头内陷。母亲应学会"乳房喂养"而不是"乳头喂养",大部分婴儿仍可从扁平或内陷的乳头吸吮乳汁。每次哺乳后可挤出少许乳汁均匀地涂在乳头上,乳汁中丰富的蛋白质和抑菌物质对乳头表皮有保护作用,可防止乳头皲裂及感染。

3. 溢奶

(1) 发生原因 小婴儿胃容量较小,呈水平位置,且具有贲门括约肌松弛、幽门括约肌发育较好等消化道的解剖生理特点，使 6 月龄内的小婴儿常常出现溢奶。喂养方法不当导致吞入气体过多或过度喂养亦可发生溢奶。

（2）缓解方法　喂奶后宜将婴儿头靠在母亲肩上竖直抱起，轻拍背部，可帮助排出吞入空气而预防溢奶。婴儿睡眠时宜右侧卧位，可预防睡眠时溢奶而致窒息。若经指导后婴儿溢奶症状无改善，或体重增长不良，应及时转诊。

4. 母乳性黄疸

母乳性黄疸是指纯母乳喂养的健康足月儿或近足月儿生后 2 周后发生的黄疸。母乳性黄疸婴儿一般体格生长良好，无任何临床症状，无需治疗，黄疸可自然消退，应继续母乳喂养。若黄疸明显，累及四肢及手足心，应及时就医。如果单纯血清胆红素水平升高，且无其他病理情况，建议停喂母乳 3 天，待黄疸减轻后，可恢复母乳喂养。停喂母乳期间，母亲应定时挤奶，维持泌乳，婴儿可暂时用配方奶替代喂养。再次喂母乳时，黄疸可有反复，但不会达到原有程度。

5. 母亲外出时的母乳喂养

母亲外出或上班后，应鼓励母亲坚持母乳喂养。每天哺乳不少于 3 次，外出或上班时挤出母乳，以保持母乳的分泌量。母亲外出或母乳过多时，可将母乳挤出存放至干净的容器或特备的乳袋，妥善保存在冰箱或冰包中，不同温度下母乳储存时间，见表 6-2。母乳食用前用温水加热至 40℃ 左右即可喂哺。

表 6-2　不同温度下母乳储存时间

储存条件	最长储存时间
室温（25℃）	4h
冰箱冷藏室（4℃）	48h
冰箱冷冻室（-20℃）	3 个月

6. 不宜母乳喂养的情况

母亲正接受化疗或放射治疗、患活动性肺结核且未经有效治疗、患乙型肝炎且新生儿出生时未接种乙肝疫苗及乙肝免疫球蛋白、HIV 感染、乳房上有疱疹、吸毒等情况下，不宜母乳喂养。母亲患其他传染性疾病或服用药物时，应咨询医生，根据情况决定是否可以哺乳。

7. 部分母乳喂养

母乳与配方奶或其他乳类同时喂养婴儿为部分母乳喂养，母乳与配方奶同时喂养的方法有下列两种。

（1）补授法　6 月龄内婴儿母乳不足时，仍应维持必要的吸吮次数，以刺激母乳分泌。每次哺喂时，先喂母乳，后用配方奶补充母乳不足。补授的乳量根据婴儿食欲及母乳分泌量而定，即"缺多少补多少"。

（2）代授法　一般用于 6 月龄以后无法坚持母乳喂养的情况，可逐渐减少母乳喂养的次数，用配方奶替代母乳。

8. 配方奶喂养

（1）喂养次数　因新生婴儿胃容量较小，生后 3 个月内可不定时喂养。3 个月后婴儿可建立自己的进食规律，此时应开始定时喂养，每 3~4h 一次，每日约 6 次。允许每次奶量有波动，避免采取不当方法刻板要求婴儿摄入固定的奶量。

（2）**喂养方法** 在婴儿清醒状态下，采用正确的姿势喂哺，并注意母婴互动交流。应特别注意选用适宜的奶嘴，奶液温度应适当，奶瓶应清洁，喂哺时奶瓶的位置与婴儿下颌成45°，同时奶液宜即冲即食，不宜用微波炉热奶，以避免奶液受热不均或过烫。

（3）**奶粉调配** 应严格按照产品说明的方法进行奶粉调配，避免过稀或过浓，或额外加糖。

（4）**奶量估计** 配方奶作为6月龄内婴儿的主要营养来源时，需要经常估计婴儿奶的摄入量。3月龄内婴儿奶量500~750mL/d，4~6月龄婴儿为800~1000mL/d，逐渐减少夜间哺乳。

三、食物转化

随着生长发育，消化能力逐渐提高，单纯乳类喂养不能完全满足6月龄后婴儿生长发育的需求，婴儿需要由纯乳类的液体食物向固体食物逐渐转换，这个过程称为食物转化（旧称辅食添加）。食物转化过程是让婴儿适应食物的酸、甜、苦、辣、咸等味道，不仅满足营养需要还要培养婴儿对不同食物的兴趣。

婴儿期若断离母乳，仍需维持婴儿总奶量800mL/d左右。儿童营养需求包括营养素、营养行为和营养环境三个方面，婴幼儿喂养过程的液体食物喂养阶段、泥糊状食物引入阶段和固体食物进食阶段中，不仅要考虑营养素摄入，也应考虑喂养或进食行为，以及饮食环境，使婴幼儿在获得充足和均衡的营养素摄入的同时，养成良好的饮食习惯。在资源缺乏、日常饮食无法满足婴儿营养需要时，可使用营养素补充剂或以大豆、谷类为基质的高密度营养素强化食品。

（一）食物转化开始月龄

建议开始引入非乳类泥糊状食物的月龄为6月龄，不早于4月龄。此时婴儿每次摄入奶量稳定，每次约180mL，生长发育良好，提示婴儿已具备接受其他食物的消化能力。

（二）食物转化种类

1. 第一阶段食物

应首先选择能满足生长需要、易于吸收、不易产生过敏的谷类食物，最好为强化铁的米粉，米粉可用奶液调配；其次引入的食物是根茎类蔬菜、水果，主要目的是训练婴儿的味觉。食物应用勺喂养，帮助训练吞咽功能。

2. 第二阶段食物

7~9月龄逐渐引入婴儿第二阶段食物，包括肉类、蛋类、鱼类等动物性食物和豆制品。引入的食物应以当地食物为基础，注意食物的质地、营养密度、卫生和制作方法的多样性。食物引入顺序，见表6-3。

（三）食物转化方法

婴儿食物转化期是对其他食物逐渐习惯的过程，引入的食物应由少到多，首先喂给婴儿少量强化铁的米粉，由1~2勺到数勺，直至一餐；引入食物应由一种到多种，婴儿接受一种新食物一般需尝试8~10次，3~5天，至婴儿习惯该种口味后再换另一种，以刺激味觉的发育。单一食物逐次引入的方法可帮助及时了解婴儿是否出现食物过敏及确定过敏原。

表 6-3 过渡期食物的引入顺序

月龄(月)	食物性状	种类	餐数 主要营养源	餐数 辅助食品	进食技能
4~6	泥状食物	菜泥、水果泥、含铁配方米粉、配方奶	6次奶(断夜间奶)	逐渐加至1次	用勺喂
7~9	末状食物	稀(软)饭、烂面、菜末、蛋、鱼泥、豆腐、肉末、肝泥、水果	4次奶	1次餐饭 1次水果	学用杯
10~12	软碎食物	稠粥、软饭、烂面、碎肉、碎菜、蛋、鱼肉、豆制品、水果	3次奶	2次餐饭 1次水果	断奶瓶、手抓食、自用勺

注：可在进食后再饮奶，自然形成一餐代替一顿奶，引入的食物不应影响总奶量；食物清淡，无盐，少糖、油；不食用蜂蜜水或糖水，尽量不喝果汁。

(四) 进食技能训练

食物转化有助于婴儿神经心理发育，引入的过程应注意食物的质地和培养儿童的进食技能，如用勺、杯进食可促进口腔动作协调，学习吞咽；从泥糊状食物过渡到碎末状食物可帮助学习咀嚼，并可增加食物的能量密度；用手抓食物，既可增加婴儿进食的兴趣，又有利于促进手眼协调和培养儿童独立进食能力。在食物转化过程中，婴儿进食的食物质地和种类逐渐接近成人食物，进食技能亦逐渐成熟。

(五) 食物转化中易出现的问题

1. 食物喂养方法和时间不当

过早喂养半固体食物，影响母乳铁吸收，胃肠道消化吸收能力差，可增加胃肠炎、食物过敏的发生率；过晚添加食物，就错过味觉、咀嚼功能发育的最佳年龄，易出现进食行为异常，母乳断离困难，导致婴儿体重不增加，营养不良。

2. 营养素及摄入不足

随着婴儿年龄增大，消化功能也逐渐发育成熟，应注意增加能量较高的半固体食物，满足机体代谢及生长发育的需要。避免出现给婴儿过多液量而影响进食。8~9个月的婴儿已可适应能量密度较高的成人固体食物，如经常进食能量密度低的食物，或摄入液量过多，婴儿可表现进食后不满足，体重不增或下降，夜间醒来要求进食。

3. 进食频繁

胃的排空与消化能力紧密相关。一般婴儿一天6餐最有利于形成饥饿的良性生物循环。

4. 喂养困难

适应环境困难、敏感体质的婴儿常常有不规律的进食时间，表现喂养困难。

第四节 新生儿家庭访视

一、意义

新生儿保健重点是预防出生时缺氧、窒息，预防低体温和感染的发生。新生儿家庭访视是新生儿保健的重要形式，目的是通过定期对新生儿进行健康检查，宣传科学育儿知识，指导家长做好新生儿喂养、护理和疾病预防，并早期发现异常和疾病，及时处理和转诊，以降低新生儿患病率和死亡率，促进新生儿健康成长。

二、服务对象

辖区内居住的新生儿。

三、内容与方法

（一）访视次数

1. 正常足月新生儿

访视次数不少于 2 次。

（1）首次访视 在出院后 7 天之内进行。如发现问题，应酌情增加访视次数，必要时转诊。

（2）满月访视 在出生后 28～30 天进行。新生儿满 28 天后，结合接种乙肝疫苗第二针，在乡镇卫生院、社区卫生服务中心进行随访。

2. 高危新生儿

根据具体情况酌情增加访视次数，首次访视应在得到高危新生儿出院（或家庭分娩）报告后 3 天内进行。符合下列高危因素之一的新生儿为高危新生儿。

（1）早产儿（胎龄＜37 周）或低出生体重儿（出生体重＜2500g）。

（2）宫内、产时或产后窒息儿，缺氧缺血性脑病及颅内出血者。

（3）高胆红素血症。

（4）新生儿肺炎、败血症等严重感染。

（5）新生儿患有各种影响生活能力的出生缺陷（如唇裂、腭裂、先天性心脏病等）以及遗传代谢性疾病。

（6）母亲有异常妊娠及分娩史、高龄分娩（≥35 岁）、患有残疾（视、听、智力、肢体、精神）并影响养育能力者等。

（二）访视内容

1. 问诊

（1）孕期及出生情况 母亲妊娠期患病及药物使用情况，孕周、分娩方式，是否双（多）胎，有无窒息、产伤和畸形，出生体重、身长，是否已做新生儿听力筛查和新生儿遗传代谢性疾病筛查等。

（2）一般情况 睡眠、有无呕吐、惊厥，大小便次数、性状及预防接种情况。

（3）喂养情况 喂养方式、吃奶次数、奶量及其他存在问题。

2. 体格测量

（1）体重 ①测量前准备：每次测量体重前需校正体重计零点。新生儿需排空大小便，脱去外衣、袜子、尿布，仅穿单衣裤，冬季注意保持室内温暖。②测量方法：称重时新生儿取卧位，新生儿不能接触其他物体。记录时需除去衣服重量。体重记录以千克（kg）为单位，至小数点后 2 位。

（2）体温 ①测量前准备：在测量体温之前，体温表水银柱在 35℃以下。②测量方法：用腋表测量，保持 5min 后读数。

3. 体格检查

(1) **一般情况** 精神状态，面色，吸吮，哭声。

(2) **皮肤黏膜** 有无黄染、发绀或苍白[口唇、指（趾）甲床]、皮疹、出血点、糜烂、脓疱、硬肿、水肿。

(3) **头颈部** 前囟大小及张力，颅缝，有无血肿，头颈部有无包块。

(4) **眼** 外观有无异常，结膜有无充血和分泌物，巩膜有无黄染，检查光刺激反应。

(5) **耳** 外观有无畸形，外耳道是否有异常分泌物，外耳郭是否有湿疹。

(6) **鼻** 外观有无畸形，呼吸是否通畅，有无鼻翼扇动。

(7) **口腔** 有无唇腭裂，口腔黏膜有无异常。

(8) **胸部** 外观有无畸形，有无呼吸困难和胸窝凹陷，计数1min呼吸次数和心率；心脏听诊有无杂音，肺部呼吸音是否对称、有无异常。

(9) **腹部** 腹部有无膨隆、包块，肝脾有无肿大。重点观察脐带是否脱落、脐部有无红肿、渗出。

(10) **外生殖器及肛门** 有无畸形，检查男孩睾丸的位置、大小，有无阴囊水肿、包块。

(11) **脊柱四肢** 有无畸形，臀部、腹股沟和双下肢皮纹是否对称，双下肢是否等长等粗。

(12) **神经系统** 四肢活动度、对称性、肌张力和原始反射。

4. 指导

(1) **居住环境** 新生儿卧室应安静清洁，空气流通，阳光充足。室内温度在22~26℃为宜，湿度适宜。

(2) **母乳喂养** 观察和评估母乳喂养的体位、新生儿含接姿势和吸吮情况等，鼓励纯母乳喂养。对吸吮力弱的早产儿，可将母亲的乳汁挤在杯中，用滴管喂养；喂养前母亲可洗手后将手指放入新生儿口中，刺激和促进吸吮反射的建立，以便主动吸吮乳头。

(3) **护理** 衣着宽松，质地柔软，保持皮肤清洁。脐带未脱落前，每天用75%酒精擦拭脐部一次，保持脐部干燥清洁。若有头部血肿、口炎或鹅口疮、皮肤皱褶处潮红或糜烂，给予针对性指导。对生理性黄疸、生理性体重下降、"马牙""螳螂嘴"、乳房肿胀、假月经等现象无需特殊处理。早产儿应注意保暖，在换尿布时注意先将尿布加温，必要时可放入成人怀中，直接贴紧成人皮肤保暖。

(4) **疾病预防** 注意并保持家庭卫生，接触新生儿前要洗手，减少探视，家人患有呼吸道感染时要戴口罩，以避免交叉感染。生后数天开始补充维生素D，足月儿每天口服400IU，早产儿每天口服800IU。对未接种卡介苗和第1剂乙肝疫苗的新生儿，提醒家长尽快补种。未接受新生儿疾病筛查的新生儿，告知家长到具备筛查条件的医疗保健机构补筛。有吸氧治疗史的早产儿，在生后4~6周或矫正胎龄32周转诊到开展早产儿视网膜病变（ROP）筛查的指定医院开始进行眼底病变筛查。

(5) **伤害预防** 注意喂养姿势、喂养后的体位，预防乳汁吸入和窒息。保暖时避免烫伤，预防意外伤害的发生。

(6) **促进母婴交流** 母亲及家人多与新生儿说话、微笑和皮肤接触，促进新生儿感知觉发展。

5. 转诊

(1) **立即转诊** 若新生儿出现下列情况之一，应立即转诊至上级医疗保健机构：体温≥37.5℃或≤35.5℃；反应差伴面色发灰、吸吮无力；呼吸频率<20次/分或>60次/分，呼吸困难（鼻翼煽动、呼气性呻吟、胸窝凹陷），呼吸暂停伴发绀；心率＜100次/分或＞160次/分，有明显的心律不齐；皮肤严重黄染（手掌或足跖），苍白，发绀和厥冷，有出血点和瘀斑，皮肤硬肿，皮肤脓疱达到5个或很严重；惊厥（反复眨眼、凝视、面部肌肉抽动、四肢痉挛性抽动或强直、角弓反张、牙关紧闭等），囟门张力高；四肢无自主运动，双下肢/双上肢活动不对称；肌张力消失或无法引出握持反射等原始反射；眼窝或前囟凹陷、皮肤弹性差、尿少等脱水征象；眼睑高度肿胀，结膜重度充血，有大量脓性分泌物；耳部有脓性分泌物；腹胀明显伴呕吐；脐部脓性分泌物多，有肉芽或黏膜样物，脐轮周围皮肤发红和肿胀。

（2）**建议转诊** 若新生儿出现下列情况之一，建议转诊至上级医疗保健机构：喂养困难；躯干或四肢皮肤明显黄染、皮疹，指（趾）甲周红肿；单眼或双眼溢泪，黏性分泌物增多或红肿；颈部有包块；心脏杂音；肝脾大；首次发现五官、胸廓、脊柱、四肢畸形并未到医院就诊者。在检查中，发现任何不能处理的情况，均应转诊。

四、流程图

新生儿家庭访视流程见图6-1。

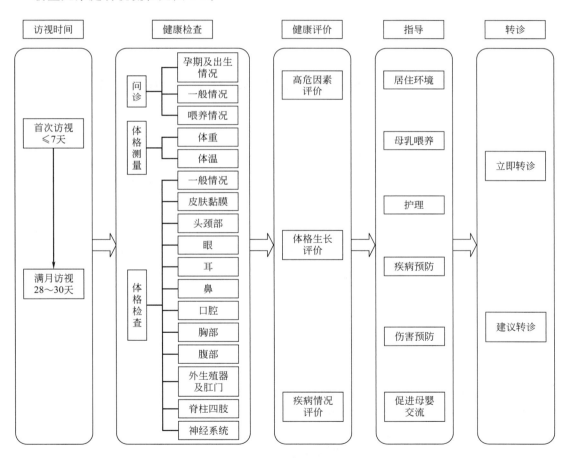

图6-1 新生儿家庭访视流程

五、工作要求

① 新生儿访视人员应经过专业技术培训。访视时应携带新生儿访视包，出示相关工作

证件。

② 新生儿访视包应包括：体温计、新生儿杠杆式体重秤/电子体重秤、听诊器、手电筒、消毒压舌板、75％酒精、消毒棉签、新生儿访视卡、笔等。

③ 注意医疗安全，预防交叉感染。检查前清洁双手，检查时注意保暖，动作轻柔，使用杠杆秤时注意不要离床或地面过高。

④ 加强宣教和健康指导。告知访视目的和服务内容，反馈访视结果，提供新生儿喂养、护理和疾病防治等健康指导，对新生儿疾病筛查的情况进行随访。

⑤ 发现新生儿危重征象，应向家长说明情况，立即转上级医疗保健机构治疗。

⑥ 保证工作质量，按要求询问相关信息，认真完成测量和体检。完整、准确填写新生儿家庭访视记录表，并纳入儿童健康档案。

六、考核指标

① 新生儿访视覆盖率＝（该年接受1次及1次以上访视的新生儿人数/同期活产数）×100％。

② 新生儿纯母乳喂养率＝（同期纯母乳喂养新生儿数/满月访视有喂养记录的新生儿数）×100％。

第五节　婴幼儿和学龄前儿童健康管理

一、婴幼儿健康管理

满月后婴幼儿健康管理均应在乡镇卫生院进行，偏远地区可在村卫生室进行，时间分别在3、6、8、12、18、24、30、36月龄时，共8次。有条件的地区，建议结合儿童预防接种时间增加随访次数。服务内容包括询问上次随访到本次随访之间的婴幼儿喂养、患病等情况，进行体格检查，做生长发育和心理行为发育评估，进行母乳喂养、辅食添加、心理行为发育、预防伤害、口腔保健、常见疾病防治等健康指导，每次健康检查时间不应少于5～10min。在婴幼儿6～8、18、30月龄时分别进行1次血常规检测。在6、12、24、36月龄时分别进行1次听力筛查。在每次进行预防接种前均要检查有无禁忌证，若无，体检结束后接受疫苗接种。

（一）健康检查内容

1. 询问

（1）**喂养及饮食史**　喂养方式，食物转化（辅食添加）情况，食物品种、餐次和量，饮食行为及环境，营养素补充剂的添加等情况。

（2）**生长发育史**　既往体格生长、心理行为发育情况。

（3）**生活习惯**　睡眠、排泄、卫生习惯等情况。

（4）**过敏史**　药物、食物等过敏情况。

（5）**患病情况**　两次健康检查之间的患病情况。

2. 体格测量

测量体重、身高（长）、头围。

3. 体格检查

检查儿童精神状态、皮肤、淋巴结、头颈部、五官、胸部、腹部、外生殖器、脊柱四肢和神经系统等。

4. 心理行为发育监测

婴幼儿每次进行健康检查时，按照儿童生长发育监测图的运动发育指标进行发育监测，定期了解儿童心理行为发育情况，及时发现发育偏离儿童，开展儿童心理行为发育筛查。

5. 实验室及其他检查

（1）**血常规检查** 婴幼儿分别在6～8、18、30月龄检查1次。

（2）**听力筛查** 在儿童6、12、24和36月龄时使用行为测听法分别进行1次听力筛查。

（二）健康评价

1. 评价指标

体重/年龄、身长（身高）/年龄和体重/身长（身高）。

2. 评价方法

百分位数法、曲线图法等。

（三）指导

指导内容包括喂养与营养、体格生长、心理行为发育、伤害预防、疾病预防等。

（四）转诊

出现下列情况之一，且无条件诊治者应转诊：

（1）皮肤有皮疹、糜烂、出血点等，淋巴结肿大、压痛。
（2）头围过大或过小，前囟张力过高，颈部活动受限或颈部包块。
（3）眼外观异常，溢泪或溢脓，结膜充血，眼球震颤，婴儿不注视、不追视。
（4）耳、鼻有异常分泌物，龋齿。
（5）听力筛查未通过。
（6）心脏杂音，心律不齐，肺部呼吸音异常。
（7）肝脾大，腹部触及包块。
（8）脊柱侧弯或后突，四肢不对称、活动度和肌张力异常，疑有发育性髋关节发育不良。
（9）外生殖器畸形，睾丸未降，阴囊水肿或包块。

在健康检查中，发现任何不能处理的情况均应转诊。

二、学龄前儿童健康管理

为4～6岁儿童每年提供一次健康管理服务。散居儿童的健康管理服务应在乡镇卫生院进行，集居儿童可在托幼机构进行。每次服务内容包括询问上次随访到本次随访之间的饮食、患病等情况，进行体格检查和心理行为发育评估，血常规检测和视力筛查，进行合理膳食、生长发育、疾病预防、伤害预防、口腔保健等健康指导。在每次进行预防接种前均要检查有无禁忌证，若无，体检结束后接受疫苗接种。

（一）询问

询问上次随访到本次随访之间的饮食、过敏患病、体格生长和心理行为发育、生活习惯等情况，便于体检中有针对性检查和进行相应的健康教育。

（二）体格检查

测量身高、体重，观察儿童精神状态，检查眼及视力，检查耳、口腔、胸部、腹部。

（三）心理行为发育评估

每次进行健康检查时，按照儿童生长发育监测图的运动发育指标进行发育监测，定期了解儿童心理行为发育情况，及时发现发育偏离儿童，开展儿童心理行为发育筛查。

（四）血常规检查

每年检查1次，记录血红蛋白值，判定是否为贫血及贫血的程度。

（五）指导

指导内容包括合理膳食、生长发育、预防伤害、口腔保健、疾病预防。

1. 口腔保健方面要注意的事项

（1）**培养良好饮食习惯** 儿童应定时饮食，特别是晚上刷牙后不能再吃东西。少吃甜食及饮用碳酸饮品，均衡营养。鼓励孩子进食含膳食纤维食物，如蔬菜、粗粮。

（2）**纠正不良习惯** 纠正吮指、咬唇、吐舌、口呼吸等不良习惯。

（3）**口腔清洁** 注意口腔清洁，每次进食以后应漱口。3岁以后家长开始教儿童用最简单的"画圈法"刷牙，家长还应每天帮儿童刷牙1次（最好是晚上），保证刷牙的效果。

（4）**定期检查** 建议每半年检查1次，发现龋齿及时治疗。

（5）**局部应用氟化物预防龋病** 建议每年两次接受由口腔专业人员实施的局部应用氟化物防龋措施。

（6）**窝沟封闭预防龋病** 窝沟封闭是预防磨牙窝沟龋的最有效方法。应当由口腔专业人员对儿童窝沟较深的乳磨牙及第1恒磨牙进行窝沟封闭。

2. 疾病预防方面要注意的事项

（1）**传染性疾病** 要特别注意预防肝炎、麻疹、水痘、流行性感冒、流行性腮腺炎、细菌性痢疾、猩红热、流行性脑脊髓膜炎、流行性乙型脑炎等传染性疾病。

（2）**近视** 学龄前儿童过早、过多接触电子产品，是近视提早发生的重要原因。长期近距离用眼或观看电子产品，又缺乏户外活动，会引起眼轴增长，导致近视。近视发生的年龄越小，发展成高度近视的可能性就越大。高度近视会大大增加致盲性眼病发生的风险。0～6岁儿童视觉发育还没有完全成熟，容易受到外界环境的干扰或损伤，是预防近视的关键时期，预防近视应从小从早做起。预防措施为：①增加户外活动：每天户外活动2h可以预防近视的发生，也可在一定程度上延缓近视的进展。②控制电子产品使用：孩子连续观看电子屏幕时间不宜超过20min，每天累计不宜超过1h。③培养良好用眼卫生习惯：引导孩子不在走路时、吃饭时、卧床时、晃动的车厢内、光线暗弱或阳光直射等情况下看书或使用电子产品。监督并及时纠正孩子不良读写姿势，应保持"一尺、一拳、一寸"，即眼睛与书本距离应约为一尺、胸前与课桌距离应约为一拳、握笔的手指与笔尖距离应约为一寸，读写连续用眼时间不宜超过30min。④保障营养：让孩子多吃鱼类、水果、绿色蔬菜等有益于视力健康的营养膳食。⑤早发现、早干预：及时关注孩子视力低下迹象，发现孩子经常歪头看东西，看电视时凑近屏幕或眯眼、频繁眨眼、经常揉眼等迹象时，及时带其到设有眼科的医疗机构检查。

第六节　儿童意外伤害

一、儿童意外伤害概述

意外伤害是突然发生的、意料之外的、非疾病事件或事故对人体造成的损伤。国际疾病分类（ICD-10）将意外伤害分为：机动车损伤、中枢神经系统损伤、跌落伤、淹溺和溺水、暴力（自杀、他杀、虐待伤）。

农村以溺水为主，城市以车祸为主；北方以窒息、中毒、车祸为主，南方以溺水、窒息、车祸为主；意外伤害按比例由高到低依次为：交通事故、中毒、跌落伤、烧伤、溺水、窒息、动物咬伤等。儿童意外伤害主要发生在家中，其次为街道，再次为学校、幼儿园等。

发生的主要原因在于家长、教师和其他监护人疏忽大意，例如陪孩子玩耍时看手机，孩子离开自己的视线，导致意外发生；农村河塘和公路管理欠完善；缺乏安全意识；家具放置和布局不合理等。

二、常见儿童意外伤害及预防

意外伤害是我国1～17岁儿童死亡的第一位原因，意外伤害已经成为危害我国儿童健康的严重卫生问题。儿童意外伤害主要类型包括溺水、中毒、烧烫伤、意外窒息、电击伤、坠落伤、道路交通伤害等。

（一）溺水

儿童溺水是指儿童呼吸道淹没或浸泡于液体中，产生呼吸道等损伤的过程。溺水2min后，便会失去意识，4～6min后神经系统便遭受不可逆的损伤。溺水结局分为死亡、病态和非病态。根据ICD-10，溺水分为故意性、非故意性和意图不确定三类。在全球范围内，溺水是儿童伤害的第二位死因，而在东南亚国家，溺水是儿童伤害死亡的首要原因。全世界每年有17.5万名0～19岁儿童青少年因溺水死亡，97%发生在中低收入国家。但死亡并非溺水的唯一结局，2004年全球0～14岁儿童非致死性溺水有200万～300万，至少5%住院治疗者留有严重神经损伤，并导致终身残疾，给家庭带来情感创伤和经济上的沉重负担。

2005年全国疾病监测系统死因监测数据显示，我国1～14岁儿童溺水死亡率为10.28/10万，男童为13.89/10万，女童为6.29/10万，溺水死亡占该年龄组伤害死亡的44%。儿童溺水死亡率最高的年龄段为1～4岁组，为18.32/10万，占伤害总死亡的37%。我国儿童溺水死亡率存在明显的地域和城乡差别。农村绝大多数自然水体（如池塘、湖、河、水库等）无围栏，也无明显的危险标志，这些水体多数距离村庄、学校比较近，是儿童溺死的主要发生地。不同年龄组人群溺水地点有所不同，1～4岁主要发生在室内脸盆、水缸及浴池，5～9岁主要发生在水渠、池塘和水库，10岁以上主要是池塘、湖泊和江河中。

我国农村儿童溺水一半以上未被及时发现或抢救,就死于溺水发生地。即使儿童接受急救,受过正规急救培训的人员也不足50%,他们不能在现场进行有效的心肺复苏。在我国有些经济相对落后的地区,医疗卫生服务水平偏低,部分村庄或乡镇设备或人员配备不足,许多人没有掌握心肺复苏技术;有的村距离乡镇卫生院远,交通不便,一旦发生溺水,常因抢救不及时,失去最佳抢救时机而导致溺水者死亡。

世界卫生组织指出,大多数溺水幸存者都是在溺水后立即获救,并现场接受心肺复苏。如果缺乏及时急救处理(包括基础的心肺复苏抢救),即便后续采用先进的生命支持手段,多数溺水者的生命都很难被挽救。国外研究表明,如果淹溺时间超过25min,需要持续进行25min以上的心肺复苏;如果到达急诊室时已经触不到脉搏,预示着严重的神经系统损伤或死亡。预防措施如下:

(1) 绝不能将儿童单独留在浴缸、浴盆里,或待在开放的水源边;无论儿童在家里、室外或其他地点的水中或水旁,家长与儿童的距离要伸手可及,专心看管,不能分心,如打电话聊天、做家务等。

(2) 在儿童乘船、嬉水学习游泳时,家长应为儿童准备并使用合格的漂浮设备,如救生衣等。

(3) 家长应带儿童在设有专职救生员的公共游泳场所游泳,教育孩子不要在标示禁止游泳的区域游泳和嬉水。

(4) 水缸、水桶等蓄水容器应加盖。使用澡盆、浴缸等后马上将水倾倒干净;水井安装汲水泵或加设防护盖。

(二) 中毒

儿童中毒多发生在1~4岁年龄组儿童,学龄前儿童非常好奇、好动,喜欢用口和手去探索环境中的各种事物,许多研究已经证实,在2岁左右中毒率会显著增加,此时的幼儿活动范围增大,有更多的途径接触到毒物,很容易误食家中药物、杀虫剂、清洁剂而中毒。我国有近九成的儿童中毒发生在家中。预防措施如下:

(1) 药品最好储存在防止儿童开启的安全包装中,包装盖在用后应立即再盖好。即使是采用了儿童安全包装的药品,也应妥善保管。

(2) 成人避免在儿童面前服药;给孩子吃药时,不要哄骗孩子是糖果,以免造成孩子概念上的错误,埋下中毒的隐患。儿童药物中毒主要有两种情况,一种情况是多见于幼儿期儿童,可独立行走,好奇心强,脱离家长视线,药品放在低处,偷拿药片当成糖吃,造成中毒。另一种情况是家长对儿童用药知识缺乏,私自加大药量或者是非儿童用药被孩子服用,导致中毒。

(3) 妥善保管家用化学品,要存放在儿童接触不到之处,并储存在原来的包装容器中,不要另外分装到其他容器,更不要用饮料瓶、饼干盒、糖果罐存放消毒剂、清洁剂、杀虫剂等家用化学品,以免孩子误服。

(4) 应注意经皮肤吸收中毒的预防。婴幼儿皮肤较薄,通透性高,体表面积相对较大,药物易经皮肤进入,因此婴幼儿使用外用药(如酒精、水杨酸、碘制剂等)应仅限于病变部位,不应大面积应用于皮肤表面,以防吸收发生中毒。

(5) 注意饮食卫生,生吃瓜果蔬菜时要反复浸泡,彻底清洗或削皮,避免食用被农药污染的蔬菜和水果。不吃腐败变质的食物、水果。

(6) 注意通风,防范有害气体。炉具要定期检修,保证管道无泄漏。调整通气,使燃料燃烧充分,减少一氧化碳产生。燃气使用过程中要打开通风设备或开窗通风,以免有害气体积聚。冬季用煤炉取暖一定要安装排气道，并保证良好的排气效果，同时要经常检修，保证排气道通畅。

（三）烧烫伤

烧烫伤是指由于外部热损伤而造成的身体皮肤或其他器官组织的伤害。烧烫伤通常是由于皮肤或其他器官组织被热的液体（烫伤）、热的固体（接触性灼伤）或火焰（烧伤）毁坏所引起。由于小儿皮肤嫩薄，同等热力在小儿身上造成的损伤远较成人严重。我国儿童烧烫伤主要发生在1~4岁儿童，烧烫伤的热源主要是高温液体灼伤，绝大多数发生在家中。预防措施如下：

（1）保温水瓶和热水杯要放到孩子够不到的地方。
（2）给小儿洗澡时，水盆内要先放凉水再放热水。
（3）装有热粥、热汤的锅不要放在地面上，以免小儿坐入其中或碰翻而被烫伤。
（4）家长为小儿保温时，热水袋不要直接接触小儿皮肤，可用毛巾将热水袋包好后放在小儿身边，并且要经常变换热水袋的位置，以免烫伤。

（四）意外窒息

意外窒息是1~3个月内婴儿常见的伤害，是婴儿期伤害死亡的主要原因。气管异物是指各种固体或粉末状物质不慎被孩子吸入气管，停留在气管某一部位，异物堵塞大气道可能造成窒息而死亡。消化道异物是指非食品固体物质被吞咽至消化道，最常见的如硬币、枣核、纽扣、玻璃球、电池等。腐蚀性消化道异物，如果不能及时排出体外，可能出现消化道穿孔、出血等并发症，重则危及患儿生命。主要见于家长照顾不周或护理婴儿的行为不正确，如果注意预防，这类事故完全可以避免。预防措施如下：

（1）哺乳母亲尽量不要躺着给婴儿喂奶，以免熟睡后乳房压住婴儿的鼻孔，引起婴儿窒息。若乳母因病只能躺着喂奶，应保持清醒。
（2）寒冷季节里，成人不要与婴儿合睡一个被窝，也不要将婴儿搂在成人的怀里睡觉，避免成人熟睡后其手臂或后背等压迫、阻塞婴儿呼吸道。婴幼儿宜单独睡婴儿床。避免在床上放置毛绒玩具或多余的尿布、衣被等物品，以防意外堵住婴儿口腔。
（3）婴儿在睡觉时不要把被子盖过头部；家长抱婴儿外出时，不要把其头部盖得太严。如果要盖婴儿头部，宜用透气性好的纱布或丝巾。
（4）不要在婴儿枕头旁边放塑料布或给婴儿使用塑料围嘴来防止婴儿吐奶弄脏床单和衣服，一旦有风就会将塑料布吹到婴儿脸上，使婴儿窒息。
（5）家长不要把婴儿单独留在家里，爱吐奶的婴儿可能会因吐出的奶块呛到气管里造成窒息。
（6）不宜让婴幼儿玩过小的玩具，注意玩具上是否会有容易脱落的细小零件。经常检查婴幼儿的周围是否有遗落的纽扣、硬币、棋子等物品。不宜给婴幼儿吃整个坚果，如瓜子、花生和豆类，以防造成气管异物和窒息。

（五）电击伤

电击伤是由于强烈的电流通过人体，因电流的震荡作用而引起昏厥、呼吸中枢麻痹、假死等，统称电休克。预防措施如下：

（1）家长要经常检查家用电器运行情况，杜绝漏电；家电的电源线不要乱接乱拉。
（2）电热器（电饭锅、电水壶、电磁炉等）、充电手机等要放在儿童不能触摸到的地方，避免接触；电源开关尤其是插座不要让儿童触摸，并应该选用安全电插座。

（3）选购电动玩具时，要注意辨明生产厂家，特别注意玩具的设计和安全性。

（4）婴幼儿在户外活动时，家长更要注意看管，远离变压器材及对人有危险的带电设施，尤其要注意发现活动场所周围裸露的电线。

家长应告知孩子不要触碰带电物体，包括电线、插座等；不用湿手触摸电器或电源，不用湿布擦拭电器，用完电器后及时关闭电源，不要将金属物品或小手伸入插孔内。家长要定期排查家中的电线、电器安全，插座、插排等最好用安全保护盖遮挡，将插排放在孩子不易触碰到的地方。在户外，不要让孩子离开监护人的视线，让其远离供电设施，包括电线、配电箱等，不要攀爬电线杆；教孩子识别电力安全警示标识，远离危险区域。家庭要购买合格电器，按照说明书正确使用和维护。家长可以指导年龄大一些的孩子逐步安全、正确地使用家中的常用电器。

（六）坠落伤

坠落伤是最常见的儿童伤害，以坠楼伤最为严重，家中的监护人一定要做到有效看护。不要把3个月以上的婴幼儿单独放在沙发上、桌椅上和没有护栏的床上；婴儿床要有护栏，除非家长要喂奶或换尿布等，否则只要孩子在床上，就必须拉好护栏；而且应该确认护栏足够高，孩子不至于翻越出来。家中的抽屉柜等应固定在墙上，最好锁上抽屉。不要抛举孩子，尤其是小婴儿，即便没有发生坠落伤，都有可能发生颅内出血。不要让孩子在阳台、门廊或防火梯上独自玩耍，应锁好进入这些区域的门窗。家中不要在窗户下面和阳台上堆放可被孩子攀爬的物品，应在高于地面的窗户、门上安装防护装置，在大面积的玻璃上贴好标识。不要把孩子独自锁在家中。叮嘱孩子不要将身体探出窗外或阳台栏杆外，不要攀爬到高处玩耍。户外的儿童娱乐设施及公共设施应有安全保障。若孩子发生坠落伤后，不要随意抱起孩子并摇晃其头部，避免加重其损伤。

（七）道路交通伤害

道路安全问题不仅是公安、交通管理部门的职责，也是一个涉及多部门的公共卫生问题，多数道路交通事故是可以预防和预测的。儿童由于其生理特点，在道路交通系统中成为一个特殊的群体。他们主要是步行者、非机动车驾驶员和机动车乘客，是道路交通系统中的弱势群体，是道路安全重点关注的人群。预防措施如下：

（1）加强立法与执法 立法是预防儿童伤害最有力的措施之一。已有证据表明，立法能够提高社会各个领域对预防性措施的采纳率，降低儿童伤害的发生率。制定和严格执行道路安全法规可预防一半的道路交通死亡和严重伤害。

（2）改善环境 在路网规划和道路设计时，应把为儿童创造安全的步行和骑车环境放在首位，将这方面需求考虑进来，进行安全性评估，不应在机动车的空间都安排完毕后，再做事后补救。儿童到达学校、操场、商店可能途经的路线，以及这些路线怎样合理、安全地融入本地区交通网络，需要考虑周到。另外，在路网规划和建设时应考虑将步行者和骑车者的健康追求结合起来，同时注意保持公共交通的持续畅通。

（3）提供安全设施

① 使用儿童安全座椅：儿童安全座椅对预防致死性伤害非常有效，是儿童乘客最重要的保护措施。与使用普通安全带的儿童相比，如果在碰撞事故中正确安装和使用儿童安全座椅，能够降低婴儿死亡率约70%；降低1～4岁低龄儿童死亡率54%；降低4～7岁儿童严重伤害59%。儿童安全座椅必须适合相应年龄儿童的身材大小，并且正确安装，否则反而

会增加致命性和非致死性伤害的危险。

② 佩戴安全带：对10岁以上或身高150cm以上儿童，应使用普通安全带。它可以使儿童在碰撞中与车辆内结构分离，防止从车中弹射出去，并将碰撞的能量分散到身体最结实的部位。使用安全带可以使从车中弹出和遭受严重致死性伤害的概率降低40%~65%。在青少年乘客和驾驶员中使用安全带的比例明显少于成年人。

③ 增强醒目性：醒目性是指一个道路使用者被其他道路使用者看见的能力。在道路交通伤害中，弱势道路使用者如果不能被其他道路使用者及时看见，从而采取规避动作来避免碰撞，他们的危险会增加。儿童由于身材矮小，被机动车驾驶员看到的可能性小，所以遇到危险的可能性增加。

④ 佩戴摩托车头盔：佩戴头盔是最简单有效地降低摩托车碰撞导致头部伤害和死亡的措施。乘坐摩托车时佩戴头盔，可以使伤害危险性和严重性降低72%，使死亡可能性降低39%，还能够降低与碰撞有关的医疗费用。在我国农村地区，儿童经常乘坐两轮摩托车。因此，有必要通过佩戴合适的头盔来保护他们。

⑤ 佩戴自行车头盔：医院接诊的骑自行车者约2/3是头部伤，因伤害死亡的骑自行车者中3/4是头部伤。儿童脑部尤其脆弱，若发生碰撞，自行车头盔能起到有效的保护作用。研究发现，在所有年龄段骑自行车者中，头盔可以降低头部和严重脑部伤害63%~88%。因为年龄较大儿童暴露于道路的机会更多，所以使用自行车头盔对他们来说更为重要。骑电动自行车的人越来越多，由于电动车的车速较快，头盔设计应依据不同年龄儿童的头围和头型，家长在购买头盔时也应注意购买适合孩子的头盔。由于儿童的驾驶技能有限，所以在儿童中推广头盔使用还是可以接受的。

(4) 加强儿童安全教育知识的社会宣传，定期开展防止儿童意外伤害实践活动，使儿童健康快乐成长。让全社会都来关注儿童安全，建立一个儿童意外伤害自然保护体系。

第七节　0~6岁儿童健康管理服务规范

一、服务对象

辖区内常住的0~6岁儿童。

二、服务内容

(一) 新生儿家庭访视

新生儿出院后1周内，医务人员到新生儿家中进行，同时进行产后访视。了解出生时情况、预防接种情况，在开展新生儿疾病筛查的地区应了解新生儿疾病筛查情况等。观察家居环境，重点询问和观察喂养、睡眠、大小便、黄疸、脐部情况、口腔发育等情况。为新生儿测量体温、记录出生时体重、身长，进行体格检查，同时建立《母子健康手册》。根据新生儿的具体情况，对家长进行喂养、发育、防病、预防伤害和口腔保健指导。如果发现新生儿未接种卡介苗和第1针乙肝疫苗，提醒家长尽快补种。如果发现新生儿未接受新生儿疾病筛查，告知家长到具备筛查条件的医疗保健机构补筛。对于低出生体重、早产、双多胎或有出生缺陷等具有高危因素的新生儿根据实际情况增加家庭访视次数。

（二）新生儿满月健康管理

新生儿出生后 28~30 天，结合接种乙肝疫苗第二针，在乡镇卫生院、社区卫生服务中心进行随访。重点询问和观察新生儿的喂养、睡眠、大小便、黄疸等情况，对其进行体重、身长、头围测量、体格检查，对家长进行喂养、发育、防病指导。

（三）婴幼儿健康管理

满月后的随访服务均应在乡镇卫生院、社区卫生服务中心进行，偏远地区可在村卫生室、社区卫生服务站进行，时间分别在 3、6、8、12、18、24、30、36 月龄时，共 8 次。有条件的地区，建议结合儿童预防接种时间增加随访次数。服务内容包括：询问上次随访到本次随访之间的婴幼儿喂养、患病等情况；进行体格检查；做生长发育和心理行为发育评估；进行科学喂养（合理膳食）、生长发育、疾病预防、预防伤害、口腔保健等健康指导。在婴幼儿 6~8、18、30 月龄时分别进行 1 次血常规（或血红蛋白）检测。在 6、12、24、36 月龄时使用行为测听法分别进行 1 次听力筛查。在每次进行预防接种前均要检查有无禁忌证，若无，体检结束后接受预防接种。

（四）学龄前儿童健康管理

为 4~6 岁儿童每年提供一次健康管理服务。散居儿童的健康管理服务应在乡镇卫生院、社区卫生服务中心进行，集居儿童可在托幼机构进行。每次服务内容包括询问上次随访到本次随访之间的膳食、患病等情况，进行体格检查和心理行为发育评估，血常规（或血红蛋白）检测和视力筛查，进行合理膳食、生长发育、疾病预防、预防伤害、口腔保健等健康指导。在每次进行预防接种前均要检查有无禁忌证，若无，体检结束后接受疫苗接种。

（五）健康问题处理

对健康管理中发现的有营养不良、贫血、单纯性肥胖等情况的儿童应当分析其原因，给出指导或转诊的建议。对心理行为发育偏异、口腔发育异常、龋齿、视力低常或听力异常儿童等情况，应及时转诊并追踪随访转诊后结果。

三、服务流程

儿童健康管理服务流程见图 6-2。

四、服务要求

① 开展儿童健康管理的乡镇卫生院、村卫生室和社区卫生服务中心（站）应当具备所需的基本设备和条件。

② 按照国家儿童保健有关规范的要求进行儿童健康管理，从事儿童健康管理工作的人员（含乡村医生）应取得相应的执业资格，并接受过儿童保健专业技术培训。

③ 乡镇卫生院、村卫生室和社区卫生服务中心（站）应通过妇幼卫生网络、预防接种系统以及日常医疗卫生服务等多种途径掌握辖区中的适龄儿童数，并加强与托幼机构的联系，取得配合，做好儿童的健康管理。

④ 加强宣传，向儿童监护人告知服务内容，使更多的儿童家长愿意接受服务。

⑤ 儿童健康管理服务在时间上应与预防接种时间相结合。鼓励在儿童每次接受免疫规划范围内的预防接种时，对其进行体重、身长（高）测量，并提供健康指导服务。

⑥ 每次服务后及时记录相关信息，纳入儿童健康档案。

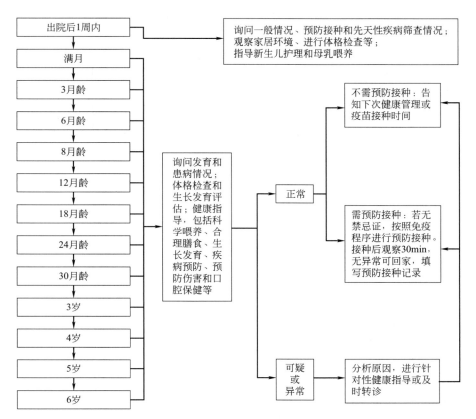

图 6-2 儿童健康管理服务流程

⑦ 积极应用中医药方法,为儿童提供生长发育与疾病预防等健康指导。

五、工作指标

① 新生儿访视率=年度辖区内按照规范要求接受 1 次及以上访视的新生儿人数/年度辖区内活产数×100%。

② 儿童健康管理率=年度辖区内接受 1 次及以上随访的 0~6 岁儿童数/年度辖区内 0~6 岁儿童数×100%。

思考题

一、单项选择题

1. 最易获得的反映儿童生长与营养状况的指标是（　　）
A. 胸围　　　B. 牙齿　　　C. 身长　　　D. 体重　　　E. 头围
2. 2~12 岁小儿体重（kg）的计算公式是（　　）
A. 年龄×2+9　B. 年龄×3+8　C. 年龄×1+8　D. 年龄×1+9　E. 年龄×2+8
3. 世界卫生组织建议婴儿纯母乳喂养的月龄为（　　）
A. 4 月龄内　B. 5 月龄内　C. 6 月龄内　D. 7 月龄内　E. 8 月龄内
4. 正常足月新生儿,访视次数不少于（　　）
A. 1 次　　　B. 2 次　　　C. 3 次　　　D. 4 次　　　E. 5 次

5. 新生儿，出生 15 天。胎龄 38 周自然分娩。纯母乳喂养，乳量充足，为预防佝偻病，每天应补充的制剂及剂量是（   ）

    A. 钙剂 200mg   B. 维生素 D 400IU

    C. 维生素 D 800IU   D. 钙剂 200mg＋维生素 D 400IU

    E. 钙剂 200mg＋维生素 D 800IU

6. 新生儿，出生 5 天。足月自然分娩，现出院 2 天，村医入户前来访视时询问及观察母乳喂养的情况并给予母乳喂养、护理、疾病预防等咨询指导。医生指导家长应该立即送新生儿去医院诊治的情况是（   ）

    A."马牙"   B."螳螂嘴"

    C. 体温 38.5℃   D. 心率 120 次/分

    E. 巩膜、面部皮肤轻度黄染

7. 新生儿出生 28 天后在乡镇卫生院进行随访并结合接种的疫苗是（   ）

    A. 乙肝疫苗第 2 针   B. 百白破第 1 针

    C. 乙脑疫苗   D. 脊髓灰质炎第 1 针

    E. 麻疹疫苗

8. 儿童哪些时期营养需求量相对较高（   ）

    A. 学龄期、学龄前期   B. 青春期、幼儿期

    C. 学龄期、新生儿期   D. 青春期、学龄期

    E. 青春期、婴儿期

9. 小明出生时 3kg，关于他的体重记录，不属于正常范围的是（   ）

    A. 生后 5 个月时 6.5kg   B. 生后 10 个月时 8.5kg

    C. 生后 12 个月时 13kg   D. 4 周岁时 16kg

    E. 5 周岁时 18kg

10. 基层医疗卫生机构对 0～6 岁儿童共需开展几次健康管理（   ）

    A. 8 次   B. 9 次   C. 10 次   D. 12 次   E. 13 次

二、简答题

    1. 儿童体格生长发育常用的指标有哪些？

    2. 母乳喂养的优点有哪些？

（王永红　于立静　刘会会）

第七章

孕产妇健康管理服务

◎【学习目标】

1. 掌握 孕产妇各期保健内容和健康管理服务内容。
2. 熟悉 妊娠早、中、晚期诊断,各期孕产妇保健。
3. 了解 孕产妇健康管理服务的服务流程及工作指标。
4. 培养学生关爱孕产妇,树立以人为本,预防为主,防治结合的观念。

◎【案例导入】

○ 案例回放:

王女士,26 岁,结婚 1 年,口服药物避孕,由于漏服而意外妊娠,现口服药物流产后 1 个月,与丈夫商量准备要小孩。

○ 思考问题:

1. 根据王女士的情况,最早能在几月份受孕?
2. 请对王女士进行受孕前保健指导?

第一节 妊 娠 诊 断

妊娠期从末次月经第一天开始计算,约为 40 周(280 天)。临床上为便于掌握妊娠不同时期的特点,将妊娠的全过程分为 3 个时期:妊娠未达 14 周称早期妊娠;第 $14\sim27^{+6}$ 周称中期妊娠;28 周及其后称晚期妊娠。

一、早期妊娠诊断

早期妊娠即为早孕,是胚胎形成和胎儿器官分化的重要时期,所以早期妊娠诊断主要是确定妊娠、孕龄、胎数以及排除异位妊娠等。

(一)症状和体征

1. 停经

月经周期正常的生育期并有性生活史的健康妇女,一旦月经过期,则可疑为妊娠,过期 10 天以上,高度怀疑为妊娠。停经不一定就是妊娠,应予鉴别。哺乳期妇女虽然月经未恢复,但是仍有再次妊娠的可能性。

2. 早孕反应

有半数以上妇女在停经 6 周左右出现畏寒、头晕、乏力、食欲减退、厌油腻、恶心、晨起呕吐等症状，称为早孕反应。多于妊娠 12 周左右自行消失。

3. 尿频

妊娠早期增大的子宫在盆腔内压迫膀胱所致，随着子宫的增大超出盆腔升入腹腔，尿频症状自然消失。

4. 乳房的变化

乳房胀痛，乳腺体积逐渐增大，乳头增大，乳头及乳晕着色，乳晕周围皮脂腺增生出现深褐色的蒙氏结节。哺乳期妇女妊娠后乳汁量明显减少。

5. 妇科检查

妊娠期阴道黏膜和宫颈充血，呈紫蓝色。双合诊检查发现子宫颈变软，子宫峡部极软，感觉宫颈和宫体似不相连，称黑加征（Hegar sign）。随妊娠的进展，子宫逐渐增大变软，妊娠 6 周左右子宫增大呈球形，妊娠 8 周时约为非孕子宫的 2 倍，妊娠 12 周时约为非孕子宫的 3 倍，子宫底部超出盆腔，可在耻骨联合上触及宫底。

6. 其他

部分妊娠期妇女出现雌激素增多表现，可见肝掌、蜘蛛痣及皮肤色素沉着（常见于面部、乳晕、腹白线等部位）；有的表现为腹胀、便秘等不适。

（二）辅助检查

1. 妊娠试验

受精卵着床后可用放射免疫测定出孕妇血液中人绒毛膜促性腺激素（HCG）水平升高。临床上多用受检者尿液进行早早孕试纸检测，结果阳性，可结合临床表现诊断早期妊娠。但要确诊是否宫内妊娠，需要结合超声检查。

2. 超声检查

超声检查主要是排除异位妊娠，确定宫内妊娠，判断胎数，估计孕龄。妊娠 5 周时，可见增大子宫腔内有圆形或卵圆形妊娠囊，妊娠 6 周可见胎芽及原始胎心管搏动，妊娠 11～13^{+6} 周可以通过测量胎儿头臀长度估计孕周，校正孕产期。

（三）诊断

根据有性生活史的生育期妇女，出现停经史，血或尿 HCG 阳性提示妊娠，结合超声检查做出宫内妊娠，见原始胎心管搏动提示胚胎存活，才能确诊正常早期妊娠。如果临床症状体征怀疑妊娠，血或尿 HCG 阳性，但超声检查未见孕囊或胚芽，可能是超声检查时间过早或异位妊娠，需要定期复查。

二、中晚期妊娠诊断

中晚期妊娠是胎儿生长发育及各器官成熟的重要时期，这个时期主要判断胎儿生长发育情况、是否有胎儿畸形及宫内情况等。

(一)病史与症状

有早期妊娠的经过,并逐渐感到腹部增大及自觉胎动。

(二)体征与检查

1. 子宫增大

腹部检查时可触及增大的子宫,根据手测子宫底的高度或尺测耻骨联合上子宫长度可以判断妊娠周数及胎儿大小,见表 7-1。但子宫底的高度因孕妇脐耻间距离、羊水量、胎儿发育大小、单多胎等存在个体差异。不同孕周子宫底增长速度不同,正常情况下,妊娠 36 周子宫高度最高,至妊娠足月时由于胎先露入盆子宫底反而下降。

表 7-1 不同孕周子宫底的高度和子宫长度

妊娠周数	手测子宫底的高度	尺测耻骨联合上子宫长度/cm
12 周末	耻骨联合上 2~3 横指	
16 周末	脐耻之间	
20 周末	脐下 1 横指	18(15.3~21.4)
24 周末	脐上 1 横指	24(22.0~25.1)
28 周末	脐上 3 横指	26(22.4~29.0)
32 周末	脐与剑突之间	29(25.3~32.0)
36 周末	剑突下 2 横指	32(29.8~34.5)
40 周末	脐与剑突之间或略高	33(30.0~35.3)

2. 胎动

胎儿在宫腔内的躯体活动称为胎动,是胎儿情况良好的表现。孕妇常在妊娠 20 周左右开始自觉胎动,随妊娠进展胎动逐渐增强,妊娠 32~34 周胎动达高峰,妊娠 38 周后胎动逐渐减少。妊娠 28 周后,正常胎动次数为每 2h 不少于 10 次。

3. 胎体

妊娠 20 周以后,经腹壁可以触及子宫内的胎体。妊娠大于 24 周以后,腹部触诊可以区分胎头、胎臀、胎背及胎儿四肢。胎头圆而硬;胎背宽而平坦;胎臀软而宽,且形状略有不规则;胎儿四肢小而且有不规则的活动,可以通过四步触诊法查清胎儿在子宫的位置。

4. 胎心音

听到胎心音可以确诊为活胎妊娠。妊娠 18~20 周用听诊器经孕妇的腹壁能够听到胎心音,呈双音,似钟表的"滴答"声,每分钟 110~160 次。胎心音在胎背近头端听得最清楚,随胎方位而异。胎心音要与脐带杂音、腹主动脉音、子宫杂音相鉴别。

(三)辅助检查

1. 超声检查

超声检查不仅能显示胎儿的数目、胎方位、胎先露、胎心搏动、胎盘位置、羊水量等,而且能测定胎头的双顶径、头围、腹围及股骨长等,了解胎儿生长发育,评估胎儿体重。在妊娠 20~24 周,可以通过超声筛查胎儿有无畸形。

2. 彩色多普勒超声

可探测子宫动脉、胎儿动脉及脐动脉的血流速度和波形。可以评估子痫前期风险（通过妊娠中期子宫动脉血流舒张期早期切迹）、判断胎儿贫血程度（通过检测胎儿大脑中动脉的收缩期峰值流速）、评估胎盘血流（通过妊娠晚期检测脐动脉搏动指数和阻力指数）。

3. 胎儿心电图

目前通过孕妇体表记录，间接检测胎儿心电图。通常于妊娠 12 周以后即能显示规律的图形，妊娠 20 周后的成功率更高。

第二节　孕产妇健康管理

随着人们生活水平和健康意识的提高，孕产妇健康问题越来越受到重视，孕产妇健康管理逐渐发展成熟。孕产妇健康管理服务包括孕前保健、孕期保健（包括孕早期保健、孕中期保健和孕晚期保健）及产后保健。孕前保健是以提高出生人口素质，减少出生缺陷及先天残疾的发生为宗旨，为准备怀孕的夫妇双方提供的健康教育和健康咨询，对其进行健康状况评估和健康指导的保健服务。孕期保健是指从怀孕开始至分娩前这段时间的健康保健。要做到早期发现、早期诊断、早期治疗。产后保健主要观察产妇的恢复情况，督促产妇适当活动及做产后健身操，对产妇产后焦虑抑郁施以正确的心理疏导，做好计划生育指导，若发现异常，及时给予指导。

一、孕前保健

（一）孕前保健的目的

通过孕前保健，识别不利于母婴健康的危险因素，避免有害因素对生殖细胞及其功能的损害，预防遗传性疾病，提高出生人口素质，减少出生缺陷的发生。

（二）孕前保健和孕前指导

1. 受孕最佳时机的选择

受孕在夫妇双方都处于体格强壮、精力旺盛、身心放松的条件下进行，才能为新生命的诞生创造最好的起点。目前认为女性最佳生育年龄为在 24～29 岁，最好不超过 30 岁，尤其不要超过 35 岁；因为 24～29 岁女性身体已发育成熟，处于生育最旺盛时期，卵细胞的质量最高，身心均处于最佳状态，能更好地适应妊娠、分娩及产后生理和心理变化，各方面已经具备了做母亲的条件，能够胜任哺育与教育下一代的任务。男性生育的最佳年龄是 25～36 岁，有研究表明男性在这一阶段产生的精子质量最高，生命力最强。应该避免 18 岁以前及 35 岁以后的过早或过晚生育。过早妊娠，母体身体发育不成熟，容易发生早产、流产、难产等；过晚妊娠，卵子老化和异常的概率增大，容易发生先天畸形，并且母体也容易发生妊娠并发症和难产。受孕的最佳季节是每年的 7～9 月份，这一时期受孕，早孕反应处于秋季，蔬菜和水果丰富，易于饮食调节，从而增加营养，经过十月怀胎，于第 2 年的 4、5、6 月份分娩最为合适。

2. 孕前检查

孕前检查可以提高人口素质，使后代更聪明和更健康，使每一个家庭更幸福。孕前检查项目包括一般体格检查、血尿常规、乙肝表面抗原和某些特殊病原体的检测。如果男性有放射线、农药、化学物质或高温作业等，可能影响生殖细胞时，应该做精液检查；若曾经患有性病或可疑患有性病者，应进行性病检测，发现异常及时治疗，使双方在最佳健康状态下计划怀孕。有些特殊的病原体可引起胎儿宫内感染，发生严重后遗症，造成新生儿出生缺陷，严重危害新生儿健康，如弓形体、风疹病毒、巨细胞病毒及单纯疱疹病毒，则需要进行孕前检查。如果夫妇双方之一为遗传病或染色体病患者或携带者，女方年龄过大，有生过智力低下儿史、畸形儿、习惯性流产、死胎、死产等不良生育史等，都需要在计划受孕前进行遗传咨询，分析发病的原因及遗传方式，评估子女患病的风险，对能否妊娠以及妊娠后是否进行产前诊断进行指导。

3. 建立良好的饮食及生活方式

孕前调养双方的身体，形成健康规律的生活方式，建立合理的作息制度，早睡早起，适当的体育锻炼，可以促进女性内分泌激素的合理调配，增加受孕概率。重视合理营养，孕前体重调整至适宜水平，培养良好的饮食习惯，一日三餐分配合理，食物多样化，不偏食，常吃含铁和碘丰富的食物，受孕前 3 个月开始口服叶酸，可降低胎儿神经管畸形的发病率。夫妇双方孕前应该尽量戒除烟酒，吸烟饮酒对胎儿危害极大；孕妇直接或间接吸烟过多，可使末梢血管收缩，氧气运输受阻，可引起胎儿缺氧，造成流产、早产及胎死宫内；孕妇饮酒，则酒精可以通过胎盘进入胎儿体内，可引起染色体畸变，导致畸形和智力低下等。

4. 远离有害因素

夫妻双方在孕前半年内，不能接触有毒物质。孕前接触 X 线照射，特别是下腹部经过 X 线照射的妇女，应在 4 周后再怀孕，以免造成胎儿畸形。夫妇双方或一方如果服用致畸药物，应该停药半年后再受孕。远离宠物，预防弓形体病。

5. 调整避孕方法

夫妇双方准备受孕后，要调整避孕方法。口服避孕药者应停药，宫内节育器避孕者，应取出节育器，采用其他方法避孕，一般要在停药和取宫内节育器后 6 个月再受孕，以彻底消除药物的影响，恢复子宫内环境。

6. 孕前的心理准备

准备怀孕之前，夫妇双方应做好心理调节，保持和谐的心理环境。情绪稳定，轻松愉悦，精力充沛，在思想上充分好做父母的准备，经济上充裕，能够承担起孕育和抚养子女的能力，夫妇双方身心达到最佳的状态，性生活和谐，有计划地安排受孕和生育，为新生命的诞生创造最好的起点。

二、孕早期保健

（一）孕早期检查的内容

1. 月经史

询问末次月经，末次月经为怀孕前最后一次月经的第 1 天。推算预产期，计算方法：末次月经日期的月份加 9 或减 3 为预产期月份数，天数加 7 为预产期日。

2. 既往史

了解既往是否患有高血压、心脏病、肝肾疾病、糖尿病、神经系统疾病及精神性疾病等。

3. 家族史

了解孕妇的直系亲属父母亲、兄弟姐妹或其他子女中是否曾患有遗传性疾病；了解丈夫的家族遗传史。

4. 个人史

了解孕妇的吸烟、饮酒、服用药物等情况，生活和工作环境中接触有毒有害物质及接触放射线等情况。

5. 孕产史及妇产科手术史

了解怀孕次数（包括本次妊娠），产次（此次怀孕前孕期超过 28 周分娩的次数），有无流产、死胎、死产、早产、难产及既往分娩情况，有无产后出血和感染史，有无出生缺陷和先天疾病儿史，是否做过妇科手术和剖宫产手术等。

6. 本次妊娠情况

有无早孕反应、有无发热及服药史、有无阴道出血等。

7. 观察

观察孕妇面色是否苍白、巩膜有无黄染、体型和步态等；观察孕妇的营养状况、精神状态以及心理是否有焦虑和抑郁等。

8. 体格检查

测量孕妇身高、体重、血压等，听诊心肺有无异常；妇科检查外阴、阴道、宫颈等有无异常，了解子宫大小与孕周是否相符。

9. 实验室检查

包括血常规、血型、尿常规、肝肾功能、乙型肝炎、空腹血糖、阴道分泌物检测（滴虫、假丝酵母菌及阴道清洁度等）、梅毒血清学试验、HIV 抗体检测检查、B 超了解胚胎的发育情况等，半年内孕前检查做过的实验室检查结果有效，不需要重复检查。

10. 必要时做心理量表测定

如果发现有心境不佳、焦虑或抑郁症状者，可用焦虑自评量表或抑郁自评量表进行测定。

（二）孕早期处理

怀孕 13 周前，由孕妇居住地的乡镇卫生院、社区卫生服务中心建立《母子健康手册》，进行高危筛查和健康指导。接诊医生指导孕妇认真阅读《母子健康手册》，并按照各期的保健要求操作和填写，社区和上级医疗保健机构要将每次健康检查的结果记录到手册内，该手册是孕妇孕期保健服务的主要记录形式，有利于孕妇和医生之间的沟通及各级医疗机构之间的信息沟通。

对高危筛查未见异常的孕妇，进行孕早期保健指导，预约第二次产前保健服务时间（16～20 周）。高危筛查发现有问题的孕妇，除了一般孕早期保健指导外，及时转诊到上级医疗保健机构，2 周内随访转诊结果。

(三) 孕早期保健指导

1. 避免不良因素对胚胎或胎儿的影响

孕早期特别在受精 3~8 周，是胚胎分化发育最快的阶段，是致畸的敏感时期。如果受到环境中各种不良因素的影响，容易导致胎儿发育的畸形。孕妇应该做到：

(1) 为避免感染疾病，不到人多拥挤的公共场所。
(2) 远离猫、狗等宠物，不食用污染的蔬菜和水果，不吃未经煮熟的鱼、肉、虾、蟹等，进食前洗手。
(3) 生活和工作环境中避免接触有毒有害及放射物质。
(4) 少服药或不服药，如果病情确实需要治疗，应该遵医嘱服药。
(5) 戒烟戒酒，不要洗桑拿或长时间浸泡热水澡。
(6) 确诊梅毒、螺旋体感染的孕妇，应在医生指导下进行治疗。

2. 个人卫生、休息和活动指导

勤洗澡、勤换衣，洗澡应淋浴，不宜盆浴。注意口腔卫生，进食后漱口，早晚刷牙，防止蛀牙及牙周病。孕妇的阴道分泌物增多，应该每天更换内裤并用清水清洗外阴。注意休息，保证充足睡眠，适量运动，避免重体力劳动及剧烈运动。怀孕的前 3 个月避免性生活，防止发生流产。

3. 营养指导

孕早期部分孕妇有早孕反应，饮食要清淡可口，少量多餐，保证充足的碳水化合物摄入，多摄入富含叶酸的食物并补叶酸，常吃含铁丰富的食物。

4. 丈夫及家庭方面的指导

(1) 丈夫应尽可能多抽出时间陪同孕妇，耐心、细致地关怀孕妇，尤其是心理上的安慰，经常进行思想与情感的交流，缓解孕妇的紧张情绪。夫妇双方共同参与适当运动（如散步）等，采用其他方式满足双方的性需求，增进感情交流。
(2) 营造良好家庭氛围和适宜的居住及生活环境，促进孕妇心理健康。做好后勤服务，保证孕妇的均衡营养，减轻孕妇的家务劳动。
(3) 社区医护人员应该给予关心与支持，尤其是在孕妇第一次接受保健服务时，要详细讲解，积极沟通，热情服务。

5. 心理保健指导

孕妇容易情绪不稳定，敏感脆弱，依赖性强，经常处于矛盾、烦恼、抑郁、焦虑等情绪中。孕早期心理指导主要是让孕妇学会自我心理调节，善于控制和缓解不良的情绪，保持乐观、愉快、稳定的心境。指导要点包括以下方面：

(1) 自我鼓励，让自己保持良好心情。
(2) 转移情绪，去做自己高兴或喜欢的事情。
(3) 释放烦恼，把自己的烦恼倾诉出来，或通过写信、记日记的形式进行宣泄。
(4) 广交朋友，充分享受与她们在一起的快乐。
(5) 改变形象，从而改变沮丧的心情。
(6) 采取积极措施减轻早孕反应，调整情绪。

三、孕中期保健

社区卫生服务机构在孕中期对孕妇进行两次产前保健，时间分别在孕 16~20 周和孕

21～24周。

（一）孕中期检查的内容

1. 询问与观察

了解孕妇的健康状况和心理状态有无异常情况，观察孕妇有无面色苍白及巩膜黄染，步态体型是否正常，注意孕妇的营养状况及心理是否有焦虑和抑郁。

2. 一般体检

测量体重、血压、血常规和尿常规、宫高等。孕妇体重每周增加≥500g，应该引起重视；孕妇血压≥140/90mmHg或与基础血压相比升高值≥30/15mmHg，应该给予重视。

3. 产科检查

观察腹部的大小及形状是否与孕周相符，有无水肿及手术瘢痕；触诊及测量宫高了解胎儿生长发育情况；孕中期，胎儿较小，一般在左下腹或右下腹听到胎心音，正常胎心音为110～160次/分。然后将检查结果记录到《母子健康手册》，并绘制妊娠图，及时发现胎儿过大或过小等。

4. 特殊辅助检查

妊娠16～20周进行21-三体综合征筛查；妊娠16～24周，超声检查，筛查胎儿是否有畸形，了解胎儿发育情况及羊水情况。妊娠24～28周进行糖尿病筛查。

（二）孕中期处理

社区卫生服务机构对未发现异常的孕妇进行孕中期保健指导。发现有心境不佳、抑郁或焦虑症状者，可用抑郁自评量表或焦虑自评量表进行测定。凡有以下情况之一者，应该转诊到有资质的医疗机构进行产前诊断，并随访落实情况，同时加强指导；排除异常者再转回社区继续随访管理。

（1）高龄孕妇（年龄≥35岁）。
（2）羊水过少或羊水过多的孕妇。
（3）胎儿发育异常者。
（4）孕早期可能接触过导致胎儿先天缺陷的物质。
（5）有遗传病家族史或者曾经分娩过先天性缺陷儿。
（6）曾经有两次以上不明原因的流产、死胎或新生儿死亡史。

（三）孕中期保健指导

1. 个人卫生、休息和活动指导

注意个人卫生，每天清洗外阴，保持外阴清洁，早晚刷牙，预防龋齿；衣着宽松柔软，鞋子舒适，避免穿高跟鞋；尽量少化妆、染发、烫发等；每天保证足够睡眠（达8～9h），采取左侧卧位，避免仰卧位；适量运动维持孕期适宜体重，每天中等强度活动不少于30min，以散步、游泳、孕妇体操及孕妇瑜伽等为主，避免剧烈运动；有妊娠合并心脏病、高血压、肝病等，有习惯性流产史，有早产症状，B超提示有前置胎盘、羊水过多等，则不宜运动。

2. 营养指导

在孕早期的基础上增加食物摄入量，保证胎儿能量和各种营养素供应。适量增加鱼、禽、蛋、瘦肉等优质蛋白的摄入，增加乳制品摄入利于补钙，常吃富含铁和碘的食物，适当增加主食提供所需能量，戒烟戒酒，不宜喝浓茶、可乐和咖啡等有刺激性的食物。

3. 指导胎教

孕中期是进行胎教的最佳时期。播放胎教音乐，选择旋律柔和、节奏明快、轻松悦耳的乐曲为佳，每天2次，每次5～20min；父母可通过朗读优秀的文学作品或诗歌，讲童话故事等进行语言胎教；孕妇及丈夫可抚摸孕妇腹部，对胎儿进行互动性的轻拍和抚摸，把关爱传递给胎儿，每天两次，每次5min。

4. 心理保健指导

指导孕妇调整生活、工作和家庭，保证良好的心理状态。通过与医生的交流沟通，充分了解自身和胎儿的情况，有利于消除焦虑抑郁情绪；通过胎教，建立与胎儿的亲密关系，有利于孕妇对孩子的接受；孕妇应该找有趣的事情来做，让自己快乐起来，能够正确看待体检中发现的各种异常现象，要信任医生，积极配合医生的治疗。

四、孕晚期保健

孕28～36周和孕37～40周进行2次产前随访，对孕妇进行孕晚期保健指导。

（一）孕晚期检查的内容

1. 询问与观察

询问前次产前检查之后有无头晕、头痛、心慌等特殊情况，关注孕期并发症和合并症的表现特征。

2. 一般体检

测量体重、血压、血常规、尿常规及其他辅助检查，检查有无水肿及其他异常。

3. 产科检查

测宫底高度和腹围，判断胎儿大小，触诊判断胎产式和胎方位，听胎心率，测量骨盆，预测分娩方式。

（二）孕晚期处理

未发现异常则提供孕晚期保健指导，使孕妇能够自我监护，促进自然分娩。发现有下列情况：头晕、头痛、心悸、气短、阴道出血、体重和宫高异常、胎动异常、胎儿异常，辅助检查异常等，及时转诊，2周内随访转诊结果。

（三）孕晚期保健指导

1. 个人卫生、休息和活动指导

注意个人卫生（包括口腔卫生）；穿着大小适合的棉质、透气、舒适的乳罩保护乳房，用温水清洁乳头和乳房，禁用肥皂和乙醇擦洗乳头；每天保证夜间8h睡眠，午休1h；适当活动，最后1个月避免性生活，以免发生早产、感染、胎膜早破等。

2. 营养指导

食物多样，营养齐全，注意补充维生素和矿物质，由于子宫增大挤压胃部，导致孕妇饮食量减少，注意加餐。

3. 自我监护指导

孕 30 周起进行，每天早、中、晚测 3 次胎动，每次 1h，将胎动数相加，再乘以 4，为 12h 的胎动数，正常值应为 30 次以上。胎动少于 20 次，可能存在胎儿宫内异常，少于 10 次，提示胎儿在子宫内明显缺氧，应及时就医。

4. 心理保健指导

孕晚期由于对分娩及育儿的担心，是焦虑和抑郁的高发阶段。丈夫应该多陪伴孕妇，如散步、听分娩教育课程、母乳喂养知识讲座等，让孕妇了解分娩的全过程，消除对分娩的恐惧心理，有效地减轻心理压力，解除思想负担，使孕妇以轻松愉快的心情迎接小生命的降临，以积极的心态准备分娩和育儿。

五、产后保健

社区卫生服务机构分别在产妇出院后 1 周内和产后 42 天对产妇进行随访和指导，同时对新生儿进行访视，并填写《母子健康手册》。

（一）产后检查的内容

1. 产后 1 周内产妇家中访视

了解产妇休养环境是否安静、卫生、舒适等，空气是否流通，温度是否在 24～26℃。了解产妇的饮食、睡眠、精神状况、乳汁量、大小便及一般情况。测量产妇体温、呼吸、脉搏及血压，检查乳头有无皲裂，子宫复旧是否良好，会阴或腹部伤口恢复情况，了解恶露的颜色、气味及量多少。查看新生儿一般情况、精神状态、大小便、脐带情况、吸吮能力等。

2. 产后 42 天产妇健康检查

社区卫生服务机构在产后 42 天对产妇进行健康检查，了解产妇身体是否恢复正常，婴儿生长发育是否良好；询问与观察产妇健康状况、精神及心理状态，是否有焦虑和抑郁倾向。一般健康检查包括乳房有无肿块和压痛，乳头是否有皲裂，乳汁分泌量是否正常，测量体重、血压、血尿常规等。妇科检查会阴及产道的裂伤愈合情况、阴道分泌物的量和颜色、子宫颈有无糜烂、子宫大小是否正常及有无脱垂、附件及周围组织有无炎症及包块，剖宫产术后检查腹部伤口愈合情况。了解婴儿身高体重及发育情况，预防接种情况，必要时进行血尿常规检查。

（二）产后处理

未发现异常的产妇进行产后保健指导。发现有产后出血、感染、子宫复旧不佳、产后抑郁等及妊娠合并症未恢复者，尽快转至上级医疗保健机构，2 周后随访转诊结果。

（三）产后保健指导

1. 产后卫生、休息及运动指导

产后保证居室环境清洁、安静和舒适，经常开窗通风，确保室内空气新鲜，夏季注意防暑，冬季要保暖；产后出汗较多，勤换衣服，注意每天温水清洗外阴，避免盆浴，每次哺乳前要清洗乳头及双手，注意口腔卫生；产妇每天保证 8～9h 的充足睡眠，避免长时间仰卧，预防子宫后倾。产后早运动能促使产妇全身各器官功能的恢复，顺产产妇当天可下床活动，逐步增加活动时间，但不宜久站及常蹲，以免影响产后盆底肌恢复。产后体操可以锻炼腹盆

底肌肉，增加食欲，促进肠蠕动。剖宫产产妇术后 6h 可翻身，24h 后可以下床活动。

2. 产后营养

食物多样化，增加汤水的摄入，多吃鱼、禽、蛋、瘦肉等优质蛋白含量丰富的食物，摄入富含钙的食物，补充新鲜的蔬菜和水果，少量多餐。

3. 产后避孕及性保健指导

产褥期 42 天内禁止性交，哺乳期以工具避孕为宜，不哺乳的产妇可以根据个体情况采用口服避孕药。

4. 心理保健指导

产后由于角色转变使产妇容易产生情绪低落，家人特别是丈夫应该积极陪伴及安慰产妇，及时解决产后常见的问题，使产妇感受到亲人的照顾，鼓励产妇做自己喜欢的事情，如听音乐、看书、运动等，有助于产妇身心愉悦健康。

第三节　孕产妇健康管理服务规范

一、服务对象

辖区内常住的孕产妇。

二、服务内容

（一）孕早期健康管理

孕 13 周前为孕妇建立《母子健康手册》，并进行第 1 次产前检查。

（1）进行孕早期健康教育和指导。

（2）孕 13 周前由孕妇居住地的乡镇卫生院、社区卫生服务中心建立《母子健康手册》。

（3）孕妇健康状况评估。询问既往史、家族史、个人史等，观察体态、精神等，并进行一般体检、妇科检查和血常规、尿常规、血型、肝功能、肾功能、乙型肝炎检测，有条件的地区建议进行血糖、阴道分泌物、梅毒血清学试验、HIV 抗体检测等实验室检查。

（4）开展孕早期生活方式、心理和营养保健指导，特别要强调避免致畸因素和疾病对胚胎的不良影响，同时告知和督促孕妇进行产前筛查和产前诊断。

（5）根据检查结果填写第 1 次产前检查服务记录表，对具有妊娠危险因素和可能有妊娠禁忌证或严重并发症的孕妇，及时转诊到上级医疗卫生机构，并在 2 周内随访转诊结果。

（二）孕中期健康管理

（1）进行孕中期（孕 16～20 周、21～24 周各一次）健康教育和指导。

（2）孕妇健康状况评估：通过询问、观察、一般体格检查、产科检查、实验室检查对孕妇健康和胎儿的生长发育状况进行评估，识别需要做产前诊断和需要转诊的高危重点孕妇。

（3）对未发现异常的孕妇，除了进行孕期的生活方式、心理、运动和营养指导外，还应告知和督促孕妇进行预防出生缺陷的产前筛查和产前诊断。

(4)对发现有异常的孕妇,要及时转至上级医疗卫生机构。出现危急征象的孕妇,要立即转上级医疗卫生机构,并在 2 周内随访转诊结果。

(三)孕晚期健康管理

(1)进行孕晚期(孕 28～36 周、37～40 周各一次)健康教育和指导。
(2)开展孕产妇自我监护方法、促进自然分娩、母乳喂养以及孕期并发症、合并症防治指导。
(3)对随访中发现的高危孕妇应根据就诊医疗卫生机构的建议,督促其酌情增加随访次数。随访中若发现有高危情况,建议其及时转诊。

(四)产后访视

乡镇卫生院、村卫生室和社区卫生服务中心(站)在收到分娩医院转来的产妇分娩信息后,应于产妇出院后 1 周内到产妇家中进行产后访视,进行产褥期健康管理,加强母乳喂养和新生儿护理指导,同时进行新生儿访视。
(1)通过观察、询问和检查,了解产妇一般情况及乳房、子宫、恶露、会阴或腹部伤口恢复等情况。
(2)对产妇进行产褥期保健指导,对母乳喂养困难、产后便秘、痔疮、会阴或腹部伤口等问题进行处理。
(3)发现有产褥感染、产后出血、子宫复旧不佳、妊娠合并症未恢复者以及产后抑郁等问题的产妇,应及时转至上级医疗卫生机构进一步检查、诊断和治疗。
(4)通过观察、询问和检查,了解新生儿的基本情况。

(五)产后 42 天健康检查

(1)乡镇卫生院、社区卫生服务中心为正常产妇做产后健康检查,异常产妇到原分娩医疗卫生机构检查。
(2)通过询问、观察、一般体检和妇科检查,必要时进行辅助检查对产妇恢复情况进行评估。
(3)对产妇应进行心理保健、性保健与避孕、预防生殖道感染、纯母乳喂养 6 个月、产妇和婴幼营养等方面的指导。

三、服务流程

孕产妇健康管理服务流程见图 7-1。

四、服务要求

① 开展孕产妇健康管理的乡镇卫生院和社区卫生服务中心应当具备服务所需的基本设备和条件。
② 按照国家孕产妇保健有关规范要求,进行孕产妇全程追踪与管理工作,从事孕产妇健康管理服务工作的人员应取得相应的执业资格,并接受过孕产妇保健专业技术培训。
③ 加强与村(居)委会、妇联相关部门的联系,掌握辖区内孕产妇人口信息。
④ 加强宣传,在基层医疗卫生机构公示免费服务内容,使更多的育龄妇女愿意接受服务,提高早孕建册率。
⑤ 每次服务后及时记录相关信息,纳入孕产妇健康档案。

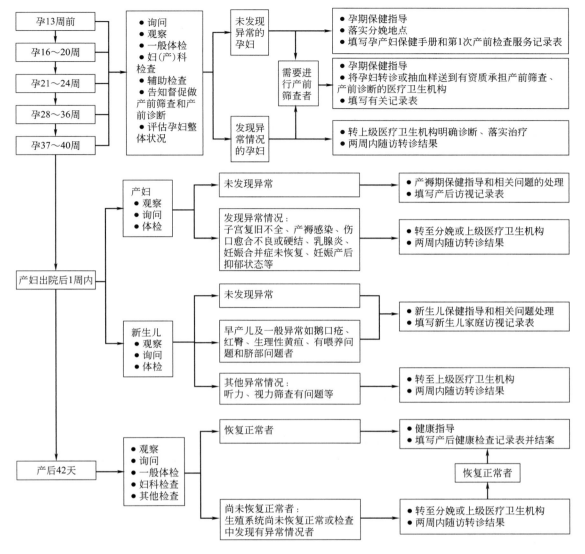

图 7-1 孕产妇健康管理服务流程

⑥ 积极运用中医药方法（如饮食起居、情志调摄、食疗药膳、产后康复等），开展孕期、产褥期、哺乳期保健服务。

⑦ 有助产技术服务资质的基层医疗卫生机构在孕中期和孕晚期对孕产妇各进行2次随访。没有助产技术服务资质的基层医疗卫生机构督促孕产妇前往有资质的机构进行相关随访。

五、工作指标

① 早孕建册率＝辖区内孕13周之前建册并进行第一次产前检查的产妇人数/该地该时间段内活产数×100%。

② 产后访视率＝辖区内产妇出院后28天内接受过产后访视的产妇人数/该地该时间内活产数×100%。

思考题

一、单项选择题

1. 下列不属于孕晚期保健指导的是（　　）
   A. 营养指导　　　　　　　　B. 提供心理保健
   C. 指导孕妇充足睡眠　　　　D. 指导孕妇自测胎动
   E. 进行产前筛查

2. 孕中期下列哪项社区卫生服务机构不需要转诊（　　）
   A. 高龄孕妇（年龄≥35 岁）　　B. 胎儿发育异常
   C. 有两次胎死宫内病史　　　　D. 有过一次自然流产的孕妇
   E. 孕妇分娩过先天缺陷儿

3. 孕前期保健的目的不包括（　　）
   A. 提高人口素质　　　　　　B. 预防遗传性疾病的发生
   C. 监测胎儿生长发育　　　　D. 减少出生缺陷儿童
   E. 识别不利于母婴的危险因素

4. 最佳受孕月份是（　　）
   A. 8 月　　B. 1 月　　C. 12 月　　D. 3 月　　E. 5 月

5. 孕中期进行产检的次数和时间分别是（　　）
   A. 1 次，在 14~26 周
   B. 1~2 次，在 18~24 周
   C. 至少 2 次，在 14~18 周、22~24 周各 1 次
   D. 至少 2 次，在 16~20 周、21~24 周各 1 次
   E. 至少 2 次，至少 1 次在 24 周后

6. 收到分娩医院转来产妇分娩信息后，应多长时间到产妇家中进行产后访视（　　）
   A. 1 周内　　B. 2 周内　　C. 3 周内　　D. 4 周内　　E. 6 周内

7. 孕晚期指（　　）
   A. 妊娠未达 14 周　　　　　　B. 第 14~27^{+6} 周
   C. 28 周及其后　　　　　　　D. 37 周及其后
   E. 38 周及其后

8. 早期妊娠的症状不包括（　　）
   A. 停经　　B. 子宫增大　　C. 早孕反应　　D. 尿频　　E. 乳房胀痛

9. 产前检查子宫脐下 1 横指，判断孕周为（　　）
   A. 孕 16 周　　B. 孕 20 周　　C. 孕 24 周　　D. 孕 26 周　　E. 孕 28 周

10. 末次月经为 2020.3.1，预产期是（　　）
    A. 2021.12.8　　B. 2020.10.10　　C. 2020.12.8　　D. 2021.1.8　　E. 2020.11.15

二、简答题

1. 怎样推算预产期？某孕妇末次月经是 3 月 2 日，其预产期为何时？
2. 孕早期的检查内容有哪些？如何进行孕早期保健指导？

（王长虹）

第八章
老年人健康管理服务

【学习目标】

1. 掌握　老年人的生理特征。
2. 熟悉　老年人保健和健康指导内容。
3. 了解　老年人健康管理服务规范。
4. 树立"以人为本"的服务理念，真正落实"预防为主"，实现对居民全生命周期的照护，使老年人能得到科学、规范的健康管理；培养职业素养良好、专业技能扎实、协调沟通能力较强的基层卫生服务人才。

【案例导入】

○ 案例回放：

老年男性，72岁，便秘2月余。生活能自理，大便1次/2～3天，质地较硬，小便正常。有高血压病史10年，口服卡托普利。个人史：曾抽烟1包/天，20年，已戒8年。查体：一般情况可，营养中等，神志清楚，步态缓慢，检体合作，血压140/85mmHg，心率70次/分，心肺无特殊，腹部稍胀，肠鸣音5～6次/分，下肢不肿。

健康指导：腹部按摩法预防老年人发生便秘。

操作程序：向老年人解释腹部按摩促进排便的方法。洗净并温暖双手，在清洁、温暖、无对流风的环境中，温暖双手后协助老年人仰卧，将示指、中指和环指放于老年人腹部左侧与脐平行处，适度加压，可耐受即可。由上向下做螺旋形顺时针按摩5～10min（促使降结肠内的粪便向下移动至直肠，便于排出粪便），洗手。

○ 思考问题：

1. 老年人健康管理对象和服务规范的内容是什么？
2. 怎样为老年人提供个体化健康指导？

第一节　老年人概述

一、老年人的概念

老年人的年龄界定依据1982年世界卫生组织西太平洋地区会议规定，发展中国家以60岁及以上为老年人，而欧美发达国家则以65岁及以上为老年人；我国中华医学会老年医学分会于1982年规定，60岁以上为老年人，45～59岁为老年前期，90岁以上为长寿老人。老年是生物生命过程中细胞、组织与器官不断趋于衰老，生理功能日趋衰退的一个阶段，每个老年人衰老的速度各不相同，即使是同一个老年人，各种器官与各个系统的衰老变化也不尽相同。

二、我国人口老龄化的严峻挑战

人口老龄化是21世纪各国面临的严峻挑战。按照联合国卫生组织的界定，当一个国家65岁及以上人口比例达到7%，或者60岁及以上人口比例达到10%时，便被称为老龄化国家。当前，我国已经进入人口老龄化快速发展阶段，2013年，我国60岁及以上人口比例达到14.8%，老年人口数量达到2.02亿，高龄老人2300万，并以年均100万人速度持续快速增长；失能和半失能老人已达到3600万，2020年将超过6500万。我国迅速进展的老龄化以未富先老和慢病高发为特点，对整个社会的发展形成了严峻的挑战。

我国老年疾病高发的特点日益突出，目前老年人中高血压病患者约8700万，血脂异常患者约8000万，糖尿病患者5000万，骨质疏松患者5000万，老年痴呆患者800万，脑卒中患者700万。我国老年人群焦虑症和抑郁症患病率与美国近似，而良性前列腺增生患病率明显高于瑞典。多种慢病共存是老年病特点，我国研究显示，社区老人患有两种及以上疾病者占67.1%，患心血管疾病者占65.3%，而老年冠心病患者中合并高血压、血脂异常合并糖尿病的比率分别为67.6%、34.3%和23.4%。

我国老年高血压病知晓率、治疗率和控制率2002年分别为30.2%、32.2%和7.6%，而美国2004年上述比率分别为75.9%、69.3%和48.8%。我国老年冠心病患者高血压病、糖尿病、血脂异常的控制率分别为56.6%、49.5%、26.6%，而美国老年自然人群上述危险因素控制率分别为75.9%、50.9%和64.9%。

我国未来每个家庭将面临4～8位老人的长期照护；但我国的慢病管理与养老照护尚未形成完善体系；老年医学面临全社会老龄化的严峻挑战；国民经济的发展将以巨大老年人口的赡养为前提；社会的稳定和谐将很大程度取决于老龄化政策。老龄化问题的核心是老年健康，而解决问题的关键之一是大力发展老年医学、老年健康服务管理，促进健康老龄化，有效提高老年人身心健康水平。

三、老年人的生理特征

1. 运动系统的变化

老年人的脊柱纤维弹性下降，身体变矮。肌肉韧带随着运动减少而萎缩并收缩、变硬，纤维组织增生，肌肉力量减弱，肌肉弹性降低，易出现肌肉疲劳，腰酸腿痛，容易发生腰肌扭伤。老年人的骨骼明显改变，骨骼中有机物质减少或逐渐退化，出现骨质疏松，极易发生骨折，常见的是手腕部骨折、坐骨骨折和股骨骨折。关节囊结缔组织增生、韧带退行性改变及组织纤维化，导致关节僵硬，活动不灵活。

2. 呼吸系统的变化

老年人的呼吸肌、膈肌以及韧带萎缩，肋软骨钙化，使肺及气管弹性降低，呼吸功能减弱，肺活量下降，活动增加以后常感到呼吸急促，呼吸次数明显加快，有时还会伴有节律不齐等情况。由于换气困难，老年人常常感到说话多时也会气促，所以一次不能进行较长时间的谈话。因此，与老年人交流时要有耐心。伴随呼吸功能的减弱，反射性咳嗽功能也下降，气管分泌物不易排出，致使老年人容易发生肺部感染、肺气肿、阻塞性肺疾病。

3. 消化系统的变化

消化系统明显的变化是牙齿松动、脱落，胃肠蠕动减慢，胃排空延缓，消化腺分泌减少，食物的消化功能减弱，容易引起消化不良，对各种营养素的吸收减少，常使老年人发生一些营养素缺乏，如蛋白质、维生素、钙、铁等的缺乏。胃肠蠕动减弱，还使老年人易发生大便秘结，排便困难。另外，由于肝的储存、代谢能力下降，肝对药物、毒素的代谢解毒功能减退，使老年人用药时容易发生药物不良反应。

4. 循环系统的变化

老年人心肌出现退行性变化，心包外脂肪增多，心内膜增厚，心肌收缩力减弱。老年人心输出量较年轻人减少30%～40%，且储备能力较小。窦房结内的自律细胞减少，常发生心率和心律的改变，使老年人心跳减慢，易出现期前收缩、心房颤动及传导功能的变化。由于动脉硬化，造成动脉血管弹性减弱，血管内管腔狭窄，使血液流动的阻力增加，导致血压升高。同时，因冠状动脉口径变窄，供应心肌本身的血液减少，出现心脏本身供血不足，导致冠心病的发生。又因自主神经功能不稳定，对血管的调节功能差，容易发生直立性低血压。老年人毛细血管变脆，静脉血管弹性降低，静脉回流困难，因而容易出现皮下出血、血栓、下肢肿胀、痔等。

5. 神经系统的变化

(1) 脑组织萎缩 随着年龄的增长，老年人的脑组织逐渐萎缩。神经系统的进行性衰退，使老年人对外界事物反应能力和对冷、热的反应不敏感，对疼痛的反应迟钝，使有些疾病的症状不容易被及时发现。因此，当老人感觉身体某部位出现疼痛或不舒适时，要特别加以留心观察和详细询问，防止掩盖症状，延误病情，发生意外。

(2) 运动神经细胞萎缩、减少 老年人的运动神经细胞萎缩、减少，运动能力下降，所以，多数老年人运动迟缓（与肌肉细胞的萎缩、减少也有关），一些保护性反射的反应也相对迟缓，给人以动作迟缓的印象。根据这些特点，安排老年人的生活环境时要注意老年人的安全，如地面防滑、安装扶手、室内设施适合老年人肢体活动的距离等，避免发生意外。

(3) 平衡能力下降 老年人运动缓慢，除因肌肉能力、运动能力下降外，平衡能力下降也是一个原因。根据这个特点，在照顾老年人时动作要轻缓，起、卧的速度不要过快，以防老年人不适或跌倒。

6. 泌尿系统的变化

老年人肾血管硬化，管腔缩小，致使有效肾血流量减少，肾小球滤过率下降，肾小管重吸收功能减退，对水、电解质调节功能降低，使老年人易发生水、电解质紊乱。老年人膀胱容量减少，膀胱肌肉萎缩，排尿收缩能力减弱，膀胱残余尿量增多，使老年人排尿次数增加，尤其夜尿次数增加，易发生尿急，甚至出现尿失禁。老年男性因前列腺肥大，有时感到排尿困难，有可能造成尿潴留。老年女性因尿道短，尿道肌肉萎缩，括约肌收缩不良，易发生压力性尿失禁和尿路感染。

7. 生殖系统的变化

女性40岁以后性激素分泌逐渐减少，45～50岁开始绝经、停止排卵。绝经后，输卵管、卵巢、子宫、阴道黏膜开始萎缩，阴道壁变薄，外分泌腺减弱，分泌液减少，阴道干涩、瘙痒，抵御细菌感染的能力减弱，所以要注意老年女性的外阴清洁。由于性激素水平下降，会出现一系列更年期症状，如暴躁、多疑、出虚汗、心慌等。男性更年期出现在 55～60 岁，也可能会发生性格变化。

8. 内分泌系统的变化

在衰老过程中，甲状腺和促甲状腺激素的合成和分泌减少，使甲状腺功能减退。另外，老年人胰岛素的生物活性明显降低，易患糖尿病。

9. 感官的变化

除因神经系统的变化导致老年人对外界事物反应迟钝外，感官的变化也使他们对外界反应减少。其主要表现如下：

（1）视觉减退 由于晶状体失去弹性，老年人的眼肌调节能力降低而出现老花眼，造成视物模糊。此外，老年人还容易出现白内障、视野变小、瞳孔对光反应减弱等症状。

（2）听觉障碍 老年人由于听力障碍，听不清别人说话，常常答非所问，久而久之，不愿与别人交流，因而变得闭塞，反应更加迟钝。

（3）皮肤感觉减弱 照料老人时要注意防止冷、热和触觉的伤害。

（4）味觉变化 由于舌苔变厚，味蕾减少，唾液分泌减弱，使老年人的味觉大大降低，喜吃甜、咸食品，所以，应注意控制糖量和食盐的摄入。

四、老年人的特点

（1）老化所致的器官功能减退（如感官），常常需要与疾病状态相鉴别。

（2）多种慢性病共存，因此单病指南的指导作用有限。超过 90% 的老年人患有慢性病（需要医疗超过 1 年以上，具有形态学改变并影响日常生活能力的医学情况），半数老年人患有 3 种及以上慢性病（≥两种慢性病称为共病）。

（3）老年人特有的临床问题和综合征，专科医生常难以解决，例如认知障碍、抑郁、谵妄、视听障碍、睡眠障碍、跌倒与骨折、尿便失禁和压疮，以及功能残障、衰弱症、多重用药、过度检查、医疗不连续等问题。

（4）交流和沟通难度大，患者的意愿、经济文化背景、宗教信仰、价值观和世界观均会影响和决定其对治疗决策的认同，而支持系统（家庭支持和社会支持）的情况也影响诊疗决策和长期疗效。

第二节　老年人保健

一、健康老年人的标准

WHO 于 20 世纪中期提出健康的定义，指个体不仅没有疾病和衰弱，并且在身体、精神和社会上都呈现完满状态。WHO 对老年人健康的标准还提出了多维评价：包括精神健康、躯体健康、日常生活能力、社会健康和经济状况。

1982 年中华医学会老年医学分会提出了有关健康老年人标准的 5 条建议，认为健康老年人是指主要的脏器没有器质性病理改变的老年人。1995 年依据医学模式从生物医学模式向社会-心理-生物医学模式转变的要求，中华医学会老年医学分会又对这一标准进行了补充修订，该标准侧重健康和精神心理等方面，但对健康相关危险因素、社会参与度和社会贡献度以及自我满意度、幸福度等方面均未描述。

多数老年人为多种慢性病共存（共病），出现老年问题/综合征，部分老年人还有功能残障。尽管多数患慢性病的老年人病情控制稳定，生理和社会功能较好，有独立生活能力，但按 1995 年健康标准仍排除在健康老年人队列之外。

2013 年在中华医学会老年医学分会和中华老年医学杂志编辑部拟定了我国新的健康老年人标准：①重要脏器的增龄性改变未导致功能异常；无重大疾病；相关高危因素控制在与其年龄相适应的达标范围内；具有一定的抗病能力。②认知功能基本正常；能适应环境；处事乐观积极；自我满意或自我评价好。③能恰当处理家庭和社会人际关系；积极参与家庭和社会活动。④日常生活活动正常，生活自理或基本自理。⑤营养状况良好，体重适中，保持良好生活方式。

本次健康老年人标准修订基于国内外健康概念的演变，并结合我国老年人的具体情况，在广泛征求老年医学专家意见的基础上形成，有如下特点：①强调了重要脏器的增龄性改变而非病理性病变，并且强调了功能而非器质性改变。这与前两次标准中细分各器官系统有无疾病不同。同时强调相关高危因素控制在与其年龄相适应的达标范围内，突出了老年人身体与其他阶段年龄的不同，在具体应用时要考虑到老年人的特点。②将认知功能放在第二位置，强调了认知变化在老年人健康中的重要性。自我满意或自我评价融入了国际上较新的老年人健康概念。③突出了积极老龄化的概念。旨在鼓励老年人积极参与社会活动，积极融入家庭和社会，让他们意识到其整个生命过程中体力、精神状态及社会参与的潜力。即使高龄，但仍能发挥对家庭、社会及国家的贡献，增加幸福感和归属感。④强调了即使老年人有疾病，只要能维持基本日常生活也可视为健康老年人。⑤倡导老年人养成健康的生活习惯，积极预防疾病。

二、老年人的保健措施

（一）提高老年人的自我保健意识

老年保健是健康长寿的核心。目前公认的影响健康长寿的因素有遗传因素、社会因素、医疗条件、气候因素、个人因素等。个人因素尤其是健康的生活方式在自我保健中占主要部分。WHO 早在 1992 年就发表了著名的《维多利亚宣言》，提出了健康"四大基石"：合理膳食、适量运动、戒烟限酒、心理平衡。

由此可见，自我保健意识和保健行为对老年人的健康起重要作用。健康"四大基石"作为老年保健的准则，势必在老年人自我保健中起到关键性的作用，要提高健康水平，必须树立自我保健意识，改变不健康的生活方式。

（二）深入开展老年人的健康教育与健康促进活动

健康教育与健康促进在实际活动中，当前主要需解决三个问题。

1. 生命全程健康观——健康老龄化与积极老龄化

老年人由于不可逆的退行性变化，生命功能普遍降低，对疾病的易感性增加，因而成为慢性病的患病主体。如果不对老年人慢性病的危险因素予以有效控制，就会极大地降低老年人的生活质量，形成虽然长寿但不健康的状况。因此，WHO 于 1990 年提出健康老龄化的概念，在此基础上，1999 年又进一步提出积极老龄化，包括有效预防慢性病，提高患者的生活质量，都必须从新的医学模式出发，强化预防为主、实施有效的三级预防，从根本上减少慢性病的发生和发展。

2. 自我保健

自我健康的主体不再单纯依赖医疗技术服务，而是更多地发挥主体能动作用，进行自我实现的自我保健。其特点是"多依靠自己，少依赖医生"，自己担负起改进个人卫生习惯、生活方式和生活环境，从心理上、生理上进行调节，努力解决个人的健康及保健问题的责任。

3. 健康管理

健康管理是对个人或人群的健康危险因素进行全面管理的过程。其宗旨是调动个人及集体的积极性，有效地利用有限的资源来达到最大的健康效果。它是从社会、心理、环境、营养、运动的角度来对每个人进行全面的健康保障服务。实施健康管理是将被动的疾病治疗变为主动的健康管理，达到节约医疗费用支出、维护健康的目的。

（三）不断改善、提高老年人的生活方式与生活质量

老年人的生活质量（quality of life，QOL）主要是指老年人群对自己的身体、精神、家庭和社会生活满意的程度，以及对老年人生活的全面评价，包括主观指标及客观指标。不同国家对于老年人QOL调查的内容及评价标准不尽相同，通常包括健康状况、生活方式、日常生活功能、家庭和睦、居住条件、经济收入、营养状况、心理健康、社会交往、生活满意度、体能检查以及疾病状态等内容。

近30年来，对老年人QOL开展广泛而深入的研究被逐步列入计划。由于老年人对自身价值的认识、健康意识和道德伦理观念的逐步提高，有关老年人的QOL研究也随之迈入一个新的发展时期。全面了解和评定老年人的生理状态、心理状态和社会活动能力各方面的状况，对延缓衰老进程、预防老年病的发生和发展、提高老年人QOL必将起到积极的作用。

（四）把握老年健康照护特点，加强老年健康照护认知

老年人随着年龄增长，逐渐出现衰老的现象，如身体各系统的功能逐渐减弱，语言、行动变得缓慢，对外界事物反应迟钝等。因此，老年健康照护人员应根据老年人的生理、心理特点，提供针对性的健康照护。老年健康照护的特点如下：

1. 老年人健康照护需要更多的细心和耐心

（1）日常生活照护 因老年人日常生活不能完全自理者较多，需要精心照料。

① 保持老人身体清洁：生活不能完全自理的老人在日常生活中需要养老护理员协助维持自身的清洁卫生。照护人员应做到每天早晚进行晨晚间护理，根据老年自理程度协助老人洗脸、刷牙、每晚睡前洗脚，或提供口腔护理等；每周为不能自理的老人洗头、洗澡或擦浴1~2次，更换被服1~2次。

② 预防压疮：对长期卧床的老人，要保持床铺平整、清洁，定时更换卧位，至少2h翻身一次。协助翻身后观察皮肤有无压疮，若皮肤有受压的迹象，应缩短翻身间隔时间，并及时采取压疮预防措施。对大小便失禁的老人要随时协助其更换床单、被褥，以保持老人身体和床单的清洁、舒适，避免发生压疮。

③ 细心照顾老人的衣着：老人的衣服应柔软、宽松、合体，穿、脱方便，随天气的变化随时增减衣服。外出时要戴帽子。鞋袜要舒适，袜子应为宽口的棉制品，以免袜口过紧而影响下肢血液循环，引起不适。

（2）饮食照护 老年人的饮食照护要周到，设法满足老年人的营养需要，还要注意进食

的安全。老年人由于牙齿松动或缺失，对较硬的食物咀嚼困难，食物应煮得软烂、可口。养老护理员要熟悉各种食物的营养价值，为老年人选择既能增进食欲又符合身体健康的食品，满足老人的营养需求。对不能自理的老人，要协助老人进食。老年人吞咽功能减弱，进食过快易发生呛咳，喂食时要正确摆放老人的进食姿势，注意喂的每口饭量要适当，速度要慢，干稀食物要搭配，与老人互相配合，避免进食中发生意外。

(3) **排泄照护** 老年人排泄功能发生异常情况较多，主要表现为：活动少，肠蠕动减慢，食物含粗纤维少，容易发生便秘；饮食不当或疾病导致腹泻；因衰老、疾病或肛门、尿道括约肌的神经功能失调，造成大小便失禁等。对排泄异常的老人，照护人员要有熟练的照护技能，还要有高度的责任心、爱心、耐心和良好的心理素质。

(4) **睡眠照护** 老人的睡眠时间要充足。健康的老人每天需要 8h 以上的睡眠，70～80 岁的老人每天睡眠应在 9h 以上，80～90 岁的老人应在 10h 以上。健康照护人员要仔细观察，及时发现老人失眠、入睡困难、早醒等睡眠问题，找出影响睡眠的原因，注意睡眠环境的调节和老人身体的舒适，以保证睡眠质量和睡眠时间，消除疲劳，促进舒适度。对于夜间睡眠时间不足者，可安排午休。

2. 老年人感官系统功能下降，需要特殊照顾

老年人视力、听力等感觉逐渐减退，使老人与外界的沟通困难，对老人的身心健康造成不良影响。养老护理员要采取措施帮助老人，弥补因感觉功能减退而造成的困难。如，视力不好的老人要佩戴合适的眼镜，视力有障碍者要给予生活照顾；对听力下降的老人应选择适当的沟通技巧，如沟通时放慢语速，吐字清晰，必要时让老人佩戴助听器。

3. 老年人对安全的需要程度增加

老年人跌倒的发生率随着年龄的增加而升高。老年人由于身体平衡功能减退、控制姿势能力降低、肢体协调性下降，容易发生跌倒、坠床等意外。意识不清、长期服用催眠药、对周围环境不熟悉、环境设备不合理等原因会增加跌倒、坠床发生的可能性。老年人由于吞咽功能减弱，在进食过程中还易发生呛咳、噎食或误食等情况。在老年人照护过程中，要有安全意识，及时采取措施预防意外发生。布置老年人居住环境时，应充分考虑环境的安全，如地面防滑、浴室内加装扶手等，以防不慎造成老人损伤。使用热水袋的老人要防止其烫伤，老人沐浴时要特别注意预防滑倒等。陪伴老人户外活动时要选择晴朗的天气，雨雪天、雾天、大风天等天气不宜外出；外出活动时间不要过长，每次 30min 到 1h，防止老人疲劳；外出时走路要慢，注意安全。老人进食、饮水应采取坐位或半坐位，不能坐起的老人要将上半身抬高 30°～50°，以防呛咳、误吸。对吞咽困难的老人，可将食物打成糊状，以便吞咽，预防进食中发生意外。另外，老年人感知觉、注意力下降，对刺激的反应迟钝，使得老年人遭遇危险时不能立即做出判断，容易发生烫伤、触电、交通事故等意外伤害，在照顾中要特别注意防范。

4. 老年人对自尊的需要程度增加

老年人因机体衰老，经济收入减少，社会与家庭承担责任能力下降，另外由于疾病等原因使老人存在自我照顾的困难，需要他人照顾，导致老人产生"失落感"。但是老人因人生的经历，曾有的成就、家庭地位、社会地位与当前状态的反差，使老年人的自尊需要增加，很在意他人和社会的评价，渴望得到尊重。在照护工作中要特别注意尊重老年人，如礼貌的称呼，说话态度和蔼，需要老人配合的事应先征求老人的意见等。

5. 老年人孤独的处境需要更多的关怀

由于各种原因使老年人与社会的沟通减少，或因独居、丧偶、疾病等情况，加之视力、听力减退，使老人与外界产生隔绝，久而久之使老人处于孤独的状态。老年人对爱与归属的需要，不会因年龄增加而减弱。老年人需要关怀、亲情和爱，需要与社会交往。多数老人，尤其是患病的、自理困难的老人希望有人陪伴、关怀，以感受温暖，当老人独处时，就会感到心情郁闷，情绪低落，甚至多愁善感，独自流泪。因此，照护人员应帮助老年人多参加集体活动，多与老年人交谈，陪伴老年人，以满足老年人精神和心理的需要。

6. 老年人免疫功能下降，易发生感染性疾病

老年人机体免疫功能下降，感染性疾病的发生率明显高于年轻人，尤其是呼吸系统与泌尿系统感染。因此，老年人健康照护过程中要注意预防感染。注意保持老年人身体各部位的清洁卫生以及环境的清洁，注意饮食卫生，餐前、便后为老人洗手。还要做好消毒、隔离工作。在疾病流行期间，应注意老人的保护，指导老人不要去人群密集的地方。

7. 老年人机体反应能力下降，患病不易发现

由于机体反应低下，老年人患病后一般没有典型的临床症状，使得老年人患病不易被及时发现，易被忽略或误诊，从而不能及时治疗，延误病情。因此，应注意细心观察老人的身体状况，发现异常表现，及时报告医护人员。

8. 与老年人交流需有良好的沟通技巧

老年人听力减退，对刺激反应迟钝，因此与老年人沟通时要注意运用良好的沟通技巧。如沟通的态度要真诚友善，倾听老年人诉说要专心、耐心，语句要简短、扼要，言语要清晰、温和，语速不要太快，音调不要太高，尤其要避免因老人听力不好时而大声叫喊，否则会使老年人的自尊心受到伤害。沟通中，可适当地运用触摸的技巧，如握着老人的手，扶持其手臂等，向老人表达温暖、关爱和支持，但注意不要抚摸老人的头部，因为这可能会伤害老年人的自尊。

（五）做好老年性疾病的防治，不断提高延缓衰老的效果

开展老年性疾病的病因、分布、危险因素与防治监测的调查，如对老年人的心脑血管疾病、各种感染性疾病、肿瘤、糖尿病、阿尔茨海默病、老年性骨质疏松症、老年人身心疾病等进行流行病学调查，明确其危险因素和保护因素，在城乡社区采取干预措施，对老年人进行定期体检，防止危害老年人身心健康的各种疾病的发生和发展。

近 20 年来，大量高新科学技术参与到老年性疾病的诊断和治疗、预防之中，提高了疾病的防治水平。老年性疾病的预防与治疗手段的不断创新和发展，老年人群的卫生健康状况得到了与时俱进的改善和提高，老年人群的生活质量提高，平均寿命延长，达到了健康长寿的最终目的。

2012 年，国家发布了《中国老龄事业发展的"十二五"规划》，明确提出，中国老龄事业的发展目标之一是建立以居家为基础、社区为依托、机构为支撑的养老服务体系。社区养老综合了家庭养老及社会养老两种方式的特点，这种养老方式是老年人长期居住在家庭所在的社区中，老年人的生活照料、医疗保健、精神慰藉、文化娱乐、突发情况处理等多项均可根据老年人及家庭的需求，由所在社区的养老服务中心提供或与家庭配合提供养老服务的模式。

在新型的价值观指导下，正视人口老龄化问题，认真总结梳理国情，积极探索发展社区养老，力争找到一套符合国情，体现中国特色的社区养老保障制度，让老年人尤其是"空巢"老年人能够享受到这种制度带来的归属感和幸福感，是我国社区养老发展的必然之路。

第三节 老年人的健康指导

一、老年人的心理健康指导

(一) 老年人的心理特点

老年人的各种生理活动的变化和衰退，或多或少地影响了老年人的心理活动。由于各系统的生理变化和逐渐衰退使大脑的营养供应不足，影响大脑的功能而导致心理活动减退。老年人在知觉、注意力、记忆、思维、情绪、意志、气质、性格等方面均呈现出不同特点。

1. 知觉特点

人对物的知觉主要有空间知觉、时间知觉和运动知觉，其次有听觉、嗅觉、味觉、运动觉等。老年人由于各种感觉能力下降，知觉能力也受到影响，有时会发生对客观事物知觉的不准确，形成错觉。例如，知觉能力下降的老人横过马路时，可以把远处飞驰而来的摩托车看成自行车，并误以为有足够的时间穿过马路，结果造成交通事故。因此，要特别注意老年人的交通安全，上街时应佩戴醒目标志，过马路应有人陪伴，老年人最好不要驾车。另外，老年人的生活环境要有序、简洁、安静，老年人的常用物品区别要分明。

2. 注意力特点

老年人因脑细胞萎缩、减少，致使注意力明显下降，对生活有很大影响。例如，对新生事物接受较慢，学习、思考时间稍长即感觉疲劳，兴趣范围狭窄等。根据老年人注意力的特点，健康照护人员在工作中应注意：向老年人介绍新事物时，语言要尽量简明、通俗易懂；安排老年人工作、学习的时间要短；组织老年人活动要生动、鲜明，尽可能增加老年人的生活乐趣等。

3. 记忆特点

老年人的脑细胞萎缩、减少，造成记忆力下降，特别是近期记忆明显下降。老年人可能忘记刚发生的事，如半小时前服用的药等。老年人还有可能找不到自己需要的东西、不知道自己要做什么、忘记别人的嘱托等，所以总要旁人提醒，或做备忘录。因此，老年人的生活要有规律，日常用品摆放要固定，要有良好的生活习惯，手边应有记事本，把需要做的事写在记事本上，避免遗忘。

4. 思维特点

思维是人脑对客观现实间接、概括的反映，反映事物的本质和内在规律。老年人由于记忆能力减退，概念形成较慢，思维过程受到影响，但由于经验丰富，老年人对某些事物的认识可能更准确。

5. 情绪特点

人的情绪反应是大脑、丘脑、脑垂体等多种器官参与的生理、心理反应。老年人脑细胞和内分泌组织细胞萎缩、减少，情绪反应时内分泌腺释放化学递质的速度减慢，数量减少，故而老年人情绪反应不如年轻人猛烈。但另一方面，由于脑萎缩或软化，使得老年人情感脆弱，有时不能自控，容易冲动，情绪变化快。

6. 意志、气质与性格特点

由于精力和体力逐渐衰退，大部分老年人的意志不如青壮年人。由于老年人神经过程抑制强、兴奋弱，在行为和活动中表现为沉着、安静、迟缓、自信等气质。老年人的性格易向两极演变，一方面是性格强化，自尊心增强、固执、急躁等；另一方面是性格弱化，多疑、无自信心等。因此，老年人常表现为谨慎、固执、刻板等。由于兴趣范围狭窄及社会交往减少，老年人容易感觉孤独、寂寞。

心理健康老年人的特点有：①热爱生活和工作；②心情舒畅、精神愉快；③无精神障碍、情绪稳定、适应力强；④性格开朗、通情达理；⑤家庭关系、人际关系适应力强。

（二）老年人的心理保健措施

1. 积极参与社会活动，以各种途径使老年人回归社会

如上老年大学，参加社区组织的各种社团组织，为社区做各种有意义的事情或者做顾问等，总之，让老年人参与社会经济文化生活，重新建立社会关系、人际交往，找到自身价值；也可开阔眼界，舒缓身心，促进躯体健康；工作可以满足老年人的心理需求，达到心理保健的目的；同时，全社会应更多地了解老年人，老年人是社会财富的一部分，有丰富的人生阅历、专业知识和社会经验，应充分利用。

2. 调节好情绪

人的情绪可以通过大脑影响心理活动和全身的生理活动，良好的情绪可以使神经系统、内分泌系统、消化系统和免疫系统处于最佳状态，相反不良情绪可以引发疾病，对健康造成危害。老年人应客观地面对老化这一现实，调整心态，克服自身消极情绪；积极面对生活，面对疾病和衰老；利用自身优势，再创造自身的价值。

3. 和谐的家庭关系

一方面，老人应做好自我情绪的控制，另一方面，家庭成员也应给予老人适当的心理支持，共同创造和谐的家庭环境、夫妻关系及代际关系。

二、老年人的生活健康指导

（一）膳食与保健

20世纪80年代以来，随着人类膳食结构的改变，不合理、不科学饮食逐渐成为很多慢性疾病发生的主要原因。据世界卫生组织近年对影响人类健康众多因素的评估结果：生活方式因素对人体健康的影响为60%；遗传因素对人体健康的影响为15%；膳食营养因素对人体健康的影响为13%；医疗条件的影响因素仅占8%；其他因素占4%。

世界卫生组织指出，营养过剩和生活方式疾病已成为威胁人类健康的头号杀手，"文明病"发病率大幅度提高，全球每年死于此类疾病者占死亡总数的45%左右。所谓"文明病"是指肥胖、高血压、高血脂、心脑血管病和糖尿病，西方称之为"五病综合征"。

2016年《中国老年人膳食指南》提出膳食关键推荐：①少量多餐细软；预防营养缺乏。②主动足量饮水；积极户外活动。③延缓肌肉衰减；维持适宜体重。④摄入充足食物；鼓励陪伴进餐。

由于年龄增加，老年人器官功能出现不同程度的衰退，如消化吸收能力下降，心脑功能衰退，视觉、听觉及味觉等感官反应迟钝，肌肉萎缩，瘦体组织量减少等。这些变化可明显影响老年人摄取、消化、吸收食物的能力，使老年人容易出现营养不良、贫血、骨质疏松、

体重异常和肌肉衰减等问题，也极大地增加了慢性疾病发生的风险。因此，老年人在膳食及运动方面更需要特别关注。

老年人膳食应食物多样化，保证食物摄入量充足。消化能力明显降低的老年，应制作细软食物，少量多餐。老年人每天应至少摄入12种及其以上的食物。采用多种方法增加食欲和进食量，吃好三餐。早餐宜有1~2种以上主食、1个鸡蛋、1杯奶、另有蔬菜或水果。中餐和晚餐宜有2种以上主食，1~2个荤菜、1~2种蔬菜、1个豆制品。饭菜应色香味美、温度适宜。对于高龄老年人和身体虚弱以及体重出现明显下降的老年人，正餐摄入量可能有限，应特别要注意增加餐次，常换花样，保证充足的食物摄入。进餐次数可采用三餐两点制或三餐三点制。

细软食物的制作方法如下：①将食物切小切碎，或延长烹调时间；②肉类食物可切成肉丝或肉片后烹饪，也可剁碎成肉糜制作成肉丸食用；③鱼虾类可做成鱼片、鱼丸、鱼羹、虾仁等；④坚果、杂粮等坚硬食物可碾碎成粉末或细小颗粒食用，如芝麻粉、核桃粉、玉米粉等；⑤质地较硬的水果或蔬菜可粉碎榨汁食用；⑥多采用炖、煮、蒸、烩、焖、烧等烹调方法，少煎炸和熏烤等；⑦高龄和咀嚼能力严重下降的老年人，饭菜应煮软烧烂，如软饭、稠粥、细软的面食等；⑧对于有咀嚼吞咽障碍的老年人可选择软食、半流质或糊状食物，液体食物应增稠。

老年人吃饭时细嚼慢咽的好处有：①通过牙齿细嚼，可以将食物嚼细磨碎，使食物有很大面积与唾液充分接触，促进食物更好消化，减轻胃肠负担，使营养物质吸收更好；②充分细嚼，可以促进唾液分泌，充分发挥唾液内溶菌酶的杀菌作用；③防止因咀嚼吞咽过快，使食物误入气管，造成呛咳或者吸入性肺炎甚至窒息；④老年人味觉敏感性显著下降，细嚼慢咽可以帮助老年人味觉器官充分发挥作用，提高味觉感受，更好地品味食品；⑤细嚼慢咽还可以使咀嚼肌肉更多得到锻炼，并有助于刺激胃肠道消化液的分泌。

钙摄入不足与骨质疏松的发生和发展有着密切的关系。我国老年人膳食钙的摄入量不到推荐量的一半，因此更应特别注意摄入含钙高的食物。奶类不仅钙含量高，而且钙与磷比例比较合适，还含有维生素D、乳糖、氨基酸等促进钙吸收的因子，吸收利用率高，是膳食优质钙的主要来源。青少年要摄入足量的奶类来源的钙，在骨骼成熟之前，尽可能提高骨密度峰值，以对抗随着年龄的增长而导致的骨量下降和骨质疏松。要保证老年人每天能摄入300g鲜牛奶或相当量的奶制品。摄入奶类可采用多种组合方式，如每天喝鲜牛奶150~200g和酸奶150g，或者全脂牛奶粉25~30g和酸奶150g，也可鲜牛奶150~200g和奶酪20~30g。除奶类外，还可选用豆制品（豆腐、豆腐干等）、海产类（海带、虾、螺、贝等）等。

老年人身体对缺水的耐受性下降，要主动饮水，首选温热的白开水。户外活动能够更好地接受紫外线照射，有利于体内维生素D合成和延缓骨质疏松的发展。老年人常受生理功能减退的影响，更易出现矿物质和某些维生素的缺乏，因此应精心设计膳食、选择营养食品、精准管理健康。老年人应积极主动参与家庭和社会活动，主动与家庭和朋友一起进餐或活动，积极快乐享受生活。全社会都应该创造适合老年人生活的环境。

（二）运动与保健

生命在于运动，进入老年后，科学有效规律持久的健身运动可以有效调节身体各脏器的功能，增强机体的免疫机制，促进新陈代谢，预防各种疾病的发生，有助于某些疾病的康复，是老年保健的重要手段。

1. 老年人健身运动的意义

（1）预防各种慢性病的发生　运动可有效增加机体脂肪消耗，降低胆固醇，低密度脂蛋白，升高高密度脂蛋白，防止动脉粥样硬化的发生和发展；增加机体能量的消耗，减少脂肪的堆积，维持合适的体重；增加血管壁的弹性，预防高血压的发生；增强心肌收缩能力，加快心脏功能康复；增加脑血管病患者患肢肌力，锻炼肢体的协调运动，加快肢体的康复；改善呼吸系统的功能，中等强度的运动可使呼吸的频率加快，深度加强，长期坚持可以锻炼呼吸机，增加肺活量和有效通气量，最终达到改善呼吸功能的效果；加快胃肠蠕动的速度，增强食欲和食量，加快胃肠道血液流速，改善胃肠道功能；改善糖尿病患者胰岛素敏感性降低和胰岛素抵抗的作用；增加肌肉和骨骼强度，加强韧带柔韧性，增强关节灵活性。

（2）延缓衰老　衰老的一个重要学说是自由基学说，自由基在正常的新陈代谢中产生，老年人清除自由基的能力下降，使其在体内大量的蓄积，最终导致细胞老化、死亡。有氧运动可使体内超氧化物歧化酶数量增加，有助于推迟肌肉、心脏和其他器官生理功能的衰退和老化，延缓机体器官组织的衰老过程。

（3）增强机体免疫力　运动可以刺激机体的免疫系统，使其活性明显增强，使机体具有更强的抵御外界各种病原菌的感染的能力。

（4）促进心理健康　运动健身可以有效改善老年人的不良情绪，可使老年人心情愉快，眼界开阔；群体性运动，如扭秧歌、跳健身舞，可以加强与外界的沟通交流，消除孤独感，减轻抑郁情绪，所以运动也是临床上治疗抑郁症、焦虑症和某些心理疾病的方法。

2. 老年人健身运动的形式

老年人健身运动要遵循个体化原则，不是所有的运动都适合老年人群，比如爆发力强、对抗性强的运动、极限运动都不适合。总体来说，适合老年人的运动分为三大类：有氧运动、静力运动、柔韧运动。具体的运动形式如下：

（1）有氧运动　有氧运动是指能够增强人体内氧气的吸入、输送、利用的耐久性运动；有氧运动的特点是低强度、长时间、不间断而有节奏；适合老年人的有氧运动有散步、慢跑、体操、太极拳、太极剑、游泳、健身操、扭秧歌、钓鱼、门球、乒乓球等；世界卫生组织提出，步行是最好的运动方式；老年人每周最好进行3～5次有氧运动，每次30～60min。

（2）静力运动　静力运动是避免肌肉萎缩的最主要运动方法。除增强肌肉力量外，还可减少骨质流失；运动方式可以是哑铃、举重等简单器械练习，甚至是自制机械；建议老年人每周2～3次静力运动，每次10～20min。

（3）柔韧运动　可以降低因年老引起的肌肉僵硬，增强身体柔韧性和平衡力；主要运动方式有太极拳、气功、瑜伽、舞剑等；建议老年人每周进行3～5次柔韧运动，每次10min。

（4）运动的原则和注意事项

① 动静结合：老年人既需要消耗一定热量的运动，又需要安静内修，最终达成身心协调。

② 掌握强度，劳逸结合：适度运动后心情舒畅，精神愉快，感到轻度疲劳，但无持久性心悸及气短胸闷，食欲增加，睡眠质量改善；运动过度会出现头晕、恶心、胸部不适、疲劳、食欲下降、睡眠变差。

③ 确定运动量：最简单的方法是测定运动时的心率，具体方法是计算极量心率（最大耐受心率）＝220－年龄（次/分）；运动靶心率（运动时最佳心率）＝极量心率×（60%～70%）（次/分）。例如70岁老人最大耐受心率是220－70＝150次/分，运动时最佳心率为150次/分×60%＝90次/分。

④ 循序渐进，持之以恒：从简单运动开始，从小剂量低强度开始，不可急于求成，否

则适得其反。

⑤ 讲究锻炼的时间和环境：很多老年人喜欢晨练，从医学研究的成果证明，无论是身体的适应能力还是生物钟的调节规律，下午和傍晚是最适宜运动健身的，此时最不容易出现心脑血管突发事件。环境选择上，室内室外均可，室外更好，要根据天气和自身身体状况而定。

⑥ 掌握健身禁忌证：没有被药物控制的不稳定型心绞痛、心肌梗死的急性期、尚未平稳控制的心力衰竭、未得到有效控制的高血糖、未被有效控制的哮喘、肝肾功能不全、骨折未愈合等。

3. 延缓老年人肌肉衰减

肌肉衰减综合征是与年龄增加相关的骨骼肌量减少并伴有肌肉力量和（或）肌肉功能减退的综合征。骨骼肌是身体的重要组成部分，老年人骨骼肌量逐渐减少，肌力逐年下降，并逐步发展到难以站起、平衡障碍、极易摔倒骨折等情况，严重影响老年人的生活质量，增加丧失生活自理能力的风险。老年人在肌肉衰减的同时常伴随肌肉衰减性肥胖，同时，肌肉衰减综合征还是骨质疏松、骨关节炎等疾病发展的重要因素之一。吃动结合、保持健康体重是延缓老年人肌肉衰减的重要方法。

（1）老年人要积极参加户外活动 户外活动能够更好地接受紫外线照射，有利于体内维生素 D 合成，延缓骨质疏松和肌肉衰减的发展。老年人的运动量应根据自己的体能和健康状况随时调整，量力而行，循序渐进。《中国老年人膳食指南》提出老年人运动的四项基本原则：

① 安全第一：参加运动时首先考虑安全，要重视自身体力和协调功能下降的生理变化，避免参与剧烈和危险项目，防止运动疲劳和运动损伤，尤其要注意关节损伤。对于体重较大的老年人和关节不好的老年人，应避免爬山、登楼梯、骑自行车爬坡等。

② 多种运动：选择多种运动项目，重点在能活动全身的项目，使全身各关节、肌肉群和多个部位得到锻炼。

③ 舒缓自然：运动前或运动后要做准备或舒缓运动，顺应自己的身体状况，动作应简单、缓慢，不宜做负重憋气、用力过猛、旋转晃动剧烈的运动。

④ 适度运动：要根据自身状况选择适当的运动时间、频率和强度。一般认为每天户外锻炼 1~2 次，每次 1h 左右，以轻微出汗为宜；或每天至少 6000 步。注意每次运动要量力而行，强度不要过大，运动持续时间不要过长，可以分多次运动。

（2）保持适宜体重 对于成人来说，BMI＜18.5kg/m^{2}是营养不良的判别标准。随着年龄增加，老年人骨质疏松发生率增加，脊柱弯曲变形，身高较年轻时缩短，而体内脂肪组织增加，使得 BMI 相应性升高。国外研究资料表明，BMI 低的老年人死亡率和营养不良风险增加，生活质量下降。因此，65 岁以上老年人对体重的要求应给予个体化评价和指导。原则上建议老年人 BMI 最好不低于 20.0kg/m^2，最高不超过 26.9kg/m^2。另外尚需结合体脂和人健康情况来综合判断，无论如何，体重过低或过高对老年人的健康都不利。老年人应时常监测体重变化，使体重保持在一个适宜的稳定水平。

（三）戒烟与保健

吸烟有害健康是众所周知的事实，世界上每年大约有 250 万人死于与吸烟有关的疾病。据世界卫生组织报道，90% 的肺癌、75% 的慢性阻塞性肺疾病、25% 的冠心病与吸烟有关。

戒烟的益处：① 戒烟 5~15 年，卒中的危险性降到从不吸烟者水平；② 戒烟 10 年，患肺癌危险性比继续吸烟者降低 50%；③患口腔癌、喉癌、食管癌、膀胱癌、肾癌、胰腺癌的危险也不同程度的降低，患胃溃疡的危险也得到降低；④戒烟 15 年，患冠心病的危险，与从不吸烟者相似。戒烟后死亡总体危险恢复到从不吸烟者的水平。

因此，任何时间戒烟都不算迟，而且最好在出现严重健康损害前戒烟，因此应呼吁老年人认识吸烟对健康的危害，从我做起，从现在做起，积极参与戒烟运动。

（四）临终关怀

一个生命在婴儿的啼哭中诞生，在亲人的哀痛和泪水中结束，这是一个无法抗拒的自然过程。不同国家不同民族给予死亡不同的描绘，但生命的终结总与黑暗、恐怖分不开，所以自古以来，人们惧怕死亡，忌讳死亡，临终者恐惧、孤独、绝望、渺茫的心理是不可避免的，加之病痛的折磨，生命最后的旅程显得艰难而悲凉，所以临终者需要关怀。

临终关怀是通过缓解性的照料，疼痛控制和症状处理，来给濒临死亡的人生理上、情感上、精神上全面的照顾和抚慰，使他们平稳、舒适、安详，有尊严地走过生命最后的旅程。临终关怀是有组织的医疗保健服务项目，是涉及多个领域的交叉学科。临终关怀的对象通常是医疗技术无法治愈，病情无法逆转，生命只有几个月甚至更短的患者；1995 年美国国家临终关怀组织统计，临终关怀患者中癌症患者占 60%，心脏病相关患者占 6%，艾滋病患者占 4%，肾脏病患者占 1%，老年痴呆患者占 2%，其他疾病患者占 27%。

临终关怀由一支专业跨学科团队实施，包括内科医生、专业护士、麻醉师、药剂师、营养师、物理治疗师、心理咨询师、社会工作者、牧师、接受过培训的志愿者和家属。

临终关怀内容包括两个方面，一方面是满足患者的要求。接受临终关怀的患者，更先进的医疗技术对其病情已经没有逆转的作用，医院的程序化、技术化给他们更多的感觉可能是冰冷和绝望，因为很多人清楚那些技术挽救不了生命。此时，他们需要的是有人可以帮助他面对死亡，告诉他这段路程是每个生命必需的经历，他不是一个人，告诉他死亡并不可怕，可怕的是病痛的折磨，而身边的人会用各种办法让他免于痛苦。临终前对每一个人来说都是一个特殊的时期，面对丧失和离别，患者在情绪上呈现阶段性的变化，心灵的抚慰是最大的需求，而提供这样的需求，需要工作人员的同情心还有经验和技巧。此时，或许抚摸和倾听比药物更有效，很多医院用鲜花装点病房，用音乐和香粉将生命最后的乐章烘托得温暖芬芳，而不是一片死寂，让患者感觉到生命从始至终是个美好的过程。

另一个方面是给予丧亲者关怀。临终关怀不仅在于帮助患者舒适安宁地走到终点，还要关照处在特殊情绪中的家属，他们既有照顾患者的劳累，又有即将失去亲人的心理压力，患者安然辞世，身体和心灵都得以解脱，而他们却会久久地留在悲痛的情绪里。给丧亲者最有效的帮助是和他们保持真诚的关系，倾听他们的诉说，由衷的宽慰，帮助他们走过悲伤的日子，克服消极的情绪，开始新的生活。

第四节　老年人生活自理能力的评估

老年人在衰老的基础上常有多种慢性疾病、老年综合征/老年问题、不同程度的功能障碍和接受多种药物治疗，以及复杂的心理、社会问题。生理、心理和社会因素三者息息相关，共同影响老年人的健康状态，也增加了诊疗难度。传统的医学评估（病史、查体及辅助检查）仅局限于疾病评估，不能反映功能、心理及社会方面的问题，已满足不了老年人评估的需要，要求有一个更全面的评估方法——老年综合评估（comprehensive geriatric assessment，CGA），以发现老年人所有现存的和潜在的问题。

一、概述

（一）概念

老年综合评估（CGA）是指采用多学科方法来评估老年人的躯体健康、功能状态、心理健康和社会环境状况，并制订和启动以保护老年人健康和功能状态为目的的治疗计划，最大限度地提高老年人的功能水平和生活质量。CGA不单纯是评估，也包括评估后的处理，实际上是多学科诊断和处理的整合过程。CGA强调老年人的功能状态和生活质量。如何全面地评估老年人的健康状况，一直是老年临床医学最具有挑战性的课题之一。其关键是要采用不同于成年人的观点来评估老年人，不仅在诊断疾病的可能性要有不同的排序，同时也要关注老年综合征，并且要用较精细的量表来评估疾病的进程。年轻人的疾病起病较急恢复也快，而老年慢性病则不同，必须用量表来判断病情的细微进展和整体功能。

（二）评估目的与意义

CGA经过80多年的发展，各种评估量表不断修订与完善，评估时间逐渐缩短，在西方国家已得到广泛的应用，现已成为老年病学中不可缺少的工具，也是老年医学的精髓所在。我国人口老龄化进展迅速，开展CGA将对提高我国老年病学的专科建设水平和老年人的生活质量具有重要意义。CGA能够及时识别和发现老年人频繁出现的老年综合征，并分析哪些干预措施有助于维持老年人的功能水平和独立生活能力，依其医疗、心理和社会需求进行早期干预，目的在于维持功能水平和保证生活质量。老年人独立生活能力是实现社会功能的基本保证。CGA还有多种目标（表8-1），能为老年人提供相当多的益处，如提高疾病诊断的准确率、改善日常生活活动和认知功能、提高生活质量、降低医疗需求和费用、改善居住环境的适宜性、增加居家保健和社会服务的利用度等作用。

表 8-1　CGA 目标

1	更关注预防医学而非急性病医疗
2	更关注改善或维持功能水平而非寻求"治愈"
3	为反复就诊、住院且难以随访管理的患者提供长期支持
4	为影响健康的疾病提供诊断帮助
5	制订治疗和随访计划
6	建立医疗协调计划
7	判断长期照护的必要性和地点
8	帮助患者有效地利用医疗资源
9	避免再次住院

（三）评估对象与时机

CGA的适宜对象是病情复杂（有多种慢性病、老年综合征、伴有不同程度功能损害以及心理、社会问题）且有一定恢复潜力的虚弱老年人，因为他们从CGA中获益最多，不仅包括会诊，还有治疗、康复、长期随访、病案管理和卫生资源合理利用等方面。虚弱老年人是指具有以下三项之一者：①≥75岁，有心身疾病老年人；②入住医疗、养老机构老年人；③日常生活活动受损老年人。严重疾病（急危重症、疾病晚期、重度痴呆、日常生活完全依赖者），或健康和相对健康的老年人不宜进行CGA，因为他们不能从中获益。对于健康和较少慢性病的老年人，医疗的重点放在疾病预防与健康促进（改变生活行为、调整饮食、注射疫苗和疾病筛查等）。老年人功能状态是动态变化的，受医疗条件、心理状态、视听能力、节制力、营养和社会需要等因素的影响，因而在老年人一生不同时点进行评估是至关重要的。尽管CGA可作为常规年度或季度评估，但因该方法费时费力，通常在老年人情况发生变化时进行，如健康状况急骤恶化、功能衰退、居住环境改变、哀伤或遇到其他不寻常的应激事件等。

（四）评估地点与人员

评估要考虑到老年人的病情、功能障碍、家庭支持和交通工具等因素。如病情加重而未影响到功能状态，可由社区医生来评估。一旦影响功能状态时，需到老年病医院或其他养老机构进行CGA。如门诊不能迅速完成，则可能需住院评估。养老机构是进行评估的最佳场所，因为有多学科小组，有较充分的时间，备有床位可让不能久坐或久站的老年人使用。评估内容在不同地方侧重点不同。在医院，首先评估导致老年人入院的急性病和入院前的功能状态，随着病情的好转，应做社会支持和生活环境的评估。由于急性病影响老年人的功能状态，是否需要康复和康复潜在的获益有多大，通常在出院前做CGA更为妥当。在养老院，主要针对营养状态、日常生活活动和移动/平衡活动进行评估，而工具性日常生活活动则不太重要。在家庭评估主要强调环境因素（居家安全）、功能状态和社交方面等内容。CGA需要一个老年医学多学科小组通常由老年病科医生、护师、药师、康复师、社会工作者等核心成员组成，必要时还需要心理师、营养师、职业治疗师等人员参与。大家集中在一起制订目标分享资源、承担责任。一个高效的多学科小组的标志是具有灵活性且互相尊重，并始终关注老年人的需求和愿望。多学科小组制订的防治计划比单一专业人员更有效（+1>2），是照顾老年人的一条捷径。CGA能否成功，取决于医患之间的有效沟通和信任关系。

（五）评估内容

CGA包括功能评估、老年综合征评估及社会评估等。

（六）评估程序

（1）寻找合适的患者选择，能从CGA中获益的虚弱老年人作为调查对象，这是CGA成败与否的重要一环。

（2）收集资料，多学科小组共同制订切实可行的调查问卷，由专业人员进行调查。然后将获得的大量资料通过整理归纳出问题表，此表可依病情和诊断的变化而随时修改。问题表要超脱传统疾病的诊断格式，应同时包括短期或长期医疗诊断及问题（危及生命的急性疾病、慢性疾病的急性发作、亚急性和慢性疾病以及老年综合征）、所有影响日常生活活动的症状及危险因子（即使不是疾病诊断）、任何社会状况及过去史，以及可能需要积极干预或对将来处理有影响的因素（如独居）。

（3）多学科小组讨论、组织多学科小组的相关人员会诊，实际上是对问卷结果进行多学科综合分析的过程。会诊的重点对象是那些具有复杂问题或可能有日常活动能力减退的高危老年人。会诊目的：①明确目前的健康问题，重点是针对影响预后的主要问题，如可治性的医疗问题及功能状态。老年人的最佳处理就是寻找可矫正的问题并加以治疗，这是临床医生的首要任务。再多的康复、环境改造或同情心都无法补偿一个遗漏的诊断。②明确治疗目标,有近期目标和远期目标之分。③拟订防治计划,分析哪些干预措施有助于维持老年人的功能水平和独立生活能力,拟订一个合理、可行、综合的防治计划,包括药物、饮食、运动、康复、心理、环境及社会等内容,同时要避免不同专业的治疗重复和冲突。如建议较多,应分清主次和先后次序,主要措施是指那些短期内可见明显效果的治疗方法,如停用导致谵妄的药物。临床医生必须具有较强的组织能力,去整合其他专业人员所提供的评估信息和治疗建议,并结合老年人的实际情况,制订切实可行的防治计划,为老年人提供全方位的服务。④判断预后。

(4) 防治计划的实施应以老年病科医生为主,相关专业人员参与。医务人员的耐心指导、患者的积极参与和家属的支持与监督是取得疗效的关键。

(5) 追踪随访。根据老年人问题的复杂程度、治疗方式和预期恢复情况,决定随访时间和细节。若患者无法达到预期的治疗目标时,应分析其可能原因,并做出适当的修正或调整治疗目标。总之,要达到CGA的最终目标,必须重视以下几点:①评估对象必须是有一定恢复潜力的虚弱老年人;②根据老年人的具体情况制订切实可行的防治计划;③医疗人员、家属及照顾人员共同监督防治计划的实施;④及时随访。

二、功能评估

目前,近20%的老年人处于部分或完全失能状态,依赖于他人的照料,给家庭和社会带来沉重的负担。传统的医学评估对急慢性疾病的诊疗十分有用,但临床诊断(脑卒中、关节炎等)有时无法体现老年人内在的能力和外在的行为表现,不能反映功能状态。功能是指老年人完成日常生活活动(activity of daily living,ADL)的能力,主要包括日常生活活动的能力、移动/平衡能力和理解/交流能力。功能评估是以提高老年人生活质量和幸福指数为目的,采用定性和定量的方法来评估老年人执行日常生活活动、社交、娱乐和职业等能力。通过评估可以明确老年人日常生活所具备的能力和存在的问题,以便制订防治目标和计划。功能评估是CGA的重点,因为功能状态既是评估的内容,又是改进和维持的最终目标。老年医学的最高目标是维持和修复老年人的功能,以维持其独立生活能力。老年医学强调功能是基于以下三点:①功能是判断老年人是否需要医疗和社会服务的重要指标;②反映老年人心身健康状态的最佳指标是功能而不是疾病,因为功能状态较疾病更能预测老年人对医疗和社会服务的需求;③关注老年综合征,老年人的功能改变如跌倒、尿失禁、谵妄等,最能反映在日常生活活动之中是健康受损最直接、最重要的线索。基于功能评估在老年人中的重要性,已将功能评估列入老年人查体中第六大生命体征(疼痛为第五大生命体征)。老年医学强调功能评估并非比诊断更重要,而是强调二者都是必需的,缺一不可。

1. 基本日常生活活动(basic activity of daily living,BADL)

BADL表示维持老年人基本生活所需的自我照顾能力,如洗澡、穿衣、梳理、下床、大小便和进食等6项,可用Katz指数量表、Barthel指数量表测定。通常最早丧失的功能为洗澡,最后丧失的是进食,恢复则反之。老年人洗澡功能缺失率最高,通常是需要家人帮助的原因。通过评估可明确BADL的缺失,有利于制订治疗目标和治疗计划,尽早进行补救,最大限度地保持老年人的自理能力。自理能力和社会支持程度是决定老年人在家居住还是去养老院的重要因素。老年人如仅存在洗澡部分依赖家人需提供帮助;如多项功能无法独立完成时,不能独居,需雇用护工或送养老院。

2. 工具性日常生活活动（instrumental activity of daily living，IADL）

IADL 表示老年人在家独立生活能力，包括 BADL 未涉及的内容，如打电话、购物、煮饭、家务、洗衣、使用交通工具、理财、服药等 8 项，可用 Lawton 量表测定。如有 IADL 障碍，应提供相应的生活服务（如送餐服务、代购物品等），尽可能维持老年人的独立生活能力。日常生活活动量表可综合评定患者的 BADL 和 IADL，且操作简单，适用于临床（表 8-2～表 8-4）。

表 8-2　基本日常生活活动（BADL）

项目内容	评分标准	评分
1. 上卫生间	(1) 完全自理，无大小便失禁	10
	(2) 需提醒，或需帮助洁身，或偶有渗便或尿裤（最多每周 1 次）	5
	(3) 熟睡时发生渗便或尿裤（每周不止 1 次）	0
	(4) 清醒时发生渗便或尿裤（每周不止 1 次）	0
	(5) 大小便失禁	0
2. 进食	(1) 完全自理	10
	(2) 吃饭需一点帮助（或）需流质饮食（或）饭后需人擦洗	5
	(3) 吃饭需适当帮助，饭后不洁净	5
	(4) 吃饭需特殊照顾	0
	(5) 不能自己进食或抵抗别人喂食	0
3. 穿衣	(1) 自己在衣柜中选择衣物，穿衣、脱衣自理	10
	(2) 穿衣、脱衣需一点帮助	5
	(3) 穿衣、选衣需适当帮助	5
	(4) 需人帮助穿衣，但能配合	0
	(5) 完全不能穿衣并抵抗别人帮助	0
4. 梳理（整洁头发、指甲、手、脸、衣着）	(1) 总是穿着整洁，梳理体面	10
	(2) 一般能自己梳理，偶尔需要一点帮助，如刮脸	5
	(3) 需适当常规帮助才能完成梳理	5
	(4) 完全需要别人帮助梳理，但完成后保持较好	0
	(5) 拒绝别人帮助梳理	0
5. 离床活动	(1) 可以四处行走	15
	(2) 可在社区内活动	10
	(3) 可在帮助下行走：a. 陪护；b. 栏杆；c. 拐杖；d. 助行器；e. 轮椅	5
	(4) 可坐在无扶手的椅子或轮椅上，但需要人帮助	0
	(5) 大半时间卧床不起	0
6. 洗澡	(1) 能自己洗澡（盆浴、淋浴或擦洗）	10
	(2) 能自己洗澡，但需人帮助进出澡盆	5
	(3) 可自己洗脸或洗手，但不能洗其他部位	0
	(4) 不能自己洗漱，但可与陪护配合	0
	(5) 从不打算洗漱，并拒绝别人帮助洗漱	0

得分：＿＿＿＿＿＿＿＿分

表 8-3 工具性日常生活活动（IADL）

项目内容	评分标准	评分
1. 上街购物	(1)独立完成所有购物需求	4
	(2)独立购买日常生活用品	3
	(3)每次上街购物都需要人陪伴	2
	(4)完全不上街购物	1
2. 使用交通工具	(1)能够独立乘坐公共交通工具或独自驾车	4
	(2)能够独立乘坐出租车并安排自己的行车路线,但不能乘坐公交车	3
	(3)在他人帮助或陪伴下能乘坐公共交通工具	3
	(4)仅能在他人陪伴下乘坐出租车或汽车	2
	(5)不能外出	1
3. 食物烹调	(1)能独立计划、烹煮和摆设一顿适当的饭菜	4
	(2)如果准备好一切的佐料,会做一顿适当的饭菜	3
	(3)会将已做好的饭菜加热	2
	(4)需要别人把饭菜做好、摆好	1
4. 家务维持	(1)能做比较繁重的家务或需偶尔协助,如搬动沙发、擦地板、擦窗户	4
	(2)能做比较简单的家务,如洗碗、擦桌子、铺床、叠被	3
	(3)能做比较简单的家务,但不能达到可被接受的整洁程度	3
	(4)所有家务活动均需要在别人帮助下完成	2
	(5)完全不能做家务	1
5. 洗衣服	(1)自己清洗所有衣物	4
	(2)只清洗小件衣物或部分衣物需协助	3
	(3)所有衣物必须由别人洗及晾晒	1
6. 使用电话的能力	(1)能独立使用电话,会查电话簿、拨号等	4
	(2)仅可拨熟悉的电话号码	3
	(3)仅会接电话,不会拨电话	2
	(4)完全不会使用电话或不使用	1
7. 服用药物	(1)能自己负责在正确的时间服用正确的药物	4
	(2)需要提醒或少许协助	3
	(3)药品事先按照时间和剂量摆好,可以自行服用	2
	(4)不能自己服药	1
8. 处理财务能力	(1)可独立处理财务	4
	(2)可以处理日常的购买,但与银行的往来或大宗买卖需要别人的协助	3
	(3)完全不能处理财务	1

得分：_____分

表 8-4 BADL、IADL 评价

依赖程度	BADL	IADL
生活自理	>60 分	>8 分
轻度依赖	41~60 分	6~8 分
中度依赖	20~40 分	2~5 分
重度依赖	<20 分	<2 分

各种功能的急性和亚急性变化都是疾病、心理或社会问题的标志。BADL 在反映基本病理损害方面优于 IADL，但 IADL 包括老年人的学习能力，评估其能力与外界的相互作用。

第五节　老年人健康管理服务规范

一、服务对象

辖区内 65 岁及以上常住居民。

二、服务内容

每年为老年人提供 1 次健康管理服务，包括生活方式和健康状况评估、体格检查、辅助检查和健康指导。

（一）生活方式和健康状况评估

通过问诊及老年人健康状态自评了解其基本健康状况、体育锻炼、饮食、吸烟、饮酒、慢性病常见症状、既往所患疾病、治疗及目前用药和生活自理能力等情况。

（二）体格检查

包括体温、脉搏、呼吸、血压、身高、体重、腰围、皮肤、浅表淋巴结、心脏、肺部、腹部等常规体格检查，并对口腔、视力、听力和运动功能等进行粗测判断。

（三）辅助检查

包括血常规、尿常规、肝功能（血清谷草转氨酶、血清谷丙转氨酶和总胆红素）、肾功能（血清肌酐和血尿素氮）、空腹血糖、血脂（总胆固醇、三酰甘油、低密度脂蛋白胆固醇、高密度脂蛋白胆固醇）、心电图和腹部 B 超（肝、胆、胰、脾）检查。

（四）健康指导

告知评价结果并进行相应健康指导。

（1）对发现已确诊的原发性高血压和 2 型糖尿病等患者纳入相应的慢性病患者健康管理。

（2）对患有其他疾病的（非高血压或糖尿病），应及时治疗或转诊。

（3）对发现有异常的老年人建议定期复查或向上级医疗机构转诊。

（4）进行健康生活方式以及疫苗接种、骨质疏松预防、防跌倒措施、意外伤害预防和自救、认知和情感等健康指导。

（5）告知或预约下一次健康管理服务的时间。

三、服务流程

老年人健康管理服务流程见图 8-1。

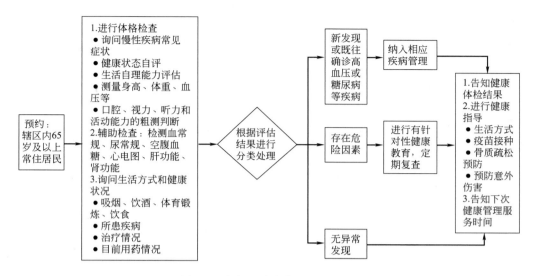

图 8-1　老年人健康管理服务流程

四、服务要求

① 开展老年人健康管理服务的乡镇卫生院和社区卫生服务中心应当具备服务内容所需的基本设备和条件。

② 加强与村（居）委会、派出所等相关部门的联系，掌握辖区内老年人口信息变化。加强宣传，告知服务内容，使更多的老年人愿意接受服务。

③ 每次健康检查后及时将相关信息记入健康档案。对于已纳入相应慢性病健康管理的老年人，本次健康管理服务可作为一次随访服务。

④ 积极应用中医药方法为老年人提供养生保健、疾病防治等健康指导。

五、工作指标

（1）老年人健康管理率＝接受健康管理人数/年内辖区内 65 岁及以上常住居民数×100％。

（2）老年人体检率达到 80％以上；健康体检表完整率＝抽查填写完整的健康体检表数/抽查的健康体检表数×100％。

① 辖区内 65 岁及以上常住居民人口动态资料（分村老年人数、各村老年人明细表）。

② 老年人生活自理能力评估表，见表 8-5。

③ 老年人健康体检表及体检记录单：①体检的真实性；②体检信息录入及时性、规范完整性。

（3）老年人个体化健康指导。进行健康生活方式以及疫苗接种、骨质疏松预防、防跌倒措施、意外伤害预防和自救等随访指导。

注：接受健康管理是指建立了健康档案、接受了健康体检、健康指导、健康体检表填写完整。

老年人生活自理能力评估表为自评表（表 8-5），根据表中 5 个方面进行评估，将各方面判断评分汇总后，0～3 分者为可自理；4～8 分者为轻度依赖；9～18 分者为中度依赖；≥19 分者为不能自理。

表 8-5　老年人生活自理能力评估表

评估事项、内容与评分	程度等级				判断评分
	可自理	轻度依赖	中度依赖	不能自理	
(1)进餐:使用餐具将饭菜送入口、咀嚼、吞咽等活动	独立完成	—	需要协助,如切碎、搅拌食物等	完全需要帮助	
评分	0	0	3	5	
(2)梳洗:梳头、洗脸、刷牙、剃须、洗澡等活动	独立完成	能独立地洗头、梳头、洗脸、刷牙、剃须等;洗澡需要协助	在协助下和适当的时间内,能完成部分梳洗活动	完全需要帮助	
评分	0	1	3	7	
(3)穿衣:穿衣裤、袜子、鞋子等活动	独立完成	—	需要协助,在适当的时间内完成部分穿衣	完全需要帮助	
评分	0	0	3	5	
(4)如厕:小便、大便等活动及自控	不需协助,可自控	偶尔失禁,但基本上能如厕或使用便具	经常失禁,在很多提示和协助下尚能如厕或使用便具	完全失禁,完全需要帮助	
评分	0	1	5	10	
(5)活动:站立、室内行走、上下楼梯、户外活动	独立完成所有活动	借助较小的外力或辅助装置能完成站立、行走、上下楼梯等	借助较大的外力才能完成站立、行走,不能上下楼梯	卧床不起,活动完全需要帮助	
评分	0	1	5	10	
总评分					

思考题

一、单项选择题

1. 60 岁以上的人占社会总人口的百分之多少称为老龄社会（　　）
A. 5%　　　B. 7%　　　C. 10%　　　D. 12%　　　E. 15%

2. 下列哪项检查是骨质疏松最敏感的检查方法（　　）
A. 血清钙、磷　　　　　　B. 定量 CT
C. 双能 X 线骨密度测定　　D. 尿钙
E. X 线平片

3. WHO 推荐成人摄入钙量为（　　）
A. 元素钙每天 4~6g　　　B. 每天不低于 500mg
C. 每天不低于 800mg　　　D. 每天不低于 1000mg
E. 每天不低于 1500mg

4. 老年人健康管理服务规范的服务对象是（　　）
A. 辖区内 65 岁及以上常住居民　　B. 辖区内 60 岁及以上常住居民
C. 辖区内 55 岁及以上常住居民　　D. 辖区内 50 岁及以上常住居民

E. 辖区内 45 岁及以上常住居民

5. 哪一种方法是治疗骨质疏松的最佳方案（　　）

　　A. 运动疗法和补钙　　　　　　B. 单纯补钙

　　C. 多吃含钙食品　　　　　　　D. 多吃高蛋白食物

　　E. 多吃高蛋白食物和补充钙剂

6. 老年人用药时，药物的种类（　　）

　　A. 越少越好　　　　　　　　　B. 在疗效确定的前提下，用药的种类越少越好

　　C. 应该尊重老年人自己的意见　D. 具体情况具体用药，不必考虑用药的种类

　　E. 考虑老年人的经济承受能力

7. 老年人体内免疫系统变化的特点是（　　）

　　A. 免疫功能下降　　　　　　　B. 免疫功能亢进

　　C. 免疫功能基本不变　　　　　D. 免疫功能失衡

　　E. 免疫异常增强

8. 改善老年人免疫功能的方法不包括（　　）

　　A. 建立良好的卫生习惯　　　　B. 保持良好的心理状态

　　C. 适当运动和锻炼　　　　　　D. 合理用药

　　E. 服用保健品

9. 综合健康评估包括（　　）

　　A. 体能测定和心理测试

　　B. 身体、心理和社会交往

　　C. 患慢性病的种类、体能测定和心理测试

　　D. 患慢性病的严重程度、体能测定和心理测试

　　E. 冠心病和高血压的患病情况

10. 《中国老年人膳食指南》提出老年人运动的四项基本原则不包括（　　）

　　A. 安全第一　　B. 多种运动　　C. 高强度运动　　D. 舒缓自然　　E. 适度运动

二、简答题

1. 简述老年人的生理特点。
2. 老年人健康指导包括哪些方面？

（史卫红）

第九章
高血压患者健康管理服务

【学习目标】

1. 掌握　高血压的诊断标准，高血压的危险因素和预防措施。
2. 熟悉　高血压患者健康管理服务规范，高血压的临床表现。
3. 了解　高血压的治疗原则，高血压患者健康管理服务的工作指标。
4. 关爱患者，培养学生良好的职业道德素质和敬业精神，充分认识防患于未然的重要性。

【案例导入】

○ 案例回放：

李先生，52岁，驾驶员。5年前健康体检时发现血压146/92mmHg，未引起重视。近两月来时感头痛、头晕、眼花、耳鸣等。医生诊断为高血压。

○ 思考问题：

1. 以上案例说明了什么问题？
2. 为避免类似事件的发生，我们应采取哪些措施？

随着人口老龄化程度的加剧和经济社会的发展，我国高血压患病人数持续快速增加，同时，人群高血压知晓率、治疗率、控制率还处于较低水平，对健康危害大，造成巨大的疾病痛苦和沉重的经济负担。实践证明，积极预防和控制高血压是遏制心脑血管疾病发生发展的核心策略。开展基层高血压防治管理是贯彻"以基层为重点"和"预防为主"卫生和健康工作方针的体现，是落实国家基本公共卫生服务项目的深入实践，有利于发挥基层医疗卫生机构防治结合的优势，对促进"以疾病治疗为中心"向"以健康管理为中心"转变，提高居民健康水平，减轻疾病负担，重塑医疗卫生服务新模式具有重要意义。

第一节　高血压概述

国家卫生健康委员会2019年8月发布的《中国高血压防治现状蓝皮书2018》中公布的数据，2012年我国18岁及以上人口的高血压患病率为25.20%，2015年上升至27.90%。结合中国疾病预防控制中心发布的关于高血压的人口年增长数量，2019年中国高血压患病率达到31.89%，2019年我国18岁及以上人口中患病人数达到3.58亿人。高血压可防可控，是遏制我国心脑血管疾病流行的核心策略。

一、高血压的概念

高血压（hypertension）是指以体循环动脉血压［收缩压和（或）舒张压］升高为主要特征，可伴有心、脑、肾等器官的功能或器质性损害的临床综合征。包括原发性高血压与继发性高血压两类。原发性高血压是指病因不明的高血压，占高血压人群的95%以上，通常所说的高血压多指原发性高血压。继发性高血压是指病因明确的高血压，当查出病因并有效去除或控制病因后，作为继发症状的高血压可被治愈或明显缓解，在高血压人群中不足5%，如肾性高血压和原发性醛固酮增多症。

二、高血压的临床表现

（一）发病病因

原发性高血压的病因尚未阐明，目前认为是在一定的遗传背景下，由于易感性和多种后天环境因素的相互作用，致使正常血压的调节机制失代偿所致。

1. 遗传因素

原发性高血压具有明显的家族聚集倾向，约60%高血压患者有家族史。父母均有高血压的子女以后发生高血压的比例可高达46%。

2. 环境因素

（1）**饮食** 不同地区人群血压水平和高血压患病率与钠盐平均摄入量密切相关，钠盐摄入越多，血压水平和患病率越高。此外，某些影响钠排出的因子，例如心钠泵等也可能参与高血压的形成。而低钾、低钙、低动物蛋白的膳食更加重钠对血压的不良影响。

（2）**精神应激** 从事脑力劳动者和精神紧张度高的职业者发生高血压的可能性大。长期环境噪声、视觉刺激下亦可引起高血压。

3. 其他因素

肥胖、服避孕药、吸烟、过量饮酒等与高血压的发生有关。肥胖是血压升高的重要危险因素，约1/3高血压患者有不同程度肥胖。服避孕药的妇女血压升高发生率及程度与服用时间长短有关，而停药后可缓解。另外，50%的阻塞性睡眠呼吸暂停综合征的患者患有高血压。

（二）发病机制和病理

本病的发病机制尚未完全阐明，从血流动力学角度，平均动脉血压（MBP）＝心排血量（CO）×总外周血管阻力（PR）。高血压的血流动力学特征主要是总外周血管阻力相对或绝对增高。目前认为，高血压的发病机制包括交感神经系统亢进、肾性水钠潴留、肾素-血管紧张素-醛固酮系统（RAAS）激活、胰岛素抵抗和其他（如动脉弹性等）几个方面。

高血压早期仅表现为心排血量增加和全身小动脉张力的增加，并无明显病理学改变。长期高血压引起全身小动脉病变，表现为小动脉管壁增厚和管腔狭窄，导致重要靶器官如心、脑、肾组织缺血，视网膜渗出和出血等。

（三）临床表现

1. 一般表现

（1）**症状** 原发性高血压大多数起病缓慢、渐进，一般缺乏特殊的临床表现，早期多无症状，偶于体检时发现血压升高，少数患者则在发生心、脑、肾等并发症后才被发现。常见症状有头痛、头晕、颈项板紧、疲劳、心悸、耳鸣、失眠等，在紧张或劳累后加重，不一定与血压水平有关，多数症状可自行缓解。也可出现视物模糊、鼻出血等较重症状。

（2）体征 血压随季节、昼夜、情绪等因素有较大波动。冬季血压较高，夏季较低；血压有明显昼夜波动。一般夜间血压较低，清晨起床活动后血压迅速升高，形成清晨血压高峰。患者在家中的自测血压值往往低于在医院所测的血压值。心脏听诊时可有主动脉瓣区第二心音亢进、收缩期杂音或收缩早期喀喇音。

2. 并发症

血压持久升高可有心、脑、肾、血管、眼底等重要器官的损害及临床并发症等靶器官损害。严重影响患者生活质量甚至危及其生命。高血压常见的并发症如下：

（1）心 左心室长期面向高压工作可致使左心室肥厚和扩大，最终可导致充血性心力衰竭。长期高血压常合并冠状动脉粥样硬化的形成及发展，并使心肌耗氧量增加，患者可出现心绞痛、心肌梗死甚至猝死。

（2）脑 长期高血压使脑血管发生缺血与变性，容易形成微动脉瘤，血压骤然升高可引起破裂而致脑出血。高血压也可促使脑动脉粥样硬化发生，可引起短暂性脑缺血发作及脑动脉血栓形成。血压极度升高可发生高血压脑病，表现为严重头痛、恶心、呕吐及不同程度的意识障碍、昏迷或惊厥，血压降低即可逆转。

（3）肾 长期持续血压升高可致进行性肾硬化，并加速肾动脉粥样硬化的发生，可出现蛋白尿、肾功能损害，但肾衰竭并不常见。

（4）血管 除心、脑、肾血管病变外，血压急骤升高可引起视网膜渗出和出血，严重高血压可促使形成主动脉夹层并破裂，常可致命。

3. 高血压急症

（1）恶性或急进型高血压 少数高血压患者可发展为恶性高血压。临床特点包括：①发病较急骤，多见于中青年；②血压显著升高，舒张压持续≥130mmHg；③头痛、视物模糊、眼底出血、渗出和乳头水肿；④肾损害突出，表现为持续蛋白尿、血尿及管型尿，并可伴有肾功能不全；⑤病情进展迅速，如不及时有效降压治疗，预后不佳，常死于肾衰竭、脑卒中或心力衰竭。其发病机制尚不清楚，可能与治疗不及时或治疗不当有关。

（2）高血压危象 因紧张、疲劳、寒冷、突然停服降压药物等诱因，小动脉发生强烈痉挛，血压急剧上升，影响重要脏器血液供应而产生危急症状。可出现头痛、烦躁、眩晕、恶心、呕吐、心悸、气急及视物模糊等症状。伴有靶器官病变者可出现心绞痛、肺水肿或高血压脑病。血压以收缩压升高为主，也可伴有舒张压升高。发作一般历时短暂，控制血压后病情可迅速好转，但易复发。

（3）高血压脑病 发生在重症高血压患者，由于过高的血压突破了脑血流自动调节范围，导致脑组织血流灌注过多，液体渗入脑血管周围组织，引起脑水肿。表现为弥漫性严重头痛、呕吐、意识障碍、精神错乱，甚至昏迷、抽搐。

（四）诊断标准

1. 测量血压

规范操作、准确测量血压是高血压诊断、分级及疗效评估的关键，因此在测量前应做好相应的准备工作，以避免仪器、测量条件、环境、受测人员以及测量人员等因素对测量结果的影响。

(1) 测量方式 ①诊室血压：由医护人员在诊室按标准规范进行测量，是评估血压水平临床诊疗及对高血压进行分级的常用标准和主要依据。②家庭自测血压：由被测量者或家庭成员协助完成。家庭血压是在熟悉的环境中测量，可用于评估数天、数周甚至数月、数年血压的长期变异和降压疗效，有助于增强患者的参与意识，改善患者的治疗依从性，可用于辅助诊断和高血压患者自我管理的重要手段。③动态血压监测：血压随季节、昼夜、情绪波动较大，有条件的基层医疗卫生机构可采用自动的血压测量仪器测定，24h 内多次测量包括夜间睡眠期间的血压，无测量误差，可作为辅助诊断及调整药物治疗的依据。

(2) 测量仪器 测量仪器使用经过国家计量部门批准和定期校准的合格台式水银血压计、经认证的上臂式电子血压计和动态血压计等，袖带的大小适合患者上臂臂围，袖带气囊至少覆盖 80% 上臂周径，常规袖带长 22～26cm，宽 12cm，上臂臂围大者应换用大规格袖带。不推荐使用腕式或手指式电子血压计。听诊器建议选用高质量的短管听诊器。

(3) 测量方法 规范测量"三要点"：安静放松、位置规范、读数精准。①安静放松：去除可能有影响的因素（测量前 30min 内禁止吸烟、饮咖啡或茶等，排空膀胱），安静休息至少 5min。测量时取坐位，双脚平放于地面，放松且身体保持不动，不说话。②上臂袖带中心与心脏（乳头水平）处于同一水平线上（水银柱血压计也应置于心脏水平）；袖带下缘应在肘窝上 2.5cm（约两横指）处，松紧合适，可插入 1～2 指为宜。台式水银柱血压计测量时，听诊器胸件置于肱动脉搏动最明显处，勿绑缚于袖带内。坐位测量时，准备适合受测人员手臂高度的桌子和有靠背的椅子，卧位测量需准备受测人员肘部能外展 45°的诊疗床。③电子血压计直接读取记录所显示的收缩压和舒张压数值；水银柱血压计，放气过程中听到的第一音和消失音（若不消失，则取明显减弱的变调音）分别为收缩压和舒张压，眼睛平视水银柱液面，读取水银柱凸面顶端对应的偶数刻度值，即以 0、2、4、6、8 结尾，如 142/94mmHg。避免全部粗略读为尾数 0 或 5 的血压值。

2. 高血压的诊断标准

(1) 诊室血压的诊断标准 ①首诊发现收缩压≥140mmHg 和（或）舒张压≥90mmHg，建议在 4 周内复查 2 次，非同日 3 次测量均达到上述诊断界值，即可确诊；②若首诊收缩压≥180mmHg 和（或）舒张压≥110mmHg，伴有急性症状者，建议立即转诊；无明显症状者，排除其他可能的诱因，并安静休息后复测仍达此标准，即可确诊，建议立即给予药物治疗。高血压诊断、分级的标准，见表 9-1。

表 9-1 血压水平分类标准

分类	收缩压/mmHg		舒张压/mmHg
正常血压	<120	和	<80
正常高值	120～139	和（或）	80～89
高血压	≥140	和（或）	≥90
1 级高血压(轻)	140～159	和（或）	90～99
2 级高血压(中)	160～179	和（或）	100～109
3 级高血压(重)	≥180	和（或）	≥110
单纯收缩期高血压	≥140	和	<90

(2) 动态血压的诊断标准 ①白天收缩压平均值≥135mmHg 和（或）舒张压平均值≥85mmHg；②夜间收缩压平均值≥120mmHg 和（或）舒张压平均值≥70mmHg；③24h 收

缩压平均值≥130mmHg和（或）舒张压平均值≥80mmHg，以上三种均可确诊。

（3）家庭血压的诊断标准　收缩压≥135mmHg和（或）舒张压≥85mmHg，可诊断为高血压。

三种方式高血压的诊断标准见表9-2。

表 9-2　诊室和诊室外高血压诊断标准

分类	收缩压/mmHg		舒张压/mmHg
诊室测量血压	≥140	和（或）	≥90
动态血压监测			
白天	≥135	和（或）	≥85
夜晚	≥120	和（或）	≥70
24h	≥130	和（或）	≥80
家庭自测血压	≥135	和	≥85

三、高血压的治疗

（一）治疗原则

高血压治疗三原则：达标、平稳、综合管理。治疗高血压的主要目的是降低心脑血管并发症的发生和死亡风险。①首先要降压达标：不论采用何种治疗，将血压控制在目标值以下是根本。高血压患者的降压目标：一般高血压患者，血压降至140/90mmHg以下，合并糖尿病或慢性肾脏疾病的患者可在140/90mmHg的基础上再适当降低；年龄在65～80岁的患者血压降至150/90mmHg以下，如能耐受，可进一步降至140/90mmHg以下；80岁以上患者降至150/90mmHg以下；②其次是平稳降压：告知患者长期坚持生活方式干预和药物治疗，保持血压长期平稳至关重要；此外，长效制剂有利于每天血压的平稳控制，对减少心血管并发症有益，推荐使用；③对高血压患者应进行综合干预管理：选择降压药物时应综合考虑其伴随合并症情况；此外，对于已患心血管疾病的患者及具有某些危险因素的患者，应考虑给予抗血小板及调脂治疗，以降低心血管疾病再发及死亡风险。

（二）非药物治疗

高血压的非药物治疗适用于各级高血压患者。主要是指生活方式干预，即去除不利于身体和心理健康的行为和习惯，降低血压，提高降压药物的疗效，降低心血管发病风险。健康生活方式"六部曲"：限盐减重多运动，戒烟限酒心态平。

1. 减少钠盐摄入

钠盐可显著升高血压，而钾盐则可对抗钠盐升高血压的作用。主要措施有：①尽可能减少烹调用盐，世界卫生组织建议每天钠盐摄入量少于5g；②减少味精、酱油等含钠盐的调味品用量；③少食或不食含钠盐量较高各类加工食品，如咸菜、火腿、香肠及各类炒货；④增加蔬菜和水果的摄入量；⑤肾功能良好者，可使用含钾的烹调用盐。

2. 减轻体重

超重和肥胖是导致血压升高的重要原因之一，中心性肥胖还会进一步增加高血压等心血管与代谢性疾病的风险，适当降低体重、减少体内脂肪含量可显著降低血压。最有效的减重措施是控制能量摄入和增加体力活动。在饮食方面要遵循平衡膳食的原则。严格控制高热量食物（高脂肪食物、含糖饮料及酒类等）的摄入，并且适当控制主食（碳水化合物）的摄入；同时加强体育活动从而达到减轻体重的目的。成人理想的 BMI<24kg/m²；腰围<90cm（男），腰围<85cm（女）。

3. 适当运动

运动不仅有利于血压降低，且对减轻体重、增强体力、降低胰岛素抵抗有利。运动频度一般每周 3~5 次，每次持续 30~60min。

4. 戒烟

吸烟是心血管病和癌症的主要危险因素之一。主动吸烟和被动吸烟可导致血管内皮损害，增加高血压患者发生动脉粥样硬化的风险，任何年龄戒烟均能获益。应强烈建议并督促高血压患者戒烟，并指导患者寻求药物辅助，同时对戒烟成功的戒烟者进行随访和监督，避免复吸。

5. 限制饮酒

长期大量饮酒可导致血压升高，每天饮酒量限制：白酒<50mL（1 两）、葡萄酒<200mL、啤酒<500mL。

6. 心理平衡

减轻精神压力，保持心情愉悦，应采取各种措施，帮助患者预防和缓解精神压力以及纠正和治疗病态心理，必要时建议患者寻求专业心理辅导或治疗。

（三）药物治疗

药物治疗的目的是降低血压，有效预防或延迟并发症的发生，有效控制高血压的疾病进程，预防高血压急症、亚急症等重症高血压发生。

用药原则是小剂量开始、优先应用长效制剂、联合用药和个体化。

目前常用降压药物可归纳为五大类，即血管紧张素转换酶抑制药（ACEI）和血管紧张素Ⅱ受体阻滞药（ARB）、β受体阻滞药、钙通道阻滞药（CCB）、利尿剂。

为便于记忆，下文根据英文单词的首字母，分别以 A、B、C、D 简称。

（1）**A** ACEI 和 ARB 两类药物降压作用明确。适用于心力衰竭、心肌梗死后、糖尿病、慢性肾病患者。

ACEI 降压作用主要通过抑制循环和组织 ACE，使 ATⅡ生成减少，同时抑制激肽酶，使缓激肽降解减少。降压起效缓慢，3~4 周时达最大作用，限制钠盐摄入或联合使用利尿药可使起效迅速和作用增强。代表药物：卡托普利、依那普利、贝那普利、赖诺普利、雷米普利、福辛普利、西拉普利、培哚普利等。主要不良反应有刺激性干咳和血管性水肿。干咳发生率为 10%~20%，可能与体内缓激肽增多有关，停用后可消失。高钾血症、妊娠妇女和双侧肾动脉狭窄患者禁用。血肌酐超过 3mg/dL 患者使用时需谨慎，应定期检测血肌酐及血钾水平。

ARB 降压作用起效缓慢，但持久而平稳。低盐饮食或与利尿药联合使用能明显增强疗效。多数 ARB 随剂量增加降压作用增强，治疗剂量窗较宽。最大的特点是直接与药物有关的不良反应较少，一般不引起刺激性干咳，持续治疗依从性高。代表药物有氯沙坦、缬沙坦、厄贝沙坦、替米沙坦、奥美沙坦、坎地沙坦等。治疗对象和禁忌证与 ACEI 相同。

（2）**B** β受体阻滞药。可降低心率，尤其适用于心率偏快的患者，用于合并心肌梗死或心力衰竭的患者,可改善预后;用于冠心病、劳力性心绞痛患者,可减轻心绞痛症状。

通过抑制中枢和周围 RAAS,抑制心肌收缩力和减慢心率发挥降压作用。降压起效较强而且迅速,不同 β 受体阻滞药降压作用持续时间不同。适用于不同程度高血压患者,尤其是心率较快的中、青年患者或合并心绞痛和慢性心力衰竭者,对老年高血压疗效相对较差。常用药物有:普萘洛尔、美托洛尔、阿替洛尔、比索洛尔、拉贝洛尔、卡维地洛。主要不良反应:心动过缓、乏力、四肢发冷。β 受体阻滞药对心肌收缩力、窦房结及房室结功能均有抑制作用,并可增加气道阻力。急性心力衰竭、病态窦房结综合征、房室传导阻滞患者禁用。

(3) C CCB。此类药物降压作用强,耐受性较好,无绝对禁忌证,适用范围相对广,老年单纯收缩期高血压等更适用。

CCB 降压起效迅速,与其他类型降压药物联合治疗能明显增强降压作用。CCB 对血脂、血糖等无明显影响,服药依从性较好,高钠摄入和非甾体抗炎药不影响降压疗效,对嗜酒患者也有显著降压作用;可用于合并糖尿病、冠心病或外周血管疾病;长期治疗还具有抗动脉粥样硬化作用。代表药物(长效):长半衰期药物:氨氯地平、左旋氨氯地平等;脂溶性膜控型药物:拉西地平、乐卡地平等;缓释或控释制剂:非洛地平缓释片、硝苯地平控释片等。最常见的不良反应是头痛、踝部水肿、面部潮红、心率增快等。

(4) D 利尿药。噻嗪类利尿药较为常用,尤其适用于老年人、单纯收缩期高血压及合并心力衰竭的患者。噻嗪类利尿药的主要不良反应是低钾血症,低钾血症发生率也相应增加,因此建议小剂量使用,如氢氯噻嗪 12.5mg,每天 1 次。

利尿药的降压作用主要通过排钠,减少细胞外容量,降低外周血管阻力。降压起效平稳、缓慢,持续时间相对较长,作用持久。适用于轻、中度高血压,对单纯收缩期高血压、盐敏感性高血压、合并肥胖或糖尿病、更年期女性、合并心力衰竭和老年人高血压有较强的降压效应。利尿药可增加其他降压药的疗效。噻嗪类:氢氯噻嗪、吲达帕胺等;袢利尿药:呋塞米;保钾利尿药:螺内酯。主要不良反应:低钾血症和影响血脂、血糖、血尿酸代谢,且随着利尿药使用剂量增加,因此推荐使用小剂量。痛风患者禁用。保钾利尿药可引起高钾血症,不宜与 ACEI、ARB 合用,肾功能不全者慎用。袢利尿药主要用于合并肾功能不全的高血压患者。

第二节 高血压的预防

高血压的发生,除了受到个体行为和生活方式的影响,还与个人所处的家庭、组织、社区等工作学习和生活环境密切相关,高血压一旦发生,就需要终生管理,预防高血压的发生及系统管理治疗高血压患者是一项涉及全社会的系统工程。

一、高血压的危险因素

高血压常见的危险因素,也就是一些能够促进高血压发生、发展的因素,主要包括生活方式、环境因素、遗传因素、性别和年龄等。

1. 高钠盐饮食

高钠盐饮食是我国人群重要的高血压发病危险因素。血压的升高与钠盐摄入量的增加有关。机制有两个,一个是钠摄入增多后会增加循环血容量;另外一个就是钠会促进动脉收缩，从而造成血管阻力增加，血压因此而升高。调查发现，1992年全国成人平均烹调盐摄入量为12.9g/d，2002年为12.0g/d，2012年为10.5g/d。虽然逐年降低，这当然要归功于老百姓健康意识的提高和健康教育的促进，但比起《中国高血压防治指南》推荐的每日6g盐摄入量，还是偏高。6g盐有多少？啤酒瓶盖去掉胶垫后，平平的一盖就是6g盐。中国人群普遍对钠敏感，钠盐敏感的意思就是血压随着钠盐摄入的增加而升高，随着钠盐摄入的减少而降低。这种现象在老年人中间更为普遍，对盐敏感性的形成与种族、遗传等因素有关。

2. 超重/肥胖

超重和肥胖是公认的高血压发病的重要危险因素。体重增加后引起血容量增加，进而引起血压升高。除此之外，从机体代谢的角度讲，脂肪组织分泌细胞因子在血压、血糖升高的过程中发挥了非常重要的作用。超重和肥胖指的是体重指数（BMI）分别超过$24kg/m^2$和$28kg/m^2$，近年来，我国人群中超重和肥胖的比例明显增加，35～64岁中年人的超重率为38.8%，肥胖率为20.2%，女性高于男性。2019年的体检数据发现，18岁以上成年人群超重检出率为39.6%，肥胖检出率为18.8%，与上述数据基本一致。研究发现，随着体重指数的增加，超重人群和肥胖人群的高血压发病风险是体重正常人群的1.16～1.28倍。超重和肥胖与高血压患病关联最为显著。除了体重指数之外，还要重视腰围，男性腰围超过90cm、女性腰围超过85cm是腹型肥胖，或者叫内脏型肥胖和中心性肥胖，腹型肥胖与包括高血压在内的代谢综合征关系非常密切，可导致糖、脂代谢异常。

3. 过量饮酒

目前针对适量饮酒对健康的益处证据不足且说法不一。过量饮酒对健康尤其是血压的不良影响是比较明确的，也得到了大量研究的证实。什么叫过量饮酒？有两个层面，一个是危险饮酒（男性饮用酒精量达41～60g/d，女性21～40g/d），一个是有害饮酒（男性60g/d以上，女性40g/d以上），已有研究表明，限制饮酒与血压下降显著相关。酒精升高血压的机制，可能是长期过量饮酒后，血管对缩血管物质的敏感性增强，造成血管收缩。酒精及其代谢产物对血管的一过性扩张作用，长期大量饮酒的情况下，血管会处于收缩或者紧张的状态，表现出来的就是血压升高，尤其是舒张压（低压）的升高。

4. 长期精神紧张

长期精神紧张是高血压患病的危险因素，在中青年人群中表现突出。长期的精神紧张会激活交感神经系统，通过增加心输出量和增加外周阻力而造成血压升高。有研究表明，精神紧张者发生高血压的风险是正常人群的1～1.8倍。

5. 缺乏体力活动

缺乏体力活动可以导致5%～13%的高血压，而规律、有效的运动可以降低血压。在运动过程中，一定强度的运动需要一定程度的血压来维持，当运动结束后，血压就会迅速降低。

6. 吸烟

在《中国高血压防治指南》中，并没有把吸烟作为高血压的危险因素，而是把它与高血压共同列为心脑血管疾病的危险因素。研究表明，长期吸烟会导致高血压，主要的机制有两个方面，一个是尼古丁导致交感神经系统兴奋，释放引起心脏兴奋和血管收缩的物质。另一方面是损害一氧化氮的生物利用度，一氧化氮损害之后就会引起血管内皮功能障碍，从而使血管的收缩和舒张的调节出现问题，从而引起血压升高。

7. 其他

高血压危险因素如年龄、性别及遗传因素等是不可改变的危险因素。高血压的患病率随年龄的增加呈明显的上升趋势,近年来年轻人群高血压患病率的增加趋势比老年人更明显,高血压具有年轻化趋势,值得注意的是:幼年时血压偏高者,以后随年龄的增加血压也增长得较高较快,说明决定血压的过程和转归的关键还在幼年,提示我们预防高血压应该从幼年阶段开始。父母两人高血压,子女高血压发生率46%;父母一人高血压,子女高血压发生率28%;父母正常血压,子女高血压发生率3%。女性在更年期前患高血压的比例低于男性,更年期过后与男性高血压的患病率无明显差别,甚至高于男性。

总之,高钠盐饮食、超重/肥胖、过量饮酒、长期精神紧张、缺乏体力活动和吸烟都是高血压可改变的危险因素,高血压预防和管理的重点是关注可改变的危险因素。

二、高血压的预防策略

根据高血压的危险因素和自然史,在生物-心理-社会医学模式的指导下,社区是高血压防治的第一线,必须担负起高血压检出、登记、治疗及长期系统管理的主要责任。开展高血压的社区三级预防,可有效地控制高血压的发病率,降低高血压的致残率、致死率,保护人群健康,提高生命质量。

(一) 一级预防

一级预防又称病因预防,在高血压尚未发生时针对病因(危险因素)采取的措施,这是预防、控制高血压的根本措施,主要倡导不吸烟、限酒(饮酒量每天不可超过相当于50g乙醇的量)、少钠盐(食盐量不超过6g/d)、减少压力、情绪稳定、规律运动(合适的运动3~5次/周,每次30~60min)、减体重($BMI \leqslant 24kg/m^2$)、减少脂肪摄入(膳食中脂肪量$\leqslant$25%总热量)等健康的行为生活方式。

开展高血压的一级预防常采取双向策略,即全人群策略和高危人群策略。

1. 全人群策略

对社区所有人进行干预,目的是降低社区人群高血压危险因素的暴露水平,预防和减少高血压的发生。该策略采用健康促进的理论。①政策与环境支持:提倡健康生活方式,特别是强调减少食盐的摄入和控制体重,促进高血压的早期检出和治疗方面政策的制订和落实,创造支持性环境。②健康教育:争取地方政府的支持和配合;对社区全人群开展多种形式的高血压防治的宣传和教育。如组织健康教育俱乐部,定期举办高血压知识讲座,利用宣传栏、黑板报宣传或文字材料等传播健康知识。③社区参与:以现存的卫生保健网为基础,多部门协作,动员全社区参与高血压防治工作。④场所干预:高血压的干预策略必须落实到场所中才能实现。健康促进的场所分为全市、医院、社区、工作场所和学校等五类,可以根据不同场所的特点制订和实施高血压的干预计划。

2. 高危人群策略

采用一定的技术和方法筛选出高血压的高危人群。采取有效措施,消除高危个体的特殊暴露,预防高血压的发生。

(二) 二级预防

二级预防又称临床前期预防,在高血压自然史的临床前期阶段,为阻止或延缓高血压的发展而采取措施,阻止高血压向临床阶段发展。采用相应的措施,实现高血压患者早发现、早诊断、早治疗。通过高血压筛查、定期健康体检、设立高血压专科门诊等多种方式早期发现高血压患者，及时进行诊断和规范化治疗。

（三）三级预防

三级预防又称临床期预防，主要是采取高血压急重症的抢救、适当的康复治疗等方法，防止并发症和伤残并促进功能恢复，提高生命质量，延长寿命，降低致残率和致死率。

第三节 高血压患者健康管理服务规范

一、服务对象

辖区内 35 岁及以上常住居民中原发性高血压患者。常住居民：指居住半年以上的户籍和非户籍的居民。

二、服务内容

（一）筛查

(1) 对辖区内 35 岁及以上常住居民，每年为其免费测量一次血压（非同日三次测量）。

(2) 对第一次发现收缩压≥140mmHg 和（或）舒张压≥90mmHg 的居民在去除可能引起血压升高的因素后预约其复查，非同日 3 次测量血压均高于正常，可初步诊断为高血压。建议转诊到有条件的上级医院确诊并取得治疗方案，2 周内随访转诊结果。对已确诊的原发性高血压患者纳入高血压患者健康管理。对可疑继发性高血压患者，及时转诊。

(3) 有以下六项指标中任一项高危因素（高危人群），建议每半年至少测量 1 次血压，接受医务人员生活方式指导。

① 血压值［收缩压 130～139mmHg 和（或）舒张压 85～89mmHg］。
② 超重或肥胖，和（或）腹型肥胖，超重：$24kg/m^2 \leqslant BMI \leqslant 28kg/m^2$；肥胖：$BMI \geqslant 28kg/m^2$；腰围：男≥90cm（2.7 尺），女≥85cm（2.6 尺）为腹型肥胖。
③ 高血压家族史（一、二级亲属）。
④ 长期膳食高盐。
⑤ 长期过量饮酒（每天饮白酒≥100mL）。
⑥ 年龄≥55 岁。

（二）随访评估

对原发性高血压患者，每年要提供至少 4 次面对面的随访。

(1) 测量血压并评估是否存在危急情况，如出现收缩压≥180mmHg 和（或）舒张压≥110mmHg；意识改变、剧烈头痛或头晕、恶心呕吐、视物模糊、眼痛、心悸、胸闷、喘憋不能平卧及处于妊娠期或哺乳期同时血压高于正常等危急情况之一，或存在不能处理的其他疾病时，需在处理后紧急转诊。对于紧急转诊者，乡镇卫生院、村卫生室、社区卫生服务中心（站）应在 2 周内主动随访转诊情况。

(2) 若不需紧急转诊，询问上次随访到此次随访期间的症状。

(3) 测量体重、心率，计算 BMI。

(4) 询问患者疾病情况和生活方式，包括心脑血管疾病、糖尿病、吸烟、饮酒、运动、摄盐情况等。

(5) 了解患者服药情况。

（三）分类干预

(1) 对血压控制满意（一般高血压患者血压降至 140/90mmHg 以下；≥65 岁老年患者血压降至 150/90mmHg 以下，如果能耐受，可进一步降至 140/90mmHg 以下；一般糖尿病或慢性肾脏病患者的血压目标可以在 140/90mmHg 基础上再适当降低）、无药物不良反应、无新发并发症或原有并发症无加重的患者，预约下一次随访时间。

(2) 对第一次出现血压控制不满意，或出现药物不良反应的患者，结合其服药依从性，必要时增加现用药物剂量、更换或增加不同类的降压药物，2 周内随访。

(3) 对连续两次出现血压控制不满意或药物不良反应难以控制以及出现新的并发症或原有并发症加重的患者，建议其转诊到上级医院，2 周内主动随访转诊情况。

(4) 对所有患者进行有针对性的健康教育，与患者一起制订生活方式改进目标并在下一次随访时评估进展。告诉患者出现哪些异常时应立即就诊。

（四）健康体检

对原发性高血压患者，每年进行 1 次较全面的健康检查，可与随访相结合。内容：体温、脉搏、呼吸、血压、身高、体重、腰围、皮肤、浅表淋巴结、心脏、肺部、腹部等常规体格检查，并对口腔、视力、听力和运动功能等进行判断。

三、服务流程

（一）高血压筛查服务流程

见图 9-1。

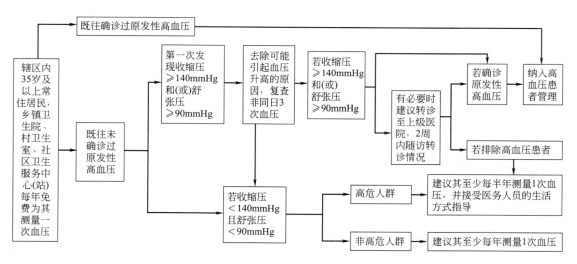

图 9-1 高血压筛查服务流程

(二) 高血压患者随访服务流程

见图 9-2。

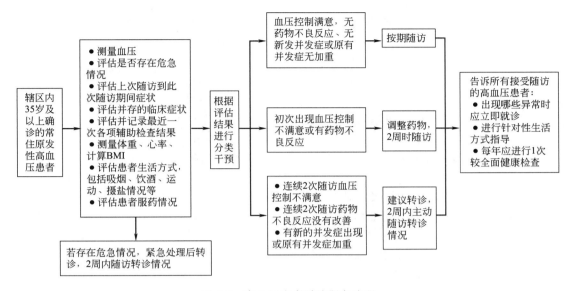

图 9-2 高血压患者随访服务流程

四、服务要求

① 高血压患者的健康管理由医生负责，应与门诊服务相结合，对未能按照管理要求接受随访的患者，乡镇卫生院、村卫生室、社区卫生服务中心（站）医务人员应主动与患者联系，保证管理的连续性。

② 随访包括预约患者到门诊就诊、电话追踪和家庭访视等方式。

③ 乡镇卫生院、村卫生室、社区卫生服务中心（站）可通过本地区社区卫生诊断和门诊服务等途径筛查和发现高血压患者。有条件的地区，对人员进行规范培训后，可参考《中国高血压防治指南》对高血压患者进行健康管理。

④ 发挥中医药在改善临床症状、提高生活质量、防治并发症中的特色和作用，积极应用中医药方法开展高血压患者健康管理服务。

⑤ 加强宣传，告知服务内容，使更多的患者和居民愿意接受服务。

⑥ 每次提供服务后及时将相关信息记入患者的健康档案。

五、工作指标

① 高血压患者规范管理率＝按照规范要求进行高血压患者健康管理的人数/年内已管理的高血压患者人数×100％。

② 管理人群血压控制率＝年内最近一次随访血压达标人数/年内已管理的高血压患者人数×100％。

注：最近一次随访血压指的是按照规范要求最近一次随访的血压，若失访则判断为未达标，血压控制是指收缩压＜140mmHg 和舒张压＜90mmHg（65 岁及以上患者收缩压＜150mmHg 和舒张压＜90mmHg），即收缩压和舒张压同时达标。

思考题

一、单项选择题

1. 原发性高血压转诊到上级医院的条件是（　　）
   A. 连续两次出现血压控制不满意　B. 药物不良反应难以控制
   C. 出现新的并发症　　　　　　　D. 原有并发症加重
   E. 以上都对
2. 对于高血压紧急转诊者，应在几周内主动随访转诊情况（　　）
   A. 1周　　B. 2周　　C. 3周　　D. 4周　　E. 时间不固定
3. 高血压健康管理中，对原发性高血压患者，每年要提供（　　）
   A. 至少4次电话随访　　　　　B. 至少2次面对面的随访
   C. 至少3次面对面的随访　　　D. 至少4次面对面的随访
   E. 至少5次电话随访
4. 高血压患者健康管理的服务对象是（　　）
   A. 辖区内居民中原发性高血压患者
   B. 辖区内35岁及以上常住居民中原发性高血压患者
   C. 辖区内50岁及以上常住居民中原发性高血压患者
   D. 辖区内35岁及以上常住居民中所有高血压患者
   E. 辖区内居民中高血压患者
5. 下列哪项不是高血压的高危因素（　　）
   A. 肥胖　　　　　　　　　　B. 长期膳食高盐
   C. 高血压家族史　　　　　　D. 年龄≥20岁
   E. 长期过量饮酒
6. 下列哪项不是高血压生活方式指导主要内容（　　）
   A. 每天食盐摄入量不应超过6g　B. 多摄入新鲜蔬菜、水果
   C. 保持有规律高强度运动　　　D. 戒烟限酒
   E. 控制体重
7. 临床所指的血压为（　　）
   A. 动脉压　　B. 毛细血管压　　C. 中心静脉压　　D. 平均压　　E. 静脉压
8. 目前高血压诊断和分级的标准方法采用（　　）
   A. 24h动态血压监测　　　　B. 家庭血压监测
   C. 电子血压计测量　　　　　D. 诊室测量　　E. 户外测量
9. 高血压患者适合的有氧运动不包括（　　）
   A. 太极拳　　B. 钓鱼　　C. 快速短跑　　D. 气功　　E. 步行
10. 下列属于高血压二级预防的是（　　）
    A. 每天食盐摄入量不应超过6g　B. 多摄入新鲜蔬菜、水果
    C. 限酒　　D. 戒烟　　E. 筛检高血压

二、简答题

1. 高血压的危险因素有哪些？
2. 简述高血压的三级预防措施。

（尉淑丽　顾　娟）

第十章

2型糖尿病患者健康管理服务

【学习目标】

1. 掌握 2型糖尿病的诊断标准、危险因素和预防策略。
2. 熟悉 2型糖尿病患者的健康管理服务规范和健康教育管理。
3. 了解 2型糖尿病的临床表现和治疗。
4. 培养学生关爱患者、尊重病患的理念,激发学生关爱生命、奉献社会的热情。

【案例导入】

案例回放:

李某,女性,53岁,四川人,中学教师。身高156cm,体重64kg,血压125/80mmHg,总胆固醇190mg/dL,餐后2h血糖9.1mmol/L,空腹血糖6.3mmol/L。爱吃油腻和辛辣食品,很少吃蔬菜和水果。平时工作比较忙,经常工作到23:00以后,几乎没有参加过体育锻炼。父亲有高血压及糖尿病病史。

思考问题:

1. 你认为李某存在哪些健康危险因素?
2. 针对李某情况,请为其制订一个合理的饮食运动方案。

糖尿病(diabetes mellitus,DM)是一种体内胰岛素相对或绝对不足或靶细胞对胰岛素敏感性降低,或胰岛素本身存在结构上的缺陷而引起的碳水化合物、脂肪和蛋白质等代谢紊乱的一种慢性疾病。其主要特征为高血糖、糖尿、糖耐量减低及胰岛素释放试验异常。临床上早期无症状,症状期可为多饮、多食、多尿、体重减少(即"三多一少")或肥胖、疲乏无力等症状,可使一些组织或器官发生形态结构改变和功能障碍,并发生酮症酸中毒、肢体坏疽、多发性神经炎、失明和肾衰竭等。糖尿病长期存在的高血糖导致各种组织,特别是眼、肾、心脏、血管、神经的慢性损害、功能障碍及衰竭。致残、致死率高,严重影响患者身心健康,给个人、家庭及社会带来沉重负担。

2019年调查数据显示,我国糖尿病患病人数已达1.28亿,相比2008年时的9600万增加了3200万人之多。不仅如此,我国糖尿病患病率还未到达平台期,仍在加速增长。与此同时,我国糖尿病前期人群还有至少3.5亿。这些人没有明显的糖尿病症状,若不早期发现,及时干预,将增加糖尿病相关并发症的风险,从而极大地增加糖尿病相关医疗保健费用,这部分人群应是我们关注的重点。在2019年,大约有420万成人(20~79岁)因为糖尿病及其并发症而死亡,女性230万,男性190万,相当于每8s就有1人死于糖尿病。糖尿病是致盲、截肢、心脏病、肾衰竭和过早死亡的主要原因之一。全球全因死亡率中,大约

11.3%与糖尿病相关，20~79岁年龄段糖尿病相关死亡人群中大约一半（46.2%）为60岁以下人群。糖尿病导致的过早死亡和残疾已经对国家经济增长造成了负面影响，这被称为糖尿病"间接代价"。

数据显示，我国糖尿病患者中90%以上是2型糖尿病。糖尿病发病率日益年轻化，30~40岁人群已渐成主力军。另外，中国同时也是老年糖尿病患病人数最多的国家，目前中国65岁以上的糖尿病患者已经达到3550万，预计到2030年将会增加到5430万，到2045年更是可能会增长到7810万。全球糖尿病患病人数不断上升，全球平均增长率为51%，目前有4.63亿糖尿病患者，按照增长趋势，到2045年全球将有7亿糖尿病患者。非洲患病人数增长最快，达143%，东南亚地区的患病人数增长率为74%。

第一节 2型糖尿病概述

一、2型糖尿病的概念

（一）概念

2型糖尿病主要是由遗传和环境因素引起外周组织（主要是肌肉和脂肪组织）胰岛素抵抗及胰岛素分泌缺陷，导致机体胰岛素相对或绝对不足，使葡萄糖摄取利用减少而引发高血糖导致的糖尿病。

（二）发病原因

2型糖尿病是复杂的遗传因素（多个基因参与）及环境因素共同作用的结果。胰岛素抵抗和胰岛素分泌不足是发生2型糖尿病的两个重要因素。①胰岛素抵抗：胰岛素受体及受体后的遗传缺陷、肥胖、老龄化等因素，可引起胰岛素受体不敏感、数量少或受体后低效应，造成胰岛素抵抗，胰岛素代偿性分泌过多，最终引起β细胞功能减退，对胰岛素抵抗无法代偿时，就会发生2型糖尿病；②胰岛素分泌缺陷：表现为胰岛素分泌量的缺陷和胰岛素分泌模式的异常。遗传因素、各种原因引起的β细胞数量不足、胰岛淀粉样沉积物等因素均可导致β细胞功能缺陷，造成胰岛素分泌不足。

（三）发病特点

1. 发病隐匿

2型糖尿病起病一般比较缓和、隐匿，病程较长，早期无任何症状，或仅有轻度乏力、口渴，典型的"三多一少"等症状较少出现，血糖增高不明显者需做糖耐量试验才能确诊。

2. 成年人多发

2型糖尿病多发于成年人，尤其是中老年人居多。流行病学资料表明，2型糖尿病发病的年龄多在40~60岁，从40岁开始糖尿病的患病率逐渐增高，在60岁老年人中达到高峰。

3. 家族史

糖尿病家族史与糖尿病前期风险显著相关，2型糖尿病有很强的家族聚集性。

4. 肥胖史

90%以上的2型糖尿病患者同时伴有肥胖，超重和肥胖（尤其是腹部肥胖）是2型糖尿病的主要危险因素之一。

5. 种族或民族性

世界上不同种族 2 型糖尿病的患病率不同，患病率最高的是美国亚利桑那州的比马印第安人。我国各民族间的糖尿病患病率存在较大差异，满族 15.0%、汉族 14.7%、维吾尔族 12.2%、壮族 12.0%、回族 10.6%、藏族 4.3%。

二、2 型糖尿病的临床表现与并发症

(一) 临床表现

2 型糖尿病的症状主要是与代谢紊乱有关的表现，典型的就是"三多一少"症状。部分患者可长期无明显症状，仅于体检或因其他疾病检查时发现血糖升高，或因并发症就诊才诊断为糖尿病。

1. 多尿

由于血糖过高，超过肾糖阈（8.89～10.0mmol/L），经肾小球滤出的葡萄糖不能完全被肾小管重吸收，形成渗透性利尿。血糖越高，尿糖排泄越多，尿量越多，患者尿意频频，多者一日夜可达二十余次，夜间多次起床，影响睡眠。不仅尿频，且尿量增多，一日尿总量常在 2～3L 以上，偶可达十余升。但老年人和有肾脏疾病者，肾糖阈增高，尿糖排泄障碍，在血糖轻中度增高时，多尿可不明显。

2. 多饮

主要是由于高血糖使血浆渗透压明显增高，多尿失水，发生细胞内脱水，加重高血糖，使血浆渗透压进一步明显升高，刺激口渴中枢，导致口渴而多饮。多饮进一步加重多尿。

3. 多食

糖尿病患者由于胰岛素的绝对或相对缺乏或组织对胰岛素不敏感，组织摄取利用葡萄糖能力下降，虽然血糖处于高水平，但动静脉血中葡萄糖的浓度差很小，组织细胞实际上处于饥饿状态，从而刺激摄食中枢，引起饥饿、多食；另外，机体不能充分利用葡萄糖，大量葡萄糖从尿中排泄，因此机体实际上处于半饥饿状态，能量缺乏亦引起食欲亢进。

4. 体重减轻

胰岛素绝对或相对缺乏或胰岛素抵抗，机体不能充分利用葡萄糖产生能量，致使体内脂肪和蛋白质分解增加，消耗过多，呈负氮平衡状态，体重逐渐下降，进而出现身体消瘦。

5. 乏力

在糖尿病患者中较为常见。患者体内葡萄糖不能完全氧化、充分利用，蛋白质和脂肪消耗增多，因而感到疲劳乏力，精神萎靡。

6. 皮肤瘙痒

许多人有皮肤瘙痒症状，尤其是外阴瘙痒。由于尿糖刺激局部所致。有时并发白念珠菌等真菌性阴道炎，瘙痒更加严重，常伴有白带等分泌。失水后皮肤干燥亦可发生全身瘙痒，但较少见。

7. 视物模糊

主要是由于高血糖时眼房水与晶状体渗透压的改变，引起晶状体屈光度变化而导致。

（二）并发症

糖尿病可累及全身各重要组织器官，可单独出现或以不同组合同时或先后出现。并发症可在诊断糖尿病前已存在，有些患者因并发症作为线索而发现糖尿病。

1. 感染性疾病

糖尿病容易并发各种感染，血糖控制差者更易发生，也更严重。肾盂肾炎和膀胱炎多见于女性患者，容易反复发作，严重者可发生肾及肾周脓肿、肾乳头坏死。疖、痈等皮肤化脓性感染可反复发生，有时可引起脓毒血症。皮肤真菌感染（如足癣、体癣）也常见。真菌性阴道炎和巴氏腺炎是女性患者常见并发症，多为白念珠菌感染所致。糖尿病合并肺结核的发生率显著增高，病灶多呈渗出干酪性，易扩展播散，且影像学表现多不典型，易致漏诊或误诊。

2. 急性并发症

（1）糖尿病酮症酸中毒 酮症酸中毒是糖尿病患者最常见的急性并发症。在各种诱发因素作用下，胰岛素缺乏以及拮抗激素升高，导致高血糖、高酮血症和酮尿症以及蛋白质、脂肪、水和电解质代谢紊乱，同时发生以代谢性酸中毒为主要表现的临床综合征。患者常表现为烦渴、多尿、夜尿增多、体重下降，疲乏无力，视物模糊，呼吸深，腹痛、恶心、呕吐、小腿肌肉痉挛。实验室检查血糖明显升高，代谢性酸中毒，尿糖及尿酮体阳性。

（2）高渗高血糖综合征 是糖尿病的严重急性并发症，以严重高血糖、高血浆渗透压、脱水为特点，无明显酮症，患者可有不同程度的意识障碍或昏迷。老年2型糖尿病患者常见，主要原因是在体内胰岛素相对不足的情况下，出现了引起血糖急剧升高的因素，同时伴有严重失水，导致血糖显著升高。实验室检查严重高血糖，血浆有效渗透压升高，尿糖强阳性，无明显酮症。

（3）糖尿病乳酸性酸中毒 主要是体内无氧酵解的糖代谢产物乳酸大量堆积，导致高乳酸血症，进一步出现血pH降低，即为乳酸性酸中毒。糖尿病合并乳酸性酸中毒的发生率不高，但死亡率很高。大多发生在伴有肝、肾功能不全，或伴有慢性心肺功能不全等缺氧性疾病患者，尤其见于服用苯乙双胍者。患者主要表现为疲乏无力、恶心、厌食或呕吐，呼吸深大，嗜睡等。大多数有服用双胍类药物史。实验室检查明显酸中毒，但血、尿酮体不升高，血乳酸水平升高。

3. 慢性并发症

（1）微血管病变 微血管病变是糖尿病的特异性并发症，其典型改变是微血管基底膜增厚和微循环障碍。以糖尿病肾病和视网膜病变尤为重要。糖尿病肾病是慢性肾脏病变的一种重要类型，是导致终末期肾衰竭的常见原因，在2型糖尿病中其严重性仅次于心脑血管疾病，常见于病史超过10年的患者。糖尿病性视网膜病变，病程超过10年的糖尿病患者常合并程度不等的视网膜病变，是失明的主要原因之一。

（2）动脉粥样硬化性心脏病 动脉粥样硬化的易患因素如肥胖、高血压、血脂异常等，在糖尿病（主要是2型糖尿病）人群中的发生率均明显增高，致糖尿病人群动脉粥样硬化的患病率较高，发病更早，病情进展较快。动脉粥样硬化主要侵犯主动脉、冠状动脉、脑动脉、肾动脉和肢体动脉等，引起冠心病、缺血性或出血性脑血管病、肾动脉硬化、肢体动脉硬化等。

（3）神经系统并发症 糖尿病可累及神经系统任何一部分，包括中枢神经系统并发症、周围神经病变、自主神经病变等。

① 中枢神经系统并发症：伴随严重糖尿病酮症酸中毒、高渗高血糖状态或低血糖症出现的神志改变、缺血性脑卒中、脑老化加速及老年性痴呆等。

② 周围神经病变：远端对称性多发性神经病变是糖尿病周围神经病变最常见的类型。"手套-袜套样"感觉异常、夜间加剧、下肢重于上肢为此型的典型症状。此外，局灶性单神经病变、非对称性的多发局灶性神经病变、多发神经根病变也较常见。

③ 自主神经病变：是糖尿病常见的并发症，其可累及心血管、消化、呼吸、泌尿生殖等系统。

（4）糖尿病足 糖尿病足是指与下肢远端神经异常和不同程度周围血管病变相关的足部溃疡、感染和（或）深层组织破坏，是糖尿病最严重和治疗费用最多的慢性并发症之一，是糖尿病非外伤性截肢的最主要原因。轻者表现为足部畸形、皮肤干燥和发凉、胼胝（高危足）；重者可出现足部溃疡、坏疽。

（5）其他 糖尿病还可引起视网膜黄斑病、白内障、青光眼、屈光改变、虹膜睫状体病变等。牙周病是最常见的糖尿病口腔并发症。皮肤病变也很常见，某些为糖尿病特异性，大多数为非特异性。糖尿病患者某些癌症（如乳腺癌、胰腺癌、膀胱癌等）的患病率升高。此外，抑郁、焦虑和认知功能损害等也较常见。

三、2型糖尿病的诊断与鉴别诊断

（一）诊断

1. 病史采集

以"生物-心理-社会"医学模式为核心，强调"以患者为中心"，因此采集糖尿病病史时，不仅要关注糖尿病个体的生物体变化，更应注重其社会、心理、家庭的影响因素。

（1）主诉及现病史 ①采集主要病痛，确定其就诊的主要原因，明确主诉。②了解主要症状、伴随症状及其产生的诱因，症状持续的时间，疾病严重程度、性质、加重和缓解因素，既往的诊断治疗情况等。③没有糖尿病记载的应诊者，重点询问有无糖尿病的相关危险因素情况，确定是否为糖尿病高危人群，是否需要进行糖尿病筛查等。④有糖尿病记载者需询问糖尿病的诊断、治疗、使用药物、病情控制等情况，并发症的早期症状或并发症进展情况。

（2）个人史 ①询问行为与生活方式情况。饮食习惯，盐及脂肪、糖类等各种食物嗜好、进食量、比例等，烟草使用、酒精摄入、心理、睡眠等情况。运动习惯，每周运动时间及次数。②询问家庭及家庭成员健康情况，及家庭生活方式习惯。了解家庭中是否存在不利健康的因素等。

（3）既往史 询问是否并存其他健康问题、严重程度、既往诊疗情况等。

（4）社会-心理因素 ①了解健康价值观，对疾病的态度、担忧及期盼。②了解对糖尿病认知情况。③了解健康问题以及如何影响患者的生活和工作。

2. 实验室检查

（1）尿糖测定 正常人尿糖为阴性。尿糖阳性是诊断糖尿病的重要线索，但尿糖阴性也不能完全排除糖尿病。

（2）血糖（血浆葡萄糖）测定 ①空腹血糖：禁食至8h后采血测定的血糖值，正常值应该≤6.1mmol/L，高于7.0mmol/L可诊断为2型糖尿病。②餐后2h血糖（OGTT中的糖负荷后2h血糖）：从吃第一口饭或者口服75g葡萄糖水开始计时，2h后采血测得的血糖值,正常值应该≤7.8mmol/L,当高于11.1mmol/L时,则高度怀疑2型糖尿病,如果有典型的2型糖尿病症状,即可诊断;如果症状不典型,须改日复测一次,如果仍然高于11.1mmol/L,即可诊断。③随机血糖:一天中任意时间采血测得的血糖值,高于11.1mmol/L,并合并典型糖尿病症状时可为诊断2型糖尿病。

(3) 口服葡萄糖耐量试验(OGTT) OGTT一般是诊断糖尿病的金标准,也是判断胰岛功能的重要方法。当血糖高于正常范围而又没达到糖尿病诊断标准时,需进行OGTT。OGTT建议在清晨进行比较准确,推荐成人口服75g葡萄糖(由医生处方开具),溶于250～300mL水中,5min内喝完。服糖前抽空腹血,服糖后每隔30min取血,共4次,根据各次血糖水平绘制糖耐量曲线。

(4) 糖化血红蛋白(HbA1c)测定 可以反映采血前2～3个月的平均血糖水平,是判断血糖控制情况的重要指标。在治疗过程中,常以HbA1c低于7.0%作为血糖控制是否达标来衡量。关于HbA1c控制指标可以根据患者个体情况调整,具体需要听医生建议。

(5) 血脂、血压、尿酸等生化检查 用于监测合并症或其他代谢指标,有利于更好地选择用药。

(6) 胰岛素(或C肽)释放试验 可以了解胰岛β细胞的功能,有助于糖尿病分型、病情判断和后续的指导治疗。

(7) 尿酮体测定 2型糖尿病患者尿酮体阳性往往提示出现了急性代谢紊乱,若是正在治疗的患者,则提示疗效不好。尿酮体阴性也不能排除酮症酸中毒。

糖尿病的临床诊断应依据静脉血浆血糖值,毛细血管血的血糖值仅做参考。目前国际通用的是WHO糖尿病专家委员会(1999年)糖代谢状态分类标准和糖尿病诊断标准进行诊断(表10-1和表10-2)。空腹血浆葡萄糖或75g葡萄糖耐量试验(OGTT)后的2h血浆葡萄糖值可单独用于流行病学调查或人群筛查。如OGTT目的是用于明确糖代谢状态时,仅需检测空腹和糖负荷后2h血糖。我国资料显示仅查空腹血糖则糖尿病的漏诊率较高,理想的调查是同时检查空腹血糖及OGTT后2h血糖值。OGTT其他时间点血糖不作为诊断标准。建议已达到糖调节受损的人群,应行OGTT检查,以提高糖尿病的诊断率,见表10-1和表10-2。

表10-1 糖代谢状态分类标准(WHO 1999)

糖代谢分类	FPG/(mmol/L)	2hPG/(mmol/L)
正常血糖(NGR)	<6.1	<7.8
空腹血糖受损(IFG)	6.1～<7.0	<7.8
糖耐量减低(IGT)	<7.0	7.8～11.1
糖尿病(DM)	≥7.0	≥11.1

注:IFG和IGT统称为糖调节受损,又称糖尿病前期。

表10-2 糖尿病的诊断标准

诊断标准	静脉血浆葡萄糖/(mmol/L)
(1)典型糖尿病症状(烦渴多饮、多尿、多食、不明原因的体重下降)加上随机血糖	≥11.1
(2)空腹血糖	≥7.0
(3)葡萄糖负荷后2h血糖无典型糖尿病症状者,需改日复查确认	≥11.1

注:空腹状态指至少8h没有进食热量;随机血糖值不考虑上次用餐时间,一天中任意时间的血糖,不能用来诊断空腹血糖受损(IFG)或糖耐量减低(IGT)。急性感染、创伤或其他应激情况下可出现暂时性血糖增高,若没有明确的糖尿病病史,就临床诊断而言不能以此时的血糖值诊断糖尿病,须在应激消除后复查,再确定糖代谢状态,检测糖化血红蛋白(HbA1c)有助于诊断。

（二）鉴别诊断

2 型糖尿病主要和 1 型糖尿病进行鉴别，一般从起病年龄就可区分，但是随着 2 型糖尿病发病年龄趋于年轻化，两者还是很有必要从多个方面鉴别。见表 10-3。

表 10-3　1 型糖尿病和 2 型糖尿病的鉴别诊断

鉴别要点	1 型糖尿病（T1DM）	2 型糖尿病（T2DM）
起病年龄	以青少年为主，少数成年（多＜30 岁）	以中年为主，少数青少年（多＞40 岁）
起病方式	多为急性起病，少数缓慢	缓慢且隐匿
临床表现	症状明显，以消瘦、体重下降、多饮、多食、多尿、疲乏无力为主要特点	早期症状不明显，肥胖，多有糖尿病家族史，常与血脂异常、高血压等疾病同时或先后发生。高血糖期可出现体重下降、多饮、多食、多尿、疲乏无力等
起病时体重	多正常	多肥胖
并发酮症酸中毒	常见	可见
并发肾病	发病率 35%～40%（主要死因）	发病率 5%～10%
并发心血管病	较少	＞70%（主要死因）
并发脑血管病	较少	较多
胰岛素及 C 肽释放试验	低下或缺乏	峰值延迟或不足
ICA（胰岛细胞抵抗）	常见阳性	阴性
CAD（谷氨酸脱羧酶抗体）	常见阳性	阴性
IA-2A（人胰岛细胞抗原 2 抗体）	常见阳性	阴性
胰岛素治疗及反应	依赖外源性胰岛素，口服降糖药无效或效果不好（禁用或慎用）	生存不依赖胰岛素，生活方式干预有效，口服降糖药有效，中晚期需要外源胰岛素
其他自身免疫性疾病	并存率高	并存率低

四、2 型糖尿病的治疗

1. 2 型糖尿病的综合控制目标

血糖控制目标应分层管理，对于新诊断、年轻、无并发症或合并症的 2 型糖尿病患者建议及早采用强化血糖控制，以降低糖尿病并发症的发生风险；对于糖尿病病程较长、老年、已经发生过心血管疾病的 2 型糖尿病患者，要注意预防低血糖，并且充分评估强化血糖控制的利弊得失；对于合并其他心血管危险因素的 2 型糖尿病患者，建议采取降糖、降压、调脂及应用阿司匹林治疗等综合管理措施，以预防心血管疾病和糖尿病微血管病变的发生；对于合并严重并发症的糖尿病患者，推荐至相关专科治疗。

制订 2 型糖尿病患者综合调控目标的首要原则是个体化，应根据患者的年龄、病程、预期寿命、并发症或合并症病情严重程度等进行综合考虑，见表 10-4。治疗未能达标不应视为治疗失败，控制指标的任何改善对患者都有益，会降低相关危险因素引发并发症的风险。如 HbA1c 水平的降低与糖尿病患者微血管并发症及神经病变的减少密切相关。

表 10-4　中国 2 型糖尿病综合控制目标

指标	控制目标
血糖/(mmol/L)	
空腹	4.4~7.0
非空腹	<10.0
糖化血红蛋白/%	<7.0
血压/mmHg	<130/80
总胆固醇/(mmol/L)	<4.5
高密度脂蛋白胆固醇/(mmol/L)	
男性	>1.0
女性	>1.3
三酰甘油/(mmol/L)	<1.7
低密度脂蛋白胆固醇/(mmol/L)	
未合并动脉粥样硬化性心血管疾病	<2.6
合并动脉粥样硬化性心血管疾病	<1.8
体重指数/(kg/m^2)	<24.0

2. 2 型糖尿病的治疗方法

2 型糖尿病是一种进展性的疾病。在 2 型糖尿病的自然病程中，对外源性的血糖控制手段的依赖会逐渐增大。临床上常需要口服药物及口服药与注射降糖药（胰岛素、GLP-1 受体激动剂）的联合治疗。

（1）口服降糖药物　高血糖的药物治疗多基于纠正导致人类血糖升高的两个主要病理生理改变——胰岛素抵抗和胰岛素分泌受损。根据作用效果的不同，口服降糖药可分为主要以促进胰岛素分泌为主要作用的药物（磺脲类、格列奈类、DPP-4 抑制剂）和通过其他机制降低血糖的药物［双胍类、噻唑烷二酮类（TZDs）、α-糖苷酶抑制剂、SGLT2 抑制剂］。

① 双胍类：目前临床上使用的双胍类药物主要是二甲双胍。双胍类药物的主要药理作用是通过减少肝葡萄糖的输出和改善外周胰岛素抵抗而降低血糖。许多国家和国际组织制定的糖尿病诊治指南中均推荐二甲双胍作为 2 型糖尿病患者控制高血糖的一线用药和药物联合中的基本用药。二甲双胍还可减少肥胖的 2 型糖尿病患者心血管事件和死亡；单独使用二甲双胍不导致低血糖，但二甲双胍与胰岛素或胰岛素促泌剂联合使用时可增加低血糖发生的风险。二甲双胍的主要不良反应为胃肠道反应。双胍类药物禁用于肾功能不全、肝功能不全、严重感染、缺氧或接受大手术的患者。

② 磺脲类药物：磺脲类药物属于胰岛素促泌剂，主要药理作用是通过刺激胰岛 β 细胞分泌胰岛素，增加体内的胰岛素水平而降低血糖。目前在我国上市的磺脲类药物主要为格列本脲、格列美脲、格列齐特、格列吡嗪和格列喹酮。磺脲类药物如果使用不当可导致低血糖，特别是在老年患者、肝、肾功能不全者；磺脲类药物还可导致体重增加。肾功能轻度不全的患者，宜选择格列喹酮。

③ TZDs：TZDs 主要通过增加靶细胞对胰岛素作用的敏感性而降低血糖。目前在我国上市的 TZDs 主要有罗格列酮和吡格列酮。TZDs 单独使用时不导致低血糖，但与胰岛素或胰岛素促泌剂联合使用时可增加低血糖发生的风险。常见不良反应是体重增加和水肿，特别

是与胰岛素联合使用时表现更加明显。

④ 格列奈类药物：此类药物需在餐前即刻服用，主要通过刺激胰岛素的早时相分泌而降低餐后血糖，可单独使用或与其他降糖药联合应用（与磺脲类降糖药联合应用需慎重）。格列奈类药物的常见不良反应是低血糖和体重增加，但低血糖的风险和程度较磺脲类药物轻。格列奈类药物可以在肾功能不全的患者中使用。

⑤ α-糖苷酶抑制剂：通过抑制碳水化合物在小肠上部的吸收而降低餐后血糖。适用于以碳水化合物为主要食物成分和餐后血糖升高的患者。我国上市的 α-糖苷酶抑制剂有阿卡波糖、伏格列波糖和米格列醇。α-糖苷酶抑制剂的常见不良反应为胃肠道反应（如腹胀、排气等）。

(2) GLP-1 受体激动剂 GLP-1 受体激动剂通过激动 GLP-1 受体而发挥降低血糖的作用。GLP-1 受体激动剂以葡萄糖浓度依赖的方式增加胰岛素分泌、抑制胰高糖素分泌，并能延缓胃排空，通过中枢性的食欲抑制来减少进食量。目前国内上市的 GLP-1 受体激动剂为艾塞那肽、利拉鲁肽、利司那肽和贝那鲁肽，均需皮下注射。GLP-1 受体激动剂可有效降低血糖，并有显著降低体重和改善 TG、血压和体重的作用。常见不良反应为胃肠道症状（如恶心、呕吐等），主要见于初始治疗时，不良反应可随治疗时间延长逐渐减轻。研究报道，利拉鲁肽、利司那肽和艾塞那肽在伴有心血管病史或心血管危险因素的 2 型糖尿病患者中应用，具有有益的作用及安全性。

(3) 胰岛素 是 1 型糖尿病患者维持生命和控制血糖所必需的药物。2 型糖尿病患者虽然不需胰岛素来维持生命，但当口服降糖药效果不佳或存在口服药使用禁忌时，仍需使用胰岛素，以控制高血糖，并减少糖尿病并发症的发生危险。根据作用特点的差异，胰岛素又可分为超短效胰岛素类似物、常规（短效）胰岛素、中效胰岛素（NPH）、长效胰岛素、长效胰岛素类似物、预混胰岛素和预混胰岛素类似物。

新发病 2 型糖尿病患者如有明显的高血糖症状、发生酮症或酮症酸中毒，可首选胰岛素治疗。新诊断糖尿病患者分型困难，与 1 型糖尿病难以鉴别时，可首选胰岛素治疗。待血糖得到良好控制、症状得到显著缓解、确定分型后，再根据分型和具体病情制订后续的治疗方案。2 型糖尿病患者在生活方式和口服降糖药治疗的基础上，若血糖仍未达到控制目标，即可开始口服降糖药和起始胰岛素的联合治疗。在糖尿病病程中（包括新诊断的 2 型糖尿病），出现无明显诱因的体重显著下降时，应该尽早使用胰岛素治疗。

第二节 2 型糖尿病的预防

一、2 型糖尿病的危险因素

1. 肥胖或超重

肥胖是诱发 2 型糖尿病最重要的因素之一，且腹部肥胖较臀部肥胖者发生糖尿病的危险性更大。过多的脂肪会使细胞对胰岛素产生抵抗，而胰岛素的作用就是维持机体血糖的平稳。如果细胞没有合理正确地使用胰岛素，糖就会滞留在血管中，久而久之就会导致糖尿病。2013 年调查，按体重指数（BMI）分层显示，BMI<25kg/m^2 者糖尿病患病率为 7.8%、25kg/m^2≤BMI<30kg/m^2 者患病率为 15.4%，BMI≥30kg/m^2 者患病率为 21.2%。我国 11 省市的调查发现，糖尿病和 IGT 患病率随着体重的增加而上升，超重者患糖尿病的危险

（RR）为正常人的 2.36 倍，而肥胖者达 3.43 倍。

2. 人口老龄化

糖尿病的发病率随年龄的增加而升高，无论男女，20 岁以下人群糖尿病患病率极低，40 岁以上人群随年龄增长患病率明显上升，至 60～70 岁达高峰。表现出高龄群体高患病风险的特点，并认为年龄是糖尿病发生的一个独立危险因素。因为社会经济发展和医疗条件改善导致的人均寿命延长，致使不少国家逐步进入老龄化社会，这也是导致 2 型糖尿病患病率升高的重要因素之一。

3. 遗传因素

美国糖尿病协会表明，2 型糖尿病的发生与家族史的联系比 1 型糖尿病更强。一对双胞胎，如果其中一个患有 2 型糖尿病，另一个患糖尿病的风险高达 75%。某些种族患糖尿病的风险偏高，可能是由基因构成导致。

4. 缺乏体力活动

久坐少动容易使脂肪在体内积累，也可降低外周组织对胰岛素的敏感性。研究表明，强有力的体力活动与 2 型糖尿病的发生呈负相关。活动少与经常活动的人相比，2 型糖尿病的患病率高 2～6 倍，有规律的体育锻炼能增加胰岛素的敏感性和改善糖耐量。

5. 饮食结构不合理

摄取高脂肪、高蛋白、高碳水化合物和缺少膳食纤维的食物可增加糖尿病的发病危险。高热量饮食是明确肯定的 2 型糖尿病的重要膳食危险因素，日本相扑运动员每天摄取的热量达 4500～6500kcal，比一般日本人的 2500kcal 高得多，他们中 40% 发展为 2 型糖尿病。目前认为，摄取高脂肪、高蛋白、高碳水化合物和缺乏纤维素的膳食可能与发生 2 型糖尿病有关。

6. 早期营养不良

有人提出生命早期营养不良可以导致后来的代谢障碍和增加发生 IGT 和 2 型糖尿病的危险。低出生体重新生儿较高出生体重新生儿在成长期更容易发生糖尿病，母亲营养不良或胎盘功能不良可以阻碍胎儿胰腺 β 细胞的发育。

7. 社会经济状况

糖尿病与社会经济状况紧密相关。发达国家的糖尿病患病率高于发展中国家。即使在不发达国家，富人的糖尿病患病率也明显高于穷人。我国 1994 年的调查发现，糖尿病的患病率随收入的增加而升高。经济收入越高、文化程度越低者发生糖尿病的危险性越大。

8. 糖耐量减低（IGT）

IGT 是指患者血糖水平介于正常人和糖尿病患者之间的一种中间状态。WHO 咨询报告和 IDF-WPR 在 1999 年公布的新的糖尿病诊断标准与分型方案中，已正式把 IGT 看成 2 型糖尿病的一个高危险因素。在 IGT 患病率高的人群，糖尿病患病率一般也高。研究发现，IGT 在诊断后 5～10 年进行复查时，大约有 1/3 的人发展为糖尿病，1/3 转化为血糖正常，1/3 仍维持 IGT 状态。如果 IGT 伴有以下因素，即原空腹血糖 ≥5.0mmol/L，餐后 2h 血糖 ≥9.4mmol/L，BMI>25kg/m^2，腹部肥胖和空腹胰岛素水平增加等，更易转化为糖尿病。

9. 胰岛素抵抗（IR）

胰岛素抵抗是指机体对一定量的胰岛素的生物学反应低于预期正常水平的一种现象，常伴有高胰岛素血症。研究证实，胰岛素抵抗是 2 型糖尿病高危人群的重要特征之一。在糖耐量正常或减低的人发展为 2 型糖尿病的过程中，循环胰岛素水平起主要作用。空腹胰岛素水平高的人更易发展为 IGT 或 2 型糖尿病。肥胖者发展成 2 型糖尿病前，先有胰岛素抵抗出现。

10. 其他

自身免疫、高血压、高血脂、长期过度紧张，以及影响糖代谢药物（如利尿药、糖皮质激素、类固醇激素、类固醇类口服避孕药）的使用等也是糖尿病的危险因素。

总之，糖尿病的发生是由遗传与环境因素共同作用所致。由遗传因素或环境因素引起者仅占少数，95％是由遗传、环境、行为多种危险因素共同参与和（或）相互作用引起的多因子病。遗传因素是糖尿病发生的潜在原因，具有遗传易感性的个体在环境因素（如肥胖、体力活动减少、高能膳食、纤维素减少）及生活水平迅速提高等因素的作用下，更容易发生 2 型糖尿病。

二、2 型糖尿病的预防策略

2 型糖尿病预防措施主要是实施三级预防。

（一）第一级预防

第一级预防目标是控制 2 型糖尿病的危险因素，预防 2 型糖尿病的发生。2 型糖尿病患病的风险高低，取决于危险因素的多少，以及此危险因素发病强度的高低。有些因素是不可改变的，如年龄对患病的影响。而有些因素是可以人为控制的，对于可控的因素我们应该积极预防。掌握糖尿病危险因素，尤其是可改变的糖尿病危险因素（见表 10-5），可有效预防 2 型糖尿病的发生，降低发病率。

表 10-5　2 型糖尿病的危险因素

不可改变的危险因素	可改变的危险因素
年龄	糖尿病前期（糖耐量减低或合并空腹血糖受损）
家族史或遗传倾向	代谢综合征（MS）
种族	超重、肥胖、抑郁症
妊娠糖尿病史或巨大儿生产史	饮食热量摄入过高、体力活动减少
多囊卵巢综合征（PCOS）	可增加糖尿病发生风险的药物
宫内发育迟缓或早产	致肥胖或糖尿病的社会环境

2 型糖尿病的第一级预防主要采取以下措施：在一般人群中开展健康教育，提高人群对糖尿病防治的知晓度和参与度，倡导合理膳食、控制体重、适量运动、限盐、控烟、限酒、心理平衡的健康生活方式，提高人群的糖尿病防治意识。中国大庆研究的生活方式干预组推荐患者增加蔬菜摄入量、减少酒精和单糖的摄入量，鼓励超重或肥胖患者（BMI＞25kg/m²）减轻体重，增加日常活动量，每天进行至少 20min 的中等强度活动，生活方式干预 6 年，可使以后 14 年的 2 型糖尿病累计发生风险下降 43％。芬兰糖尿病预防研究的生活方式干预组推荐个体化饮食和运动指导，每天至少进行 30min 有氧运动和阻力锻炼，目标是体重减少 5％，脂肪摄入量＜总热量的 30％；该研究平均随访 7 年，可使 2 型糖尿病发生风险下降 43％。美国预防糖尿病计划（DPP）研究的生活方式干预组推荐患者摄入脂肪热量＜25％的低脂饮食，如果体重减轻未达到标准，则进行热量限制，生活方式干预组中 50％的患者体

重减轻了7%，74%的患者可以坚持每周至少150min中等强度的运动，生活方式干预3年可使IGT进展为2型糖尿病的风险下降58%。

（二）第二级预防

第二级预防的目标是早发现、早诊断和早治疗2型糖尿病患者，在已诊断的患者中预防糖尿病并发症的发生。主要措施包括在高危人群中开展疾病筛查、健康干预等，指导其进行自我管理。

1. 高危人群的糖尿病筛查

高危人群的发现可以通过居民健康档案、基本公共卫生服务和机会性筛查（如在健康体检中或在进行其他疾病的诊疗时）等渠道。糖尿病筛查有助于早期发现糖尿病患者，提高糖尿病及其并发症的防治水平。

（1）成年人糖尿病高危人群 在成年人（≥18岁）中，具有下列任何一个及以上糖尿病危险因素者：①年龄≥40岁；②糖耐量减低（IGT）；③超重（BMI≥24kg/m^2）或肥胖（BM≥28kg/m^2）和（或）中心型肥胖（男性腰围≥90cm，女性腰围≥85cm）；④静坐生活方式；⑤一级亲属中有2型糖尿病患者；⑥有妊娠期糖尿病史的妇女；⑦高血压[收缩压（SBP）≥140mmHg和（或）舒张压（DBP）≥90mmHg]，或正接受降压治疗；⑧血脂异常[高密度脂蛋白胆固醇（HDL-C）≤0.91mmol/L和（或）三酰甘油（TG）≥2.22mmol/L]，或正在接受调脂治疗；⑨动脉粥样硬化性心脏病患者；⑩有一过性类固醇糖尿病病史者；⑪多囊卵巢综合征（PCOS）患者或伴有与胰岛素抵抗相关的临床状态（如黑棘皮征等）；⑫长期接受抗精神病药物和（或）抗抑郁药物治疗和他汀类药物治疗的患者。糖尿病前期人群及中心型肥胖是2型糖尿病最重要的高危人群，IGT人群每年有6%～10%的个体进展为2型糖尿病。

（2）儿童和青少年中糖尿病高危人群 在儿童和青少年（≤18岁）中，超重（BMI>年龄、性别的第85百分位）或肥胖（BMI>相应年龄、性别的第95百分位）且合并下列任何一个危险因素者：①一级或二级亲属中有2型糖尿病患者；②存在与胰岛素抵抗相关的临床状态（如黑棘皮征、高血压、血脂异常、PCOS、出生体重小于胎龄者等）；③母亲怀孕时有糖尿病病史或被诊断为妊娠糖尿病（GDM）。

（3）糖尿病筛查的年龄和频率 对于成年人的糖尿病高危人群，宜及早开始进行糖尿病筛查。对于儿童和青少年的糖尿病高危人群，宜从10岁开始，但青春期提前的个体则推荐从青春期开始。首次筛查结果正常者，宜每3年至少重复筛查一次。

（4）糖尿病筛查的方法 对于具有至少一项危险因素的高危人群应进一步进行空腹血糖或任意时间点血糖筛查。空腹血糖筛查常作为常规的筛查方法，但有漏诊的可能性。如果空腹血糖≥6.1mmol/L或任意时间点血糖≥7.8mmol/L时，建议行OGTT（测FPG和2h PG）。

2. 药物干预

在糖尿病前期人群中进行药物干预的临床试验显示，降糖药物二甲双胍、α-糖苷酶抑制剂、噻唑烷二酮类（TZDs）、GLP-1受体激动剂以及减肥药奥利司他等药物治疗可以降低糖尿病前期人群发生糖尿病的风险。二甲双胍和阿卡波糖在糖尿病前期人群中长期应用的安全性证据较为充分，而其他药物长期应用时则需要全面考虑花费、不良反应、耐受性等因素。对于糖尿病前期个体，只有在强化生活方式干预6个月效果不佳，且合并有其他危险因素者，方可考虑药物干预，但必须充分评估效益风险比和效益费用比，并且做好充分的医患沟通和随访。

3. 血糖控制

对于新诊断、年轻、无并发症或合并症的2型糖尿病患者，建议及早采用严格的血糖控制，以降低糖尿病并发症的发生风险。糖尿病控制与并发症试验（DCCT）、英国前瞻性糖尿病研究（UKPDS）等严格控制血糖的临床研究结果提示，在处于糖尿病早期阶段的患者中，严格控制血糖可以显著降低糖尿病微血管病变的发生风险。随后的长期随访结果显示，对新诊断的2型糖尿病患者，早期进行严格血糖控制可以降低糖尿病微血管和大血管病变的发生。

4. 血压控制、血脂控制及阿司匹林的使用

UKPDS研究显示，在新诊断的2型糖尿病患者中，强化血压控制不但可以显著降低糖尿病大血管病变的发生风险，还可显著降低微血管病变的发生风险。高血压最佳治疗试验（HOT）以及其他抗高血压治疗临床试验的糖尿病亚组分析也显示，强化血压控制可以降低无明显血管并发症的糖尿病患者发生心血管病变的风险。英国心脏保护研究糖尿病亚组分析（HPS-DM）、阿托伐他汀糖尿病协作研究（CARDS）等大型临床研究显示，在没有明显血管并发症的糖尿病患者中，采用他汀类药物降低低密度脂蛋白胆固醇（LDL-C）的策略可以降低心血管事件的发生风险。在多个临床试验进行系统评价的结果显示，具有心血管疾病高危因素的2型糖尿病患者中，阿司匹林对心血管疾病具有一定的保护作用。因此建议，对于没有明显糖尿病血管并发症但具有心血管危险因素的2型糖尿病患者，应采取降糖、降压、调脂（主要是降低LDL-C）及应用阿司匹林治疗，以预防心血管疾病和糖尿病微血管病变的发生。

（三）第三级预防

第三级预防的目标是延缓已发生的糖尿病并发症的进展、降低致残率和死亡率，并改善患者的生存质量。

应继续血糖、血压、血脂控制。强化血糖控制可以降低已经发生的早期糖尿病微血管病变进一步发展的风险。对于糖尿病病程较长、老年、已患心血管疾病的2型糖尿病患者，继续采取降糖、降压、调脂（主要是降低LDL-C）、应用阿司匹林治疗等综合管理措施，以降低心血管疾病及微血管并发症反复发生和死亡的风险。

对已出现严重糖尿病慢性并发症者，推荐至相关专科治疗。

三、2型糖尿病的健康管理

（一）健康教育管理

糖尿病是一种长期慢性疾病，患者日常行为和自我管理能力对糖尿病的控制起着非常关键的作用。因此，糖尿病的控制不是传统意义上的治疗而是系统的管理。接受糖尿病自我管理教育的患者，血糖控制优于未接受教育的患者，同时，拥有更积极的态度、科学的糖尿病知识和较好的糖尿病自我管理行为。

1. 教育管理的目的

发挥糖尿病患者最大的自我管理潜能，激发患者的主观能动性，使患者从被动接受治疗、护理转变为主动参与治疗、护理，控制血糖，增加保护意识，提高自控能力，调整生活方式，最终实现控制病情，提高生活质量的目的。

2. 基本原则

（1）糖尿病患者均应接受糖尿病自我管理教育，以掌握自我管理所需的知识和技能。

（2）糖尿病自我管理教育应以患者为中心，尊重和响应患者的个人爱好、需求和价值观，并以此来指导临床决策。

（3）糖尿病自我管理教育和支持可改善临床结局和减少花费。

（4）医护人员应在最佳时机为糖尿病患者提供尽可能个体化的糖尿病自我管理教育。

（5）采用接受过规范化培训的糖尿病教育者为患者提供糖尿病自我管理教育。

3. 教育和管理的目标

（1）**近期目标**　通过控制高血糖和代谢紊乱来消除糖尿病症状和防止出现急性代谢并发症。

（2）**远期目标**　通过良好的代谢控制达到预防慢性并发症、提高患者生活质量和延长寿命的目的。

（3）**综合控制目标**　2型糖尿病综合控制目标因患者的年龄、合并症、并发症等不同而异，详见表10-4。

4. 教育和管理的形式

糖尿病自我管理教育的方式包括集体教育、个体教育、远程教育。

（1）**集体教育**　包括小组教育和大课堂教育。小组教育指糖尿病教育者针对多个患者的共同问题同时与他们沟通并给予指导，每次教育时间为1h左右，患者人数在10~15人。大课堂教育是指以课堂授课的形式由医学专家或糖尿病专业护士为患者讲解糖尿病相关知识，每次课时1.5h左右，患者人数在50~200人，主要面向对糖尿病缺乏认识的患者以及糖尿病高危人群。

（2）**个体教育**　指糖尿病教育者与患者进行一对一的沟通和指导，适合一些需要重复练习的技巧学习，如自我注射胰岛素、自我血糖监测（SMBG）。在健康教育目标制订时重视患者的参与，在方案实施过程中，细化行为改变的目标，重视患者的回馈，以随时对方案做出调整。

（3）**远程教育**　可通过手机或互联网传播糖尿病自我管理健康教育相关资讯。根据患者需求和不同的具体教育目标以及资源条件，可采取多种形式的教育。包括演讲、讨论、示教与反示教、场景模拟、角色扮演、电话咨询、联谊活动、媒体宣传等。

糖尿病的教育和指导应该是长期和及时的，特别是当血糖控制较差、需调整治疗方案时，或因出现并发症需进行胰岛素治疗时，必须给以具体的教育和指导。教育应尽可能标准化和结构化，并结合各地条件做到"因地制宜"。

5. 教育管理的流程和框架

应包含对教育对象的基本评估，确定需解决的问题，制订有针对性的目标及计划、实施的方案以及效果评价。

（1）**评估**　资料收集，包括病情、知识、行为、心理。

（2）**发现问题**　找出患者在知识和行为上主要存在的问题。

（3）**制订目标**　确定经教育后患者在知识和行为上所能达到的目标。

（4）**列出计划**　根据患者情况（初诊、随诊），体现个体化和可行性。

（5）**实施**　采用具体教育方法和技巧对患者进行教育。

（6）**效果评价**　反馈频度内容，制订下一步教育方案。

6. 自我管理教育和支持的实施

(1) 自我管理教育和支持，强调多学科团队 每个糖尿病管理单位应有一名受过专门培训的糖尿病教育护士，设专职糖尿病教育者的岗位，以保证教育的质量。最好的糖尿病管理模式是团队式管理。糖尿病管理团队的基本成员应包括：执业医生［普通医生和（或）专科医生］、糖尿病教员（教育护士）、营养师、运动康复师、患者及其家属。

(2) 自我管理教育和支持的关键时间点 ①诊断时；②每年的教育营养和情感需求评估时；③出现新问题（健康状况、身体缺陷、情感因素或基本生活需要），影响自我管理时；④需要过渡护理时。

(3) 自我管理教育和支持的有效评估 逐步建立定期随访和评估系统，以确保所有患者都能进行咨询并得到及时的正确指导。

(4) 糖尿病教育的基本内容 ①糖尿病的自然进程；②糖尿病的临床表现；③糖尿病的危害及如何防治急慢性并发症；④个体化的治疗目标；⑤个体化的生活方式干预措施和饮食计划；⑥规律运动和运动处方；⑦饮食、运动、口服药、胰岛素治疗及规范的胰岛素注射技术；⑧SMBG 和尿糖监测（当血糖监测无法实施时），血糖测定结果的意义和应采取的干预措施；⑨SMBG、尿糖监测和胰岛素注射等具体操作技巧；⑩口腔护理、足部护理、皮肤护理的具体技巧；⑪特殊情况应对措施（如疾病、低血糖、应激和手术）；⑫糖尿病妇女受孕必须做到有计划，并全程监护；⑬糖尿病患者的社会-心理适应；⑭糖尿病自我管理的重要性。

（二）营养治疗

医学营养治疗是糖尿病的基础治疗手段，包括对患者进行个体化营养评估、营养诊断、制订相应营养干预计划，并在一定时期内实施及监测。通过调整饮食总能量、饮食结构及餐次分配比例来进行血糖控制，有助于维持理想体重并预防营养不良发生，是糖尿病及其并发症的预防、治疗、自我管理以及教育的重要组成部分。

1. 确定总热量

首先计算患者的理想体重，理想体重(kg)=身高(cm)－105，再根据理想体重和工作性质计算每天所需总热量。成人休息状态下每天每千克体重所需热量为 105～126kJ（25～30kcal），轻体力劳动 126～146kJ(30～35kcal)，中体力劳动 146～167kJ(35～40kcal)，重体力劳动 167kJ（40kcal）以上。儿童、孕妇、乳母、营养不良及伴消耗性疾病者可酌情增加，超重者酌情减少。

2. 脂肪

膳食中由脂肪提供的能量应占总能量的 20％～30％。饱和脂肪酸摄入量不应超过摄取总能量的 7％，尽量减少反式脂肪酸的摄入；单不饱和脂肪酸是较好的膳食脂肪酸来源，在总脂肪摄入中的供能比宜达到 10％～20％；多不饱和脂肪酸摄入不宜超过总能量摄入的 10％，适当增加富含 n-3 脂肪酸的摄入比例；应控制膳食中胆固醇的过多摄入。

3. 碳水化合物

膳食中碳水化合物所提供的能量应占总能量的 50％～65％。糖尿病患者应考虑食用血糖生成指数（GI）较低的食物。通常豆类、乳类、蔬菜（叶茎类）血糖生成指数比较低，而谷类、薯类、水果常因品种和加工方式不同而引起血糖生成指数的变化，特别是令其中的膳食纤维的含量发生变化。富含膳食纤维的食物对血糖的影响较小。食物血糖生成指数还会受多方面因素影响，如受食物中碳水化合物的类型、结构、食物的化学成分和含量以及食物的物理状况和加工制作过程的影响等。如煮粥时间越长，血糖生成指数越高，对血糖影响越大；此外注意控制添加糖的摄入，不喝含糖饮料。

4. 蛋白质

肾功能正常的糖尿病患者，蛋白质的摄入量可占供能比的15%～20%，保证优质蛋白质比例超过1/3；推荐蛋白摄入量约0.8g/(kg·d)，过高的蛋白摄入[如＞1.3g/(kg·d)]与蛋白尿升高、肾功能下降、心血管及死亡风险增加有关，＜0.8g/(kg·d)的蛋白摄入并不能延缓糖尿病肾病进展，已开始透析患者蛋白摄入量可适当增加。

5. 饮酒

不推荐糖尿病患者饮酒。若饮酒，应计算酒精中所含的总能量。女性一天饮酒的酒精量不超过15g，男性不超过25g（15g酒精相当于350mL啤酒、150mL葡萄酒或45mL蒸馏酒）。每周不超过2次；应警惕酒精可能诱发的低血糖，避免空腹饮酒。

6. 膳食纤维

豆类、富含纤维的谷物类（每份食物≥5g纤维）、水果、蔬菜和全谷物食物均为膳食纤维的良好来源。提高膳食纤维摄入对健康有益。建议糖尿病患者达到膳食纤维每天推荐摄入量，即10～14g/1000kcal。

7. 钠

食盐摄入量限制在每天6g以内，每天钠摄入量不超过2000mg，合并高血压患者更应严格限制摄入量；同时应限制摄入含钠高的调味品或食物，例如味精、酱油、调味酱、腌制品、盐浸等加工食品等。

8. 微量营养素

糖尿病患者容易缺乏B族维生素、维生素C、维生素D以及铬、锌、硒、镁、铁、锰等多种营养素，可根据营养评估结果适量补充。长期服用二甲双胍者应预防维生素B_{12}缺乏。不建议长期大量补充维生素E、维生素C及胡萝卜素等具有抗氧化作用的制剂。

不同的膳食干预模式要求在专业人员的指导下，结合患者的代谢目标和个人喜好（如风俗、文化、宗教、健康理念、经济状况等），制订个体化的饮食治疗方案。合理膳食模式指以谷类食物为主，高膳食纤维摄入、低盐低糖低脂肪摄入的多样化膳食模式。合理膳食可以降低2型糖尿病风险。

（三）运动治疗

1. 运动治疗的意义

运动锻炼在2型糖尿病患者的综合管理中占重要地位。规律运动可增加胰岛素敏感性，有助于控制血糖，减少心血管危险因素，减轻体重，提升幸福感。运动对糖尿病高危人群一级预防效果显著。流行病学研究结果显示：规律运动8周以上可将2型糖尿病患者HbA1c降低0.66%；坚持规律运动12～14年的糖尿病患者病死率显著降低。

2. 运动治疗的原则

（1）运动治疗应在医生指导下进行。运动前要进行必要的评估，特别是心肺功能和运动功能的医学评估（如运动负荷试验等）。

（2）成年2型糖尿病患者每周至少150min的有氧运动（如每周运动5天，每次30min，中等强度，50%～70%最大心率，运动时有点用力，心跳和呼吸加快但不急促）。即使一次进行10min的短时体育运动，每天累计30min也是有益的。中等强度的体育运动包括快走、打太极拳、骑车、乒乓球、羽毛球和高尔夫球。较大强度运动包括快节奏舞蹈、有氧健身操、慢跑、游泳、骑车、上坡、足球、篮球等。糖尿病患者的最佳运动时间是餐后1h，这个时候血糖最容易升高，并且不容易发生低血糖。

（3）如无禁忌证，每周最好进行2～3次抗阻运动（两次锻炼间隔≥48h），锻炼肌肉力量和耐力。锻炼部位应包括上肢、下肢、躯干等主要肌肉群，训练强度为中等。联合进行抗阻运动和有氧运动可获得更大程度的代谢改善。

（4）运动项目的选择要与患者的年龄、病情及身体承受能力相适应，并定期评估，适时调整运动计划。运动前后要加强血糖监测，运动量大或激烈运动时应建议患者临时调整饮食及药物治疗方案，以免发生低血糖。

（5）空腹血糖≥16.7mmol/L、反复低血糖或血糖波动较大、有糖尿病酮症酸中毒等急性代谢并发症、合并急性感染、增殖性视网膜病变、严重肾病、严重心脑血管疾病（不稳定型心绞痛、严重心律失常、一过性脑缺血发作）等情况下禁忌运动，病情控制稳定后方可逐步恢复运动。

（6）养成健康的生活习惯。培养活跃的生活方式，如增加日常身体活动，减少静坐时间，将有益的体育运动融入日常生活中。

第三节　2型糖尿病患者健康管理服务规范

一、服务对象

辖区内35岁及以上常住居民中2型糖尿病患者。

二、服务内容

（一）筛查

对工作中发现的2型糖尿病高危人群进行有针对性的健康教育，建议其每年至少测量1次空腹血糖，并接受医务人员的健康指导。

（二）随访评估

对确诊的2型糖尿病患者，每年提供4次免费空腹血糖检测，至少进行4次面对面随访。

（1）测量空腹血糖和血压，并评估是否存在危急情况，如出现血糖≥16.7mmol/L或血糖≤3.9mmol/L；收缩压≥180mmHg和（或）舒张压≥110mmHg；意识或行为改变、呼气有烂苹果样丙酮味、心悸、出汗、食欲减退、恶心、呕吐、多饮、多尿、腹痛、有深大呼吸、皮肤潮红；持续性心动过速（心率超过100次/分）；体温超过39℃或有其他的突发异常情况，如视力突然骤降、妊娠期及哺乳期血糖高于正常值等危险情况之一，或存在不能处理的其他疾病时，须在处理后紧急转诊。对于紧急转诊者，乡镇卫生院、村卫生室、社区卫生服务中心（站）应在2周内主动随访转诊情况。

(2) 若不需紧急转诊，询问上次随访到此次随访期间的症状。

(3) 测量体重，计算体重指数（BMI），检查足背动脉搏动。

(4) 询问患者疾病情况和生活方式，包括心脑血管疾病、吸烟、饮酒、运动、主食摄入情况等。

(5) 了解患者服药情况。

（三）分类干预

(1) 对血糖控制满意（空腹血糖值<7.0mmol/L），无药物不良反应、无新发并发症或原有并发症无加重的患者，预约下一次随访。

(2) 对第一次出现空腹血糖控制不满意（空腹血糖值≥7.0mmol/L）或药物不良反应的患者，结合其服药依从情况进行指导，必要时增加现有药物剂量、更换或增加不同类的降糖药物，2周时随访。

(3) 对连续两次出现空腹血糖控制不满意或药物不良反应难以控制以及出现新的并发症或原有并发症加重的患者，建议其转诊到上级医院，2周内主动随访转诊情况。

(4) 对所有的患者进行针对性的健康教育，与患者一起制订生活方式改进目标并在下一次随访时评估进展。告诉患者出现哪些异常时应立即就诊。

（四）健康体检

对确诊的2型糖尿病患者，每年进行1次较全面的健康体检，体检可与随访相结合。内容包括体温、脉搏、呼吸、血压、空腹血糖、身高、体重、腰围、皮肤、浅表淋巴结、心脏、肺部、腹部等常规体格检查，并对口腔、视力、听力和运动功能等进行判断。

三、服务流程

2型糖尿病健康管理服务流程见图10-1。

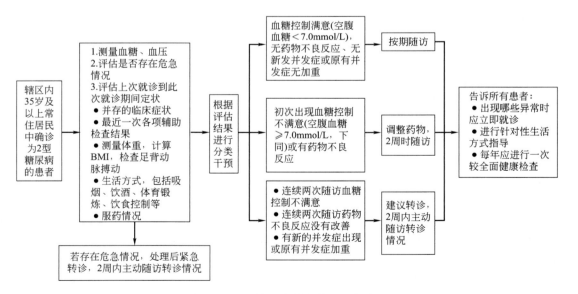

图10-1　2型糖尿病健康管理服务流程

四、服务要求

① 2型糖尿病患者的健康管理由医生负责，应与门诊服务相结合，对未能按照健康管理要求接受随访的患者，乡镇卫生院、村卫生室、社区卫生服务中心（站）应主动与患者联系，保证管理的连续性。

② 随访包括预约患者到门诊就诊、电话追踪和家庭访视等方式。

③ 乡镇卫生院、村卫生室、社区卫生服务中心（站）要通过本地区社区卫生诊断和门诊服务等途径筛查和发现2型糖尿病患者，掌握辖区内居民2型糖尿病的患病情况。

④ 发挥中医药在改善临床症状、提高生活质量、防治并发症中的特色和作用，积极应用中医药方法开展2型糖尿病患者健康管理服务。

⑤ 加强宣传，告知服务内容，使更多的患者愿意接受服务。

⑥ 每次提供服务后及时将相关信息记入患者的健康档案。

五、工作指标

① 2型糖尿病患者规范管理率＝按照规范要求进行2型糖尿病患者健康管理的人数/年内已管理的2型糖尿病患者人数×100%。

② 管理人群血糖控制率＝年内最近一次随访空腹血糖达标人数/年内已管理的2型糖尿病患者人数×100%。

注：最近一次随访血糖指的是按照规范要求最近一次随访的血糖，若失访，则判断为未达标，空腹血糖达标是指空腹血糖＜7mmol/L。

=== 思考题 ===

一、单项选择题

1. 糖尿病是一组原因不明的内分泌代谢病，共同主要标志是（　　）
   A. 多尿、多饮、多食　　B. 消瘦　　C. 乏力
   D. 高血糖　　E. 尿糖阳性

2. 糖尿病患者运动的最佳时段是（　　）
   A. 睡前　　B. 餐后1h　　C. 餐前1h　　D. 晨起锻炼　　E. 餐后2h

3. 糖尿病的高危因素不包括（　　）
   A. BMI≥24kg/m^2　　B. 空腹血糖≥6.9mmol/L
   C. 高血压　　D. 配偶患有糖尿病
   E. 血脂高

4. 糖尿病生活方式指导内容不包括（　　）
   A. 药物治疗　　B. 健康教育
   C. 血糖监测　　D. 运动治疗
   E. 不控制饮食，加大降糖药用量

5. 2型糖尿病的教育和管理的形式不包括（　　）
   A. 个体教育　　B. 集体教育
   C. 个体和集体教育相结合　　D. 公众教育
   E. 远程教育

6. 糖尿病的发生主要与下面哪项有关（　　）

A. 胆固醇　　　　　　　　B. 三酰甘油
C. 胰岛素　　　　　　　　D. 高密度脂蛋白
E. 胰蛋白酶

7. 2型糖尿病的发病特点不包括（　　）
A. 发病隐匿　　B. 儿童多发　　C. 家族史　　D. 肥胖史　　E. 种族和民族性

8. 葡萄糖测定时随机血糖是指（　　）
A. 12个月内　　B. 1个月内　　C. 2个月内　　D. 1h内　　E. 1天内

9. 2型糖尿病健康管理服务对象是（　　）岁以上常住居民
A. 30　　B. 35　　C. 40　　D. 45　　E. 50

10. 对确诊的2型糖尿病患者，每年提供（　　）免费空腹血糖检测
A. 2次　　B. 3次　　C. 4次　　D. 5次　　E. 6次

二、简答题

1. 简述2型糖尿病的主要临床表现。
2. 简述2型糖尿病的危险因素。
3. 2型糖尿病三级预防的目标分别是什么？
4. 2型糖尿病高危人群筛查主要包括哪些内容？

（尉淑丽　　王玲玲）

第十一章
严重精神障碍患者健康管理服务

【学习目标】

1. 掌握　严重精神障碍的概念和分类，严重精神障碍患者的应急处置。
2. 熟悉　严重精神障碍患者管理，危险性评估，严重精神障碍的患者分类干预措施。
3. 了解　严重精神障碍的治疗。
4. 关爱患者，培养良好的职业道德素质、敬业精神和服务意识。

【案例导入】

◎ 案例回放：

患者，男，35岁。当地县医院中医科医生怀疑其有精神病，患者母亲希望其接受健康管理。

◎ 思考问题：

1. 基本公共卫生服务中所指严重精神障碍是什么？
2. 依据严重精神障碍患者健康管理要求，村医应该怎么做？

第一节　严重精神障碍概述

一、严重精神障碍的概念

精神障碍是指由各种原因引起的感知、情感和思维等精神活动的紊乱或者异常，导致患者明显的心理痛苦或者社会适应等功能损害。

严重精神障碍是指精神疾病症状严重，导致患者社会适应等功能严重损害、对自身健康状况或者客观现实不能完整认识，或者不能处理自身事务的精神障碍，包括精神分裂症、分裂情感性障碍、持久的妄想性障碍（偏执性精神病）、双相（情感）障碍、癫痫所致精神障碍、精神发育迟滞伴发精神障碍6种疾病。

二、严重精神障碍的临床表现

许多精神障碍患者有幻觉、错觉、妄想、思维障碍、情感障碍、言语紊乱、行为怪异、意志减退等症状，绝大多数患者缺乏自知力，不承认自己有病，认识不到自身疾病对他人的影响，一般不会主动寻求医生的帮助。

精神科执业医生对符合诊断标准的严重精神障碍患者应及时明确诊断。对连续就诊半年以上仍未明确诊断者，应当请上级精神卫生医疗机构进行诊断或复核诊断。不具备诊断条件的地区，可由卫生健康行政部门组织精神科执业医生协助当地开展疑似患者诊断。

（一）精神分裂症

诊断精神分裂症通常要求在 1 个月或以上时期的大部分时间内确实存在属于下述①～④中至少一个（如不甚明确常需两个或多个症状）或⑤～⑧中至少两组症状群中的十分明确的症状：①思维鸣响，思维插入或思维被撤走以及思维广播。②明确涉及躯体或四肢运动，特殊思维、行动或感觉的被影响、被控制或被动妄想，妄想性知觉。③对患者的行为进行跟踪性评论，或彼此对患者加以讨论的幻听，或来源于身体某一部分的其他类型的听幻觉。④与文化不相称且根本不可能的其他类型的持续性妄想，如具有某种宗教或政治身份，或超人的力量和能力，例如能控制天气，或与另一世界的外来者进行交流。⑤伴有转瞬即逝的或未充分形成的无明显情感内容的妄想、或伴有持久的超价观念，或连续数周或数月每天均出现的任何感官的幻觉。⑥思潮断裂或无关的插入语，导致言语不连贯，或不中肯或词语新作。⑦紧张性行为，如兴奋、摆姿势，或蜡样屈曲、违拗、缄默及木僵。⑧"阴性"症状，如显著的情感淡漠、言语贫乏、情感反应迟钝或不协调，常导致社会退缩及社会功能的下降，但必须澄清这些症状并非由抑郁症或神经阻滞剂治疗所致。

（二）分裂情感性障碍

分裂情感性障碍为一种发作性障碍，情感性症状与分裂性症状在疾病的同一次发作中都很明显。两种症状多为同时出现或最多相差数天。只有在疾病的同一次发作中，明显而确实的分裂性症状和情感性症状同时出现或只差数天，因而该发作既不符合精神分裂症亦不符合抑郁或躁狂发作的标准，此时方可作出分裂情感性障碍的诊断。

（三）持久的妄想性障碍（偏执性精神病）

妄想是最突出的或唯一的临床特征，妄想必须存在至少 3 个月，必须明确地为患者的个人观念，而非亚文化观念。可间断性地出现抑郁症状甚至完全的抑郁发作，但没有心境障碍时妄想仍持续存在。不应存在脑疾病的证据；没有或偶然才有听幻觉；无精神分裂症性症状（被控制妄想、思维被广播等）的病史。包含偏执狂、偏执性精神病、偏执状态。

（四）双相（情感）障碍

双相（情感）障碍的特点是反复发作，紊乱有时表现为心境高涨、精力和活动增加（躁狂或轻躁狂），有时表现为心境低落、精力降低和活动减少（抑郁）。发作间期通常以完全缓解为特征。

（五）癫痫所致精神障碍

癫痫所致精神障碍指一组反复发作的脑异常放电导致的精神障碍。由于累及的部位和病理生理改变不同，导致的精神症状各异。可分为发作性精神障碍和持续性精神障碍两类。前者为一定时间内的感觉、知觉、记忆、思维等障碍，心境恶劣，精神运动性发作，或短暂精神分裂症样发作，发作具有突然性、短暂性，及反复发作的特点；后者为分裂症样障碍、人格改变或智能损害等。

(六) 精神发育迟滞伴发精神障碍

精神发育迟滞伴发精神障碍是精神发育不全或受阻,智力水平的评定应基于所有可利用的资料,包括临床发现、适应性行为(参照个体的文化背景进行判断)及心理测验的结果。为了确诊,应存在智力功能水平的降低,并由此导致了在正常社会环境中对日常生活要求的适应能力的下降。伴随的精神或躯体障碍对临床相及各项能力的运用有着很大影响。所选择的诊断类别应基于对能力的整体评估,而不应仅局限于有特异性损害的某一方面或单一技能的评定。

三、严重精神障碍的治疗

(一) 药物治疗

遵循安全、早期、适量、全程、有效、个体化治疗原则。患者应当坚持急性期、巩固期和维持期全程治疗,在巩固期和维持期坚持抗精神病药物治疗,对降低病情复发风险具有重要价值。有条件地区推荐使用第二代抗精神病药物,以减轻药物不良反应,提高患者长期服药的依从性。对于治疗依从性差、家庭监护能力弱或无监护的、具有肇事肇祸风险的患者,推荐采用长效针剂治疗。

1. 常用抗精神病药物和心境稳定剂

第一代抗精神病药物包括氯丙嗪、奋乃静、氟哌啶醇、舒必利、五氟利多、癸氟哌啶醇注射液、棕榈酸哌普噻嗪注射液、氟奋乃静癸酸酯注射液、氟哌噻吨癸酸酯注射液等。

第二代抗精神病药物包括氯氮平、利培酮、奥氮平、喹硫平、齐拉西酮、阿立哌唑、氨磺必利、帕利哌酮、注射用利培酮微球和棕榈酸帕利哌酮注射液等。

心境稳定剂包括碳酸锂、抗抽搐类药物(如丙戊酸盐、卡马西平、托吡酯、拉莫三嗪等)和具有心境稳定作用的抗精神病药物(如氯氮平、利培酮、奥氮平、喹硫平等)。

2. 药物不良反应及处理

(1) **常见不良反应** 急性期治疗时常见过度镇静、体位性低血压、胃肠道反应、流涎、锥体外系不良反应、泌乳、月经不调、抗胆碱能反应等。巩固期和维持期治疗时常见体重增加及糖脂代谢异常,心血管系统不良反应和肝功能异常等。根据情况对症治疗,必要时减药、停药或换药。

(2) **严重不良反应** 包括恶性综合征、癫痫发作、血液系统改变、剥脱性皮炎、严重心电图改变、5-羟色胺综合征,药物过量中毒等。一旦发现,必须及时转诊和处理。预防严重不良反应发生,应当定期进行详细的体检、血常规、血糖、肝功能和心电图检查,必要时可增加其他相关检查,并注意药物间相互作用。

3. 注意事项

(1) **一般人群** 按医嘱服药,服药期间勿饮酒、勿擅自减药或停药。密切观察和记录不良反应及病情变化。

(2) **老年人群** 老年人药物代谢慢,常伴躯体疾病,可能合并服用多种药物,故治疗时应当谨慎,药物起始剂量低,加量要缓慢,尽量减少用药种类。

(3) **妊娠期妇女** 精神科药物对胎儿存在潜在的不良影响。然而,精神障碍本身对胎儿有较大的不良影响;中断治疗也会使患者病情更加复杂,面临复发的风险。因此,在妊娠期控制病情对母亲和胎儿都非常必要。应当由患者、家属和精神科医生慎重权衡利弊后,作出孕期继续用药或停药的决策。

（4）儿童　儿童的中枢神经系统处于持续发育过程中，对抗精神病药物的反应（包括疗效和不良反应）比较敏感，应当在全面评估的基础上谨慎选择药物，起始量低，缓慢加量。

（二）物理治疗

1. 改良电抽搐治疗

改良电抽搐治疗用于治疗多种精神疾病。特别是急性期患者包括严重抑郁，有强烈自伤、自杀企图及行为者，以及明显自责自罪者；极度冲动伤人者；拒食、违拗和紧张性木僵者；精神药物治疗无效或对药物治疗不能耐受者。

2. 经颅磁刺激

经颅磁刺激是一种非侵入性的脑刺激，重复经颅磁刺激不需麻醉，一般不诱发癫痫，不引起定向障碍和认知损害。重复经颅磁刺激治疗过程中，患者保持清醒除头痛和头皮痛外，没有其他的不良反应，因此门诊患者可以在治疗结束后立即投入工作。

（三）心理治疗

心理治疗是运用特定的治疗原理、策略及技巧等特殊治愈机制，产生疗效。

四、严重精神障碍患者的精神康复

精神康复是改善精神障碍患者社会功能，帮助患者回归家庭和社会的重要环节，包括医院康复和社区康复。

康复的三项基本原则是功能训练、全面康复、回归社会。功能训练是指利用各种康复方法和手段，对精神障碍患者进行各种功能活动，包括心理活动、躯体活动、语言交流、日常生活、职业活动和社会活动等方面能力的训练。全面康复是康复的准则和方针，使患者在生理上、心理上、社会活动上和职业上实现全面的、整体的康复。而回归社会则为康复的目标和方向。

康复服务人员与患者及家属共同制订个体化康复计划，开展康复技能训练。对住院患者，以帮助其正确认识疾病，学会按时、按量服药和提高个人生活自理能力为主。对居家患者开展服药、生活技能、社交技能等方面的康复训练，同时指导患者家属协助患者进行相关康复训练，进一步提高患者服药依从性、复发先兆识别能力，逐步具备生活、社交和职业技能，改善患者生活质量，促进其回归社会。具备条件的地区，可建立患者个案管理团队，针对患者情况进行个案管理。康复服务内容包括：服药训练、复发先兆识别、躯体管理训练、生活技能训练、社交能力训练、职业康复训练等。

1. 服药训练

服药训练的目的是教育患者正确认识疾病，养成遵照医嘱按时按量服药的习惯。培训内容包括药物治疗重要性和复发严重性教育，熟悉所服的药物名称、剂量，了解药物不良反应及向医生求助的方法。住院患者应当在医护人员指导下进行模拟训练，学会自觉遵医嘱按时按量服药。居家患者应当在社区精神卫生防治与管理人员（简称精防人员）指导和家属帮助下开展服药训练，逐步提高服药依从性，能按时复诊和取药，坚持按医嘱服药。

2. 复发先兆识别

复发先兆识别的目的是预防复发。由医护人员和社区精防人员通过组织专题讲座、一对一指导等形式开展。内容包括帮助患者和家属掌握复发先兆表现，以及如何寻求帮助。如患者病情平稳后又出现失眠，食欲减退，烦躁不安，敏感多疑，遇小事易发脾气，不愿与人沟通，不愿按时服药，近期有重大应激事件导致患者难以应对等。出现上述表现时，患者和家属应当及时与精防人员联系，或尽早至精神卫生医疗机构就诊。

3. 躯体管理训练

躯体管理训练的目的是采取针对性措施，提高躯体健康水平。严重精神障碍患者由于精神症状、药物不良反应等因素影响，存在活动减少、体能下降、体重增加、血糖血脂升高等问题。制订个体化的躯体管理计划，如对药物不良反应采取针对性干预措施，提升服药依从性；对超重患者制订训练计划，控制体重等。

4. 生活技能训练

生活技能训练的目的是提高患者独立生活能力，包括个人生活能力和家庭生活技能。通过模拟训练与日常实践相结合的方式进行，家属应当积极参与和督促患者实施。个人生活能力包括个人卫生、规律作息、女性患者月经料理、家务劳动、乘坐交通工具、购物等。家庭生活技能包括履行相应的家庭职责，如与家人一起吃饭、聊天、看电视，参与家庭事情的讨论，关心和支持家人等。

5. 社交能力训练

社交能力训练的目的是提高患者主动与人交往及参加社会活动的能力。可通过角色扮演等模拟训练的方式，在社区康复机构或精神卫生医疗机构中开展，包括主动问候、聊天、接打电话、遵守约会时间、合理安排闲暇时间、处理生活矛盾、学会如何面试等。

6. 职业康复训练

职业康复训练的目的是提高患者的学习和劳动能力，包括工作适应性训练、职业技能训练等。住院患者以工作适应性训练为主。居家患者应当在康复机构中以模拟形式进一步开展职业技能训练。有条件地区可继续在保护性和过渡性就业场所中开展有针对性的、循序渐进的实践训练。

五、严重精神障碍患者的应急处置

应急处置包括对有伤害自身、危害他人安全的行为或危险的疑似或确诊精神障碍患者，病情复发、急性或严重药物不良反应的精神障碍患者的紧急处置。

各地卫生健康行政部门要协调相关部门建立由精防人员、民警、村（居）民委员会成员、网格员等关爱帮扶小组成员和精神科医生、护士等组成的应急处置队伍，组织危险行为防范措施等相关培训，定期开展演练。患者家属、监护人也应当参与应急处置。

承担应急处置任务的精神卫生医疗机构应当建立绿色通道，接收需紧急住院或门急诊留观的应急处置患者；设立有专人值守的应急处置专用电话，实行24h轮班；配备快速起效药物、约束带等应急处置工具包。参加应急处置的精神卫生专业人员应当为具有丰富临床经验的精神科执业医生和注册护士。

1. 应急处置工作流程

（1）伤害自身行为或危险的处置 包括有明显的自杀观念，或既往有自杀行为者，可能出现自伤或自杀行为者；已经出现自伤或者自杀行为，对自身造成伤害者。

获知患者出现上述行为之一时，精防人员应当立即协助家属联系公安机关、村（居）民委员会及上级精神卫生医疗机构，由家属和（或）民警协助将患者送至精神卫生医疗机构或有抢救能力的医院进行紧急处置，如系服药自杀，应当将药瓶等线索资料一同带至医院，协助判断所用药物名称及剂量。

（2）**危害公共安全或他人安全的行为或危险的处置**　发现患者有危害公共安全或他人安全的行为或危险时，精防人员或其他相关人员应当立刻通知公安民警，并协助其进行处置。精防人员应当及时联系上级精神卫生医疗机构开放绿色通道，协助民警、家属或监护人将患者送至精神卫生医疗机构门急诊留观或住院。必要时，精神卫生医疗机构可派出精神科医生和护士前往现场进行快速药物干预等应急医疗处置。

（3）**病情复发且精神状况明显恶化的处置**　得知患者病情复发且精神状况明显恶化时，精防人员在进行言语安抚等一般处置的同时，应当立即联系上级精神卫生医疗机构进行现场医疗处置。必要时，协助家属（监护人）将患者送至精神卫生医疗机构门急诊留观或住院。

（4）**与精神疾病药物相关的急性不良反应的处置**　发现患者出现急性或严重药物不良反应时，精防人员应当及时联系上级精神卫生医疗机构的精神科医生，在精神科医生指导下进行相关处置或转诊至精神卫生医疗机构进行处置。

2. 常用处置措施

（1）**心理危机干预**　根据现场情形判断现场人员的安全性，如果现场人员安全没有保障时，应当退至安全地带尽快寻求其他人员的帮助。处置时应当与患者保持一定的距离，观察好安全撤离路线。使用安抚性言语，缓解患者紧张、恐惧和愤怒情绪；避免给患者过度的刺激，尊重、认可患者的感受；同时对现场其他人的焦虑、紧张、恐惧情绪给予必要的安慰性疏导。

（2）**保护性约束**　保护性约束是为及时控制和制止危害行为发生或者升级，而对患者实施的保护性措施。当患者严重危害公共安全或者他人人身安全时，精防人员或其他相关人员协助民警使用有效的保护性约束手段对患者进行约束，对其所持危险物品及时全部搜缴、登记、暂存，将患者限制于相对安全的场所。

（3）**快速药物干预**　精神科医生可根据患者病情采用以下药物进行紧急干预。氟哌啶醇肌内注射，可联合异丙嗪注射，必要时可重复使用；或氯硝西泮肌内注射，必要时可考虑重复使用；或齐拉西酮注射；或奥氮平口崩片口服。用药后，注意观察药物不良反应。

（4）**急性药物不良反应对症处理**　根据药物不良反应的具体表现采取对症处理，如出现急性肌张力障碍可用抗胆碱能药物治疗，静坐不能可降低药物剂量或使用 β 受体阻滞药，急性激越可使用抗焦虑药物缓解。

3. 处置记录

对患者实施应急处置前或应急处置过程中，参加处置人员应当与患者家属（监护人）签署严重精神障碍应急处置知情同意书。患者家属（监护人）无法及时赶到现场时，应当由现场履行公务的民警或其他工作人员签字证实。

执行应急处置任务的精防人员或精神卫生专业人员，应当在应急处置完成后 24h 内填写严重精神障碍患者应急处置记录单一式三份。一份交本级精防机构，一份留存基层医疗卫生机构，一份留应急医疗处置机构。基层医疗卫生机构应当在 5 个工作日内通过信息系统上报处置记录。对未建档的患者，由精神卫生医疗机构在确诊后的 5 个工作日内登记建档，并录入信息系统。对已建档但未纳入管理的患者，在征得本人和（或）监护人同意后纳入社区管理，符合《中华人民共和国精神卫生法》第三十条第二款第二项情形的患者直接纳入社区管理。

六、严重精神障碍患者的管理措施

(一) 早期发现

1. 精神卫生医疗机构

居民自行到各级各类精神卫生医疗机构就诊或咨询时,对疑似严重精神障碍者,接诊医生应尽可能明确诊断。非患者本人到医院咨询时,接诊医生应当建议患者本人来院进行精神检查与诊断。

2. 基层医疗卫生机构

基层医疗卫生机构人员配合政法、公安等部门,每季度与村(居)民委员会联系,了解辖区常住人口中重点人群的情况,参考精神行为异常识别清单,开展疑似严重精神障碍患者筛查。精神行为异常识别包括:曾在精神科住院治疗;因精神异常而被家人关锁;无故冲动、伤人、毁物,或无故离家出走;行为举止古怪,在公共场合蓬头垢面或赤身露体;经常无故自语自笑,或说一些不合常理的话;变得疑心大,认为周围人都针对他或者迫害他;变得过分兴奋话多(说个不停)、活动多、爱惹事、到处乱跑等;变得冷漠、孤僻、懒散,无法正常学习、工作和生活;有过自杀行为或企图。

对于符合上述清单中一项或以上症状的,应当进一步了解该人的姓名、住址等信息,填写精神行为异常线索调查复核登记表,将发现的疑似患者报县级精防机构,并建议其至精神卫生医疗机构进行诊断。

3. 基层多部门疑似患者发现

县级精防机构参考精神行为异常识别清单,对乡镇(街道)办事处、村(居)民委员会、政法、公安、民政、残联等部门人员开展疑似患者筛查培训,培训内容包括上述人员在日常工作中发现疑似患者,及时与基层医疗卫生机构人员联系,进行信息交换共享等。

4. 其他途径转介

各级各类医疗机构非精神科医生在接诊中,心理援助热线或网络平台人员在咨询时,应当根据咨询者提供的线索进行初步筛查,如属疑似患者,应当建议其到精神卫生医疗机构进行诊断。监管场所内发现疑似患者可请精神卫生医疗机构指派精神科执业医生进行检查和诊断。精神卫生医疗机构参考精神行为异常识别清单,对乡镇(街道)办事处、村(居)民委员会、政法、公安、民政、残联等部门人员开展疑似患者筛查培训,培训内容包括上述人员在日常工作中发现疑似患者,及时与基层医疗卫生机构人员联系,进行信息交换共享等。

5. 其他情况

各级各类医疗机构非精神科医生在接诊中,心理援助热线或网络平台人员在咨询时,应当根据咨询者提供的线索进行初步筛查,如属疑似患者,应当建议其到精神卫生医疗机构进行诊断。监管场所内发现疑似患者可请精神卫生医疗机构指派精神科执业医生进行检查和诊断。

(二) 知情同意

对已建档患者,精防人员应当向患者本人和监护人宣传参与严重精神障碍管理治疗服务的益处,讲解服务内容、患者及家属的权益和义务等,征求患者本人和(或)监护人意见并签署参加严重精神障碍管理治疗服务知情同意书。对于同意参加社区服务管理者,由精防人员定期开展随访服务。对于不同意参加社区服务管理的患者，精防人员应当报告关爱帮扶小组给予重点关注并记录；关爱帮扶小组应当对患者信息予以保密。

符合《中华人民共和国精神卫生法》第三十条第二款第二项情形的患者，告知后直接纳入社区管理。首次随访及病情需要时，由精防人员与村（居）民委员会成员、民警等关爱帮扶小组成员共同进行，充分告知患者本人和监护人关于严重精神障碍管理治疗服务的内容、权益和义务等。

（三）随访干预

与国家基本公共卫生服务项目中的严重精神障碍患者管理服务工作相结合，由基层医疗卫生机构精防人员或签约家庭医生在精神科医生的指导下，对辖区内有固定居所并连续居住半年以上的患者开展随访服务。鼓励有条件的精神卫生医疗机构，承担辖区患者社区随访服务。对首次随访和出院患者，应当在获取知情同意或获得医院转介信息后的10个工作日内进行面访。

1. 随访的形式

随访形式包括面访（预约患者到门诊就诊、家庭访视等）和电话随访。精防人员应当综合评估患者病情、社会功能、家庭监护能力等情况选择随访形式。因精神障碍评估缺乏客观检查指标，面见患者才能做出更为准确的评估，原则上要求当面随访患者本人。随访要在安全地点进行，注意保护自身安全，同时注意随访时的方式方法，保护患者及家庭隐私。

2. 随访的内容

随访内容包括危险性评估、精神症状、服药情况、药物不良反应、社会功能、康复措施、躯体情况、生活事件等。随访结束后及时填写严重精神障碍患者随访服务记录表，于10个工作日内录入信息系统。

基层医疗卫生机构应当按照国家有关要求，每年对患者进行1~2次健康体检，必要时增加体检次数。

3. 随访的要求

根据患者危险性评估分级、社会功能状况、精神症状评估、自知力判断，以及患者是否存在药物不良反应或躯体疾病情况对患者开展分类干预，依病情变化及时调整随访周期。

（1）病情稳定患者　指危险性评估为0级，且精神症状基本消失，自知力基本恢复，社会功能处于一般或良好，无严重药物不良反应，躯体疾病稳定，无其他异常的患者。

要求：继续执行精神卫生医疗机构制定的治疗方案，3个月时随访。

（2）病情基本稳定患者　指危险性评估为1~2级，或精神症状、自知力、社会功能状况至少有一方面较差的患者。

要求：首先，了解患者是否按医嘱规律服药，有无停药、断药现象。其次，判断是病情波动或药物疗效不佳，还是伴有药物不良反应或躯体症状恶化，精防人员应当联系精神科医生，在其指导下分别采取在规定剂量范围内调整现用药物剂量和查找原因对症治疗的措施，2周时随访，若处理后病情趋于稳定者，可维持目前治疗方案，3个月时随访；未达到稳定者，应当建议其到精神卫生医疗机构复诊或请精神科医生结合"精防日"等到基层医疗卫生机构面访患者，对精防人员提供技术指导，并调整治疗方案，1个月时随访。

（3）病情不稳定患者　指危险性评估为3~5级或精神症状明显、自知力缺乏、有严重药物不良反应或严重躯体疾病的患者。精防人员在做好自我防护的前提下，对患者紧急处理后立即转诊到精神卫生医疗机构。必要时报告当地公安机关和关爱帮扶小组，2周内随访了解其治疗情况。对于未能住院或转诊的患者，联系精神科医生进行应急医疗处置，并在村（居）民委员会成员、民警的共同协助下，至少每2周随访1次。

如患者既往有暴力史、有滥用酒精（药物）、被害妄想、威胁过他人、表达过伤害他人的想法、有反社会行为、情绪明显不稳或处在重大压力之下等情况，精防人员应当在村（居）民委员会成员、民警的共同协助下，开展联合随访，并增加随访频次。

4. 失访患者的判定及处理

失访患者包括：走失患者，因迁居他处、外出打工等不知去向的患者，家属拒绝告知信息的患者，正常随访时连续3次未随访到的患者（根据不同类别患者的随访要求，在规定时间范围内通过面访或电话随访未随访到患者或家属，2周内应当再进行1次随访，超过1个月的时间内连续3次随访均未随访到）。

对失访患者，精防人员应当立即书面报告政法、公安等综合管理小组协助查找，同时报告上级精防机构，并在严重精神障碍患者随访服务记录表中记录上报。在得知危险性评估3级以上和病情不稳定患者离开属地时，精防人员应当立刻通知公安机关并报告上级精防机构。

5. 随访常见问题及处置

所有患者每半年至少面访一次。电话随访时，要按照随访服务记录表要求，向患者或家属详细了解患者精神症状、服药依从性、不良反应、躯体情况、危险行为、病情是否稳定等情况，如发现患者病情有波动时要尽早面访，并请精神科医生给予技术指导。

精防人员要定期与村（居）民委员会成员、网格员、派出所民警等关爱帮扶小组成员交换信息，做好工作记录，特殊情况时随时交换信息。对于有暴力风险、家庭监护能力弱或无监护、病情反复、不配合治疗等情况的患者，应当书面报告关爱帮扶小组。属于公安机关列管对象，或既往有严重伤害行为、自杀行为等情况的患者，精防人员需与民警共同随访。乡镇卫生院（社区卫生服务中心）精防人员要及时汇总辖区严重精神障碍患者管理信息，并填写乡镇（街道）患者管理信息交换表，在召开精神卫生综合管理小组例会时与相关部门人员交换信息，并共同签字盖章。

对于不同意接受社区管理或无正当理由半年以上未接受面访的患者，精防人员应当报告关爱帮扶小组，协同宣传有关政策和服务内容，并加强社区关注和监护。对于精神病性症状持续存在或不服药、间断服药的患者，精防人员应当请精神科医生共同对患者进行当面随访，必要时调整治疗方案，开展相应的健康教育，宣传坚持服药对于患者病情稳定、恢复健康和社会功能的重要性。对于家庭贫困、无监护或弱监护的患者，在常规随访的基础上，关爱帮扶小组应当每半年至少共同随访1次，了解患者在治疗、监护、生活等方面困难及需求，协调当地相关部门帮助患者及家属解决问题。对近期遭遇重大创伤事件的患者，关爱帮扶小组应当尽快共同随访，必要时可请精神科医生或心理健康服务人员提供帮助。对于病情稳定、社会就业、家庭监护有力、自知力较好的患者，患者和家属不接受入户访问的，精防人员要以保护患者隐私、不干扰其正常工作和生活为原则，可预约患者到门诊随访或采用电话随访。对于迁居他处、外出务工等不在辖区内生活且知晓去向的患者，精防人员应当通过信息系统将患者信息流转至患者现居住地基层医疗卫生机构。患者现居住地基层医疗卫生机构应当及时接受患者信息，按照有关规定对患者进行随访管理。在患者信息未被接收前，患者原居住地基层医疗卫生机构精防人员应当继续电话随访，与现居住地精防人员定期沟通。

6. 对口帮扶与双向转诊

县级以上健康行政部门要统筹协调精神卫生医疗机构和基层医疗卫生机构建立对口帮扶

制度、双向转诊制度，精神科医生与基层精防人员建立点对点技术指导。精神卫生医疗机构每季度对帮扶的基层医疗卫生机构开展技术指导和培训，实行精神科医生与精防人员结对指导。

技术指导和培训内容包括：辖区居民精神卫生科普知识讲座，患者症状识别及诊断，治疗药物调整，药物不良反应识别及处理，病情不稳定患者随访，患者个人信息补充表、随访服务记录表填写、检查和指导等。精神科医生应当至少每季度与对口帮扶地区的精防人员召开座谈会，由精防人员分别介绍其随访患者情况，精神科医生给予指导，并共同面访重点患者。有条件的地区可每个月开展1次。

精防人员随访发现病情不稳定或经社区初步处理无效需要转诊的患者，经患者或监护人同意后，填写社区至医院的转诊单，提交至精神卫生医疗机构，精神卫生医疗机构应当开通绿色通道优先收治基层医疗转诊的患者，患者病情稳定后，精神科医生应当填写医院至社区的转诊单，转回患者所在的基层医疗卫生机构。

（四）康复指导

精神康复是改善精神障碍患者社会功能，帮助患者回归家庭和社会的重要环节，包括医院康复和社区康复。医院康复由精神卫生医疗机构承担，精神科医生对患者进行药物治疗同时应当制订康复计划。社区康复由民政、残联等设立的社区康复机构（如日间康复中心、中途宿舍、职业康复机构等）承担，两者应当有机衔接。

由精神科医生、护士、社会工作者及康复、心理治疗、心理咨询专业人员和志愿者等组成的医院康复团队为住院患者提供康复服务，为各类社区康复机构工作人员提供康复技术指导和培训。由社会工作者及心理咨询、康复专业人员和志愿者等在专业技术人员指导下，向社区康复患者提供康复服务。

（五）宣传教育

通过开展多种形式的科普宣传和健康教育，提高大众尤其是重点人群对精神卫生、心理健康的重视程度，对精神障碍的识别能力和就医意识，普及精神障碍可防可治的知识与理念，营造接纳、理解和关爱精神障碍患者的社会氛围。

1. 大众健康宣传

各级卫生健康行政部门要组织协调医疗卫生机构、健康教育机构、媒体、其他有关部门及社会资源，充分利用传统媒体和各种新媒体（广播、电视、书刊、影视、动漫、公益广告、网站、微信、微博、手机客户端等）开展多种形式的精神卫生宣传活动。普及《中华人民共和国精神卫生法》和精神卫生相关政策，增进公众对心理健康及精神卫生服务的了解。宣传心理健康和心理保健知识，提高自我心理调适能力。

精神卫生医疗机构要长期开展精神障碍防治知识宣教，并指导基层医疗卫生机构开展严重精神障碍防治知识的普及宣传，提高知晓率，促进社区常住及流动人口精神障碍的早期识别，及早诊治。

基层医疗卫生机构应当与村（居）民委员会共同开展社区心理健康指导、精神卫生知识宣传教育活动，创建有益于居民身心健康的社区环境。积极倡导社区居民对严重精神障碍患者和家庭给予理解和关心，平等对待患者，促进社区和谐稳定。

2. 重点人群健康教育

（1）患者和家属健康教育形式 医疗机构可通过健康知识讲座、家属联谊会、义诊、现场宣传活动等多种形式对患者和家属开展健康教育。健康教育要贯穿于治疗随访服务中。精神卫生医疗机构对首次确诊患者在进行临床治疗的同时应当开具健康教育处方。基层医疗卫生机构可结合日常随访、康复活动、健康体检等开展，提高患者和家属对于严重精神障碍的应对能力、治疗依从性，减轻患者及家属的病耻感，预防向慢性和残疾转化。

（2）患者及家属精神障碍知识宣传和护理教育 各级医疗机构要广泛开展精神障碍相关知识的科普宣传，如严重精神障碍的主要表现、常用药物知识等。教育患者和家属了解所患精神障碍的名称、主要症状、复发先兆识别和应对，所服药物的名称、剂量、常见不良反应以及如何应对，体重管理，镇静催眠药物合理使用等。

精神卫生医疗机构在患者门诊就诊时或患者出院前、基层医疗卫生机构在随访患者时，要对家属开展患者日常生活、饮食、睡眠、大小便等护理知识，以及与患者沟通技巧等方面的培训教育，提高家属护理患者的能力。向患者及家属讲解长期维持治疗的重要性，培训药物管理知识，使家属能够督促患者服药，提高患者治疗依从性。

3. 患者及家属意外事件预防

教育家属尽早发现患者自伤、自杀和危害公共安全及他人安全的企图，及时与社区精防人员、民警、村（居）民委员会成员等联系。精神发育迟滞伴发精神障碍者，要教育家属防止患者走失、自伤、被拐骗和受到性侵害；同时教育家属识别风险，加强自我保护等。癫痫所致精神障碍者，要教育家属防止癫痫发作时受伤致残。

4. 患者及家属救治救助信息宣传

广泛宣传严重精神障碍患者救治救助相关政策，各部门及相关组织关于患者医疗及生活救助的信息和申请渠道，提供社区康复机构及相关活动信息，发生各类应急事件时相应的救治救助机构及联系方式。向患者及家属告知关爱帮扶小组成员的联系方式，教育家属在患者病情变化或遇到困难时及时向关爱帮扶小组求助。

5. 青少年健康教育

根据严重精神障碍多在青壮年发病的特点，精神卫生医疗机构应当配合学校开展有针对性宣传教育活动，提高青少年对心理健康核心知识和精神障碍早期症状的知晓率。

第二节 严重精神障碍患者的报告管理

国务院卫生行政部门建立了精神卫生监测网络，实行严重精神障碍发病报告制度，组织开展精神障碍发生状况、发展趋势等的监测和专题调查工作。国家建立重性精神疾病信息管理系统，严重精神障碍发病信息是该信息系统的组成部分。《严重精神障碍发病报告管理办法（试行）》对严重精神障碍发病报告进行相关规定。医疗机构应当对符合《中华人民共和国精神卫生法》第三十条第二款第二项（已经发生危害他人安全的行为，或者有危害他人安全的危险的）情形并经诊断结论、病情评估表明为严重精神障碍的患者，进行严重精神障碍发病报告。

一、精神卫生医疗机构的报告管理

对门诊治疗的严重精神障碍确诊患者，精神卫生医疗机构应当及时填写严重精神障碍患者报告卡；对住院治疗的严重精神障碍患者，确诊后应当填写严重精神障碍患者报告卡，出院时补充填写严重精神障碍患者出院信息单。填表后 10 个工作日内录入信息系统,并转至患者所属基层医疗卫生机构;不能确定所属基层医疗卫生机构的,转至患者所属县级精防机构。

精神卫生医疗机构应当主动向患者本人和监护人告知社区精神卫生服务内容、权益和义务等,征求患者本人和(或)监护人意见并签署参加严重精神障碍社区管理治疗服务知情同意书。

二、基层医疗卫生机构的报告管理

基层医疗卫生机构应当在 5 个工作日内接收由精神卫生医疗机构转来的严重精神障碍患者报告卡或出院信息单。对本辖区患者,及时建立或补充居民个人健康档案(含个人基本信息表和严重精神障碍患者个人信息补充表),10 个工作日内录入信息系统。对于住址不明确或有误的患者,5 个工作日内联系辖区派出所民警协助查找,仍无法明确住址者将信息转至县级精防机构。

对于辖区筛查确诊患者,基层医疗卫生机构应当及时建立或补充居民个人健康档案,10 个工作日内录入信息系统。

三、县级精防机构的报告管理

县级精防机构在接到严重精神障碍患者报告卡或出院信息单后的 5 个工作日内接收。10 个工作日内落实患者现住址,将信息转至患者所属基层医疗卫生机构。必要时请县级公安机关协助,仍无法明确住址者将信息转至上级精防机构和公安部门。

暂不具备网络直报条件的责任报告单位,可由所在地的县级精防机构代报。若网络、信息系统故障,无法通过信息系统完成信息流转时,应当通过传真、快递等方式在规定时限内完成患者信息流转,精神卫生医疗机构、基层医疗卫生机构、县级精防机构记录纸质档案转出及接收时间。待网络、信息系统恢复正常时及时完成信息补报。

第三节 严重精神障碍患者健康管理服务规范

一、服务对象

辖区内常住居民中诊断明确、在家居住的严重精神障碍患者。主要包括精神分裂症、分裂情感性障碍、持久的妄想性障碍(偏执性精神病)、双相(情感)障碍、癫痫所致精神障碍、精神发育迟滞伴发精神障碍等 6 种严重精神障碍的确诊患者。服务对象的诊断要由精神科执业医生作出。诊断明确的患者才可纳入健康管理,疑似患者不是基本公共卫生健康管理的对象。

服务对象应为辖区常住患者,即在本辖区内有固定居所,并且连续居住至少半年以上,不论是否具有辖区户籍。固定居所包括家庭、疗养院、养老院、护理院等康复与照料机构等,但不包括精神专科医院和综合医院。

二、服务内容

(一)患者信息管理

1. 个人信息补充表

在将严重精神障碍患者纳入管理时,需由家属提供或直接转自原承担治疗任务的专业医疗卫生机构的疾病诊疗相关信息，同时为患者进行一次全面评估，为其建立居民健康档案，并按照要求填写严重精神障碍患者个人信息补充表。

（1）监护人姓名、电话、住址以及与患者的关系 监护人指法律规定的、目前行使监护职责的人。监护人应填写目前的居住地址和可以及时取得联系的电话。

（2）患者所在辖区村（居）委会的联系人及电话 以便在联系不到监护人或需要与居委会沟通患者信息时使用。

（3）知情同意 为患者建立居民健康档案时，须同时告知患者本人和（或）其家属将进一步对其进行随访管理，在获得同意后方可进行随访。不论是否同意参加随访管理，此项均须由患者或其监护人署名签字，并填写签字时间。有一种情况下例外，即由精神卫生专业机构转来的符合《严重精神障碍发病报告管理办法（试行）》规定的患者，不论患者及其监护人是否同意，乡村医生在向患者本人或监护人告知后与民警、居委会人员等共同对患者进行随访服务和管理。

（4）初次发病时间 是患者首次出现精神症状的时间，应尽可能精确。如因时间久远等各种原因无法精确日期时，可只填写到年份。

（5）既往主要症状和治疗情况 根据患者从第一次发病到填写此表之时的情况，勾选及填写患者曾出现的主要症状，存在多个症状时，可选择多项。治疗情况根据患者接受的门诊和住院治疗情况填写。首次抗精神病治疗时间应尽可能精确，无法填全时可只填写到年份。若未住过精神专科医院或综合医院精神科，住院次数填写"0"，住过院的填写具体次数。

（6）目前诊断和治疗效果 根据家属提供或精神卫生专业机构转来的诊疗资料填写患者目前所患精神障碍的诊断名称，并填写确诊医院的名称和确诊日期。

（7）危险行为 根据患者从第一次发病到填写此表之时的情况，若未发生过，填写"0"并选择"无"；若发生过，填写相应的次数。轻度滋事是指公安机关出警但仅作一般教育等处理的案情，例如患者打、骂他人或者扰乱秩序，但没有造成生命财产损害的；肇事是指患者的行为触犯了我国《治安管理处罚法》但未触犯《刑法》，例如患者有行凶伤人毁物等，但未导致被害人轻、重伤的；肇祸是指患者的行为触犯了《刑法》，属于犯罪行为的。

（8）既往关锁情况 根据患者从第一次发病到填写此表之时的情况。关锁是指出于非医疗目的使用某种工具（如绳索、铁链、铁笼等）限制患者的行动自由。

（9）经济状况 根据患者本人而非家庭的经济状况进行填写。贫困指低保户。

（10）专科医生意见 专科医生意见是指建档时由家属或精神卫生专业机构提供的精神专科医生的意见。此项为可选项，如没有相关信息，则填写"无"。

2. 随访服务记录表

每次随访时，根据上次随访到本次随访期间发生的情况填写此表，包括以下内容：

（1）自知力 指患者对其自身精神状态的认识能力。"自知力完全"指患者精神症状消失，真正认识到自己有病，能透彻认识到哪些是病态表现，并认为需要治疗；"自知力不全"指患者承认有病，但缺乏正确认识和分析自己病态表现的能力；"自知力缺失"指患者否认自己有病。

（2）社会功能情况 包括个人生活料理、家务劳动、生产劳动及工作、学习能力、社会人际交往等5方面。社会功能评价是建议采取何种康复措施的依据之一。

（3）实验室检查 包括在上级医院或其他医院所做的检查。

（4）用药依从性 是指医嘱需服药患者的依从情况。"规律"指按照医嘱服药，包括剂量、时间等；"间断"指虽然服药但未按医嘱，包括服药频次或数量不足等；"不服药"则为医生开了处方需要服药，但患者实际未使用此药。

(5) **药物不良反应** 如果患者服用的药物有明显的药物不良反应，应具体描述哪种药物，以及何种不良反应。

(6) **转诊情况** 此项是根据患者此次随访的情况做出是否需要转诊的判断。若建议患者转诊，需填写转诊原因和转诊医院的具体名称。

(7) **用药情况** 此项需注意，是根据本次随访掌握的患者总体情况，填写患者即将服用的抗精神病药物名称，并写明用法，而不仅是正在服用的药物。

(8) **康复措施** 根据患者此次随访的情况给出建议，下一步应采取何种康复措施，可多选。

(9) **本次随访分类** 根据从上次随访到此次随访期间患者的总体情况进行选择。未访到指本次随访阶段因各种情况未能直接或间接访问到患者。

(10) **下次随访日期** 根据患者的情况确定下次随访时间，并告知患者和家属。

(二) 随访评估

根据应管理严重精神障碍患者的病情分类开展随访工作，依病情变化及时调整随访周期。至少每3个月随访1次，全年至少随访4次。每次随访应从危险性、精神状况、躯体状况等3个方面对患者进行全面评估检查和询问。检查患者的精神状况，包括感觉、知觉、思维、情感和意志行为、自知力等；询问和评估患者的躯体疾病、社会功能情况、用药情况及各项实验室检查结果等，随访结束后及时填写严重精神障碍患者随访服务记录表。

1. 危险性

危险性评估分为6级：

0级：无符合以下1~5级中的任何行为。

1级：口头威胁，喊叫，但没有打砸行为。

2级：打砸行为，局限在家里，针对财物，能被劝说制止。

3级：明显打砸行为，不分场合，针对财物，不能接受劝说而停止。

4级：持续的打砸行为，不分场合，针对财物或人，不能接受劝说而停止（包括自伤、自杀）。

5级：持械针对人的任何暴力行为，或者纵火、爆炸等行为，无论在家里还是公共场合。

2. 精神状况

包括患者上次随访到本次随访期间的精神症状（从感觉、知觉思维、情感和意志行为等多个方面询问）、自知力、社会功能、用药及不良反应情况、住院情况等。

3. 躯体状况

包括患者上次随访到本次随访期间的睡眠、饮食等一般情况，以及躯体疾病及相关实验室检查结果等。

(三) 分类干预

根据患者的危险性评估分级、社会功能情况、精神症状评估、自知力判断，以及患者是否存在药物不良反应或躯体疾病情况对患者进行分类干预。

(1) 病情不稳定患者，若危险性为3~5级或精神症状明显、自知力缺乏、有严重药物不良反应或严重躯体疾病，对症处理后立即转诊到上级医院。必要时报告当地公安部门，2

周内了解其治疗情况。对于未能住院或转诊的患者，联系精神专科医生进行相应处置，并在居委会人员、民警的共同协助下，2周内随访。

（2）病情基本稳定患者，若危险性为1~2级，或精神症状、自知力、社会功能状况至少有一方面较差，首先应判断是病情波动或药物疗效不佳，还是伴有药物不良反应或躯体症状恶化。分别采取在规定剂量范围内调整现用药物剂量和查找原因对症治疗的措施，2周时随访，若处理后病情趋于稳定，可维持目前治疗方案，3个月时随访；未达到稳定者，应请精神专科医生进行技术指导，1个月时随访。

（3）病情稳定患者，若危险性为0级，且精神症状基本消失，自知力基本恢复，社会功能处于一般或良好，无严重药物不良反应，躯体疾病稳定，无其他异常，继续执行上级医院制定的治疗方案，3个月时随访。

（4）每次随访根据患者病情的控制情况，对患者及其家属进行有针对性的健康教育和生活技能训练等方面的康复指导，对家属提供心理支持和帮助。

（四）健康体检

健康检查为免费项目，针对所有管理的严重精神障碍患者开展，每年进行1次。在进行前需征得监护人与患者本人同意，并且要考虑患者病情的实际情况，在存在明显冲动攻击行为等情况时可能要暂缓。健康检查可单独进行，也可与随访相结合。健康检查的内容包括检查和抽血化验等。检查包括一般体格检查、测血压、量体重、心电图；抽血化验包括血常规（含白细胞分类）、转氨酶和血糖。如患者病情有需要，应增加相应检查项目，如尿常规、B超等，费用由医保、医疗救助、个人负担等方式或其他渠道解决。

三、服务流程

严重精神障碍患者随访服务流程见图11-1。

四、服务要求

基本公共卫生健康管理应由接受过严重精神障碍管理相关培训的专职或兼职人员开展。管理需要与公安、民政、残联、村（居）委会等相关部门加强联系，及时为辖区内新发现的严重精神障碍患者建立健康档案并及时更新。

健康管理的随访形式包括3种，即预约患者到门诊就诊、通过电话随访患者情况，以及入户进行家庭访视。原则上要求当面随访患者本人，包括门诊就诊随访和到患者家中进行访视等。对拒绝当面随访者，乡村医生可采用电话随访，但应保证至少每半年当面随访一次；电话随访发现患者病情有波动时，要尽早面访或建议至精神卫生专业机构就诊。

基本公共卫生健康管理工作还需加强宣传，鼓励和帮助患者进行生活功能康复训练，指导患者参与社会活动，接受职业训练，促进患者回归社会。

（一）机构职责

1. 卫生健康行政部门

制订工作规划及方案；组织实施与财政部门沟通协调、保障工作经费；组织督导考核、评估及培训；统筹资源、组织对口帮扶；开展肇事肇祸案（事）件调查，逐级上报结果；同发改委等部门健全精神卫生服务体系（省级）；信息系统建设及维护系统管理（市级）；省、市级均要成立专家技术指导组，负责技术指导、疑难患者的诊治、质控、培训等。

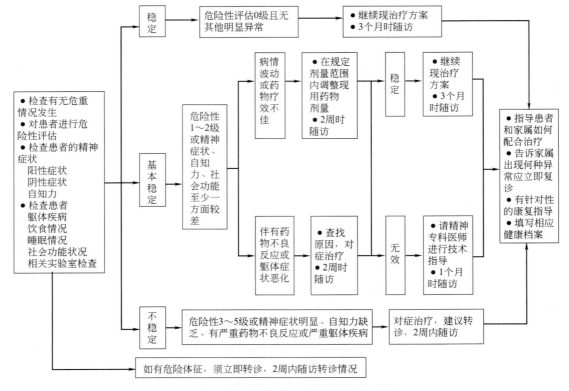

图 11-1 严重精神障碍患者随访服务流程

2. 精神卫生防治技术管理机构

协助同级卫生健康行政部门研究编制相关规划和实施方案；开展技术指导、培训、质控和效果评估；负责国家严重精神障碍信息系统日常管理并定期编制简报；承担对辖区技术薄弱地区的技术帮扶工作，指导基层医疗卫生机构开展筛查、登记报告、随访管理等；定期调查分析和报告基层机构患者信息，提出改进建议；承担同级卫生健康行政部门和上级精防机构交办的各项任务。

3. 精神卫生医疗机构

提供各类精神障碍诊断治疗、联络会诊等诊疗服务；向上转诊疑难重症和不稳定患者，及时为符合出院条件者办理出院并将其信息转回社区；将本机构门诊和出院确诊的六种严重精神障碍患者和符合《中华人民共和国精神卫生法》第三十条第二款第二项情形患者的相关信息录入信息系统；对基层医疗卫生机构开展对口帮扶，提供随访技术指导；指导基层开展患者应急处置，承担应急医疗处置任务；开展院内康复并对社区康复提供技术指导；在精神卫生健康教育中提供专业技术支持。

4. 基层医疗卫生机构

承担《国家基本公共卫生服务规范》中服务内容；配合政法、公安开展患者筛查，疑似结果报县级精防机构；接受精神卫生医疗机构技术指导，及时转诊不稳定患者，在指导下开展应急处置，协助医疗机构开展应急医疗处置；组织开展辖区精神卫生健康教育、政策宣传活动；优先为严重精神障碍患者开展家庭医生签约服务。

（二）工作要求

（1）各级卫生健康行政部门要主动配合当地政府将精神卫生工作经费列入本级财政预算、加大财政投入力度，要加强对任务完成情况和财政资金使用绩效的考核，并制定精神卫生从业人员的培养、引进和激励政策。

（2）各级精神卫生医疗机构、基层医疗卫生机构和精防机构要配备接受过严重精神障碍管理培训的专（兼）职人员，开展本规范规定的健康管理工作；要加大宣传力度，鼓励和帮助患者进行社会功能康复训练，指导患者参与社会活动，接受职业训练；要加强部门联动，及时为辖区内新发现的严重精神障碍患者建立健康档案并根据情况及时更新，做好信息保密、信息系统使用和管理工作。

五、工作指标

① 严重精神障碍患者管理率＝年内辖区内在管的严重精神障碍患者人数/年内辖区内登记在册的确诊严重精神障碍患者人数×100％。

② 严重精神障碍患者规范管理率＝年内辖区内按照规范要求进行管理的严重精神障碍患者人数/年内辖区内登记在册的确诊严重精神障碍患者人数×100％。

③ 严重精神障碍患者稳定率＝最近一次随访时分类为病情稳定的患者数/所有登记在册的确诊严重精神障碍数×100％。

思考题

一、单项选择题

1. 患者，男，52岁。精神分裂症患者。1年前接受健康管理，病情稳定，危险性评估为0级。根据病情，村医第2年管理该患者全年至少应安排随访的次数是（　　）
   A. 1次　　　B. 2次　　　C. 3次　　　D. 4次　　　E. 5次

2. 患者，男，35岁。当地县医院中医科医生怀疑其有精神病，患者母亲希望其接受健康管理。依据严重精神障碍患者健康管理要求，村医正确的做法是（　　）
   A. 向村委会汇报病情
   B. 通知派出所
   C. 请家属签署健康管理知情同意书
   D. 将患者上报国家严重精神障碍信息系统
   E. 暂不纳入严重精神障碍患者健康管理

3. 对于病情稳定的严重精神障碍患者应该几个月随访一次（　　）
   A. 1个月　　B. 2个月　　C. 3个月　　D. 4个月　　E. 5个月

4. 严重精神障碍患者危险性评估共分为（　　）
   A. 1级　　　B. 2级　　　C. 3级　　　D. 5级　　　E. 6级

5. 严重精神障碍患者健康管理服务规范的服务对象是（　　）
   A. 辖区内常住居民中诊断明确、在精神病专科医院住院的精神障碍患者
   B. 辖区内常住居民中诊断明确、在综合医院住院的严重精神障碍患者
   C. 怀疑是精神障碍患者的辖区内常住居民
   D. 辖区内常住居民中诊断明确、在家居住的严重精神障碍患者
   E. 怀疑是精神障碍患者的辖区内有户籍的常住居民

6. 患者，男，45岁。精神分裂症患者。系统治疗，病情平稳，服药无不适，每3个月

随访 1 次。最近 1 次随访：身高 160cm，体重 50kg，无精神症状，自知力存在，每周参加两次康复活动，担心服用抗精神病药后身体发胖，自行停药 2 周。该患者近 3 个月服药依从性和药物反应情况为（　　）

  A. 规律服药，有不良反应   B. 间断服药，无不良反应
  D. 规律服药，无不良反应   D. 间断服药，有不良反应
  E. 不服药，无不良反应

7. 患者，女，35 岁。精神分裂症患者。系统治疗，病情平稳，服药无不适，每 3 个月随访 1 次。最近 1 次随访：身高 160cm，体重 50kg，无精神症状，自知力存在，每周参加两次康复活动，担心服用抗精神病药后身体发胖，自行停药 2 周，村医在此次随访中处理措施不必要的是（　　）

  A. 为患者家属提供心理支持   B. 将患者转诊至上级医院
  C. 鼓励患者坚持服药治疗   D. 安排 3 个月后随访
  E. 培养患者社交技能

8. 执行应急处置任务的精防人员或精神卫生专业人员，应当在应急处置完成后多长时间内填写严重精神障碍患者应急处置记录单（　　）

  A. 6h   B. 12h   C. 24h   D. 48h   E. 72h

9. 对于病情不稳定的严重精神障碍，危险性 4 级患者，维持治疗建议转诊应该多长时间随访一次（　　）

  A. 1 周   B. 2 周   C. 3 周   D. 4 周   E. 5 周

10. 关于精神病患者有打砸行为，局限在家里，针对财物，能被劝说制止。危险性的定级是（　　）

  A. 1 级   B. 2 级   C. 3 级   D. 4 级   E. 5 级

二、简答题

1. 什么是严重精神障碍？
2. 严重精神障碍患者健康管理中，分类干预措施有哪些？

（伍　敏　唐　艳）

第十二章

肺结核患者健康管理服务

【学习目标】

1. 掌握 肺结核的概念、临床表现、诊断标准、治疗原则、预防措施、治疗疗程，肺结核患者健康管理服务对象、服务内容。
2. 熟悉 全球及我国肺结核流行现状，肺结核传播，肺结核诊断分类、治疗方式、健康教育的主要内容。
3. 了解 结核分枝杆菌，服药不良反应。
4. 培养学生尊重患者，一视同仁，救死扶伤，不辞艰辛的精神。

【案例导入】

案例回放：

张某，45 岁，男，在某建筑工地工作，与多名工友居住在一间大的工棚房内。2019 年以来，经常咳嗽、咳痰，偶尔咯血，并出现了发热、盗汗、乏力等症状，持续了 1 月余，自行购买感冒药，服用后症状未缓解，后去当地结核病定点医疗机构就诊，被诊断为涂阳肺结核，不耐药，医生嘱其按时服用抗结核药并定期复查，社区卫生服务中心工作人员在其确诊后第 3 天上门随访，嘱其停工并与工友和家人隔离居家治疗，但随后并未严格按照要求定期随访。张某为了生计，隐瞒病史继续工作，症状稍有好转，便自行减量、断续服药。2 月、3 月末痰检阳性，耐药筛查为利福平耐药，治疗疗程延长，花费翻倍，张某后悔不已。

思考问题：

1. 出现了肺结核可疑症状或被确诊为肺结核后，该怎么办？
2. 张某为什么由普通肺结核发展成了耐药肺结核？
3. 社区工作人员对张某提供的健康管理服务中，哪些地方做得不对？

第一节 肺结核概述

结核病是一种最古老、分布最广的慢性传染病，迄今为止，仍然是严重危害人类健康的主要传染病，是全球关注的公共卫生和社会问题。此外，结核病是全球前 10 位死因之一，同时自 2007 年以来一直位居全球单一传染性疾病死因之首。

全球结核潜伏感染人群约 17 亿，占全人群的 1/4 左右，全球每年新发病例约 1000 万人，每年约 150 万人死于结核病。2019 年全球结核病报告显示，2018 年全球平均结核病发病率为 130/10 万，各国结核病负担差异较大，大多数国家发病率介于 5/10 万～500/10 万，部分国家低于 5/10 万或高于 500/10 万。成年男性患者占全部新发患者的 57%，小于 15 岁的儿童患者与合并艾滋病病毒感染的患者分别占新发患者的 11% 和 8.6%。30 个结核病高负担国家的新发患者依然占到了全球新发患者数的 87%。全球估算利福平耐药结核病患者数约为 48.4 万，耐多药结核病患者约占 78%。2018 年全球估算结核病死亡数约为 124 万，死亡率为 16/10 万。

世界卫生组织（WHO）于 2014 年在第 67 届世界卫生大会上提出"终止结核病策略"（End TB strategy）的宏伟目标，旨在 2035 年在全球范围内终止结核病的流行，此项策略有 3 个重要的目标，即到 2035 年结核病死亡率较 2015 年降低 95%，结核病发病率降低 90%（发病率降到 10/10 万），到 2020 年因结核病而导致家庭灾难性支出的患者为"零"。

我国是全球第二大结核病高负担国家，而且是耐多药结核病以及 TB/HIV 双重感染高负担国家之一，肺结核报告发病数位居法定报告甲、乙类传染病第二位。近年来，虽然我国结核病发病率和新发患者数均呈现逐年递减趋势，但我国目前肺结核疫情形势依然十分严峻。我国每年新发结核病患者约 90 万例，占全球总结核病患病人数的 9%。我国结核病的疫情特点是农村高于城市、西部地区明显高于东中部地区、男性高于女性、报告发病率随年龄的增长呈上升趋势。

我国党和政府高度重视结核病防治工作，将结核病列为三大重点控制传染病之一。国务院连续印发《全国结核病防治规划》，将结核病防治工作纳入《"健康中国 2030"规划纲要》。近年来，我国结核病防治服务体系不断完善，强化疾病预防控制机构、医疗机构（结核病定点医疗机构和结核病非定点医疗机构）和基层医疗卫生机构等分工明确、协调配合的"防、治、管"三位一体的结核病防治服务体系。完善体系内各机构分工协作的工作机制，疾病预防控制机构牵头负责管理辖区内结核病防治工作，各机构相互配合、无缝衔接，为患者提供高质量的健康管理服务。经过一系列措施，我国结核病控制效果显著，肺结核的成功治疗率多年保持在 90% 以上，肺结核发病率逐年降低。

一、肺结核的概念

肺结核（pulmonary tuberculosis，PTB）是由结核分枝杆菌感染引起，发生在肺组织、气管、支气管和胸膜的结核病变，主要经呼吸道传播的一种慢性传染性肺部疾病，是结核病的主要类型，也是结核病传播的主要来源。

1. 病原体：结核分枝杆菌

1982 年，德国细菌学家罗伯特·科赫（Robert Koch，1843—1910）发现了肺结核的病原菌结核分枝杆菌（*Mycobacterium tuberculosis*，Mtb）。结核分枝杆菌属于细菌界（域）放线菌门放线菌纲放线菌目分枝杆菌科分枝杆菌属，为革兰阳性棒杆菌，属于缓慢生长分枝杆菌。按照原卫生部 2006 年公布的《人间传染的病原微生物名录》规定，结核分枝杆菌属于第二类病原微生物，是高致病性病原微生物。

结核分枝杆菌的形态为细长直或稍弯曲、两端圆钝的杆菌，长 $1\sim4\mu m$，宽 $0.3\sim0.6\mu m$，单个散在，有时呈 X 形、Y 形或条索状。因其细胞壁含有大量脂质，不易着色，经齐-内染色呈红色，无菌毛和鞭毛，不形成芽孢，现证明有荚膜。在人工培养基上，由于菌型、菌株和环境条件不同，可出现多种形态，如近似球形、棒状或丝状。痰标本涂片经过抗酸染色后在 100 倍的生物显微镜下可以看到。在电镜下观察其具有复杂结构：由微荚膜、细胞外壳的三层结构、胞质膜、胞质、间体、核糖体及中间核质构成。

2. 流行病学

肺结核在人群中传播流行的三个生物学环节：传染源、传播途径和易感人群。这三个环节循环往复，形成了肺结核在人群中的流行蔓延。肺结核传播还受许多因素影响，包括结核分枝杆菌病原学特征（毒力、存活力、耐药性）、排菌量、排出飞沫的大小、患者病变与症状、接触的密切程度等生物学因素，气候、地理环境等自然因素，以及防控措施、社会经济和人口等社会因素。

(1) 传染源 肺结核患者是否是肺结核的传染源，取决于其是否向外界排放结核分枝杆菌。痰涂片阳性的肺结核患者是主要传染源，也是目前肺结核防控策略中主要关注的人群。患者痰液中存在较多数量的结核分枝杆菌，当患者咳嗽、打喷嚏或大声说话时，肺部病灶中的结核分枝杆菌随呼吸道分泌物形成的飞沫排放到空气中，健康人吸入后感染结核分枝杆菌，形成原发病灶发生肺结核。

(2) 传播途径 呼吸道感染是肺结核的主要感染途径，飞沫感染是最常见的方式。结核分枝杆菌从已患病的患者体内排出，可通过以下途径进入新的机体：

① 飞沫传染：人在咳嗽、打喷嚏（打喷嚏时一次可喷出 1~40000 个飞沫）或大声说话时向空气中排出大量飞沫，直径大于 $100\mu m$ 的飞沫随即落地，大量较小的飞沫在空气中悬浮，水分蒸发为悬浮于空气中的飞沫核，直径 $1~10\mu m$ 的飞沫核在空气中可较长时间悬浮，并可扩散至数米外。人体吸入较大的飞沫核将被呼吸道、气管、支气管或小支气管阻拦，直径小于 $2\mu m$ 的飞沫核可进入肺泡。目前认为肺结核患者咳嗽、咳痰时排出的飞沫核是肺结核传播的主要方式。离传染源越远飞沫越少，其数量与距离的平方成反比，因此近距离接触咳嗽、咳痰的肺结核患者被感染的可能性较大。

② 再生气溶胶（尘埃）传染：肺结核患者除直接喷出飞沫传播结核分枝杆菌外，如其为涂阳患者，则痰液中也存在大量的结核分枝杆菌。痰液暴露于空气中逐渐干燥，形成再生气溶胶，随尘埃飞散传播。尘埃中的菌块随空气飘落，干燥形成单个细菌，易经日光直接或间接照射从而存活率降低，或即使仍然保存活力，也因其分散存在且菌量较小，难以感染人体或感染后仅引起轻微病变易于自愈或治愈。尽管如此，研究表明，结核分枝杆菌在干燥的痰中可存活 6~8 个月，随尘土飞扬空气中的结核分枝杆菌可保持传染性 8~10 天。我国部分大城市调查发现，传染性肺结核患者在户外随地吐痰者占 46.4%，因此对尘埃传染的危害性不应忽视。

③ 消化道传染：肺结核经消化道传染多由饮用未经消毒的患结核病牛的牛奶引起，人消化道对结核分枝杆菌有较强抵抗力，结核分枝杆菌进入胃内后，已被胃酸杀灭，但若大量结核分枝杆菌存在，则有可能遭受感染。

(3) 易感人群 结核分枝杆菌进入人体，可引发物理、化学和生物学的防御反应。进入呼吸道的结核分枝杆菌飞沫核可被鼻、咽、喉、气管和支气管的黏液吸附，被酶杀灭并随纤毛运动经咳嗽、打喷嚏和咳痰等动作排出体外，或被吞噬细胞吞噬杀灭。当防御功能低下时，结核分枝杆菌将进入下呼吸道，引起机体反应。

人群对结核分枝杆菌普遍易感，未受感染的人一旦受到结核分枝杆菌感染，进入人体的结核分枝杆菌会引起机体的免疫与变态反应。人体对结核分枝杆菌的自然免疫力是非特异性的。为了保护易感人群不受流行传播的结核分枝杆菌感染，目前已投入临床大量使用的疫苗仅有卡介苗。

二、肺结核的临床表现

（一）症状

咳嗽、咳痰≥2周，或痰中带血或咯血为肺结核可疑症状。肺结核多数起病缓慢，部分患者可无明显症状，仅在胸部影像学检查时发现。随着病变进展，可出现咳嗽、咳痰、痰中带血或咯血等，部分患者可有反复发作的上呼吸道感染症状。肺结核还可出现全身症状，如盗汗、疲乏、间断或持续午后低热、食欲不振、体重减轻等，女性患者可伴有月经失调或闭经。少数患者起病急骤，有中、高度发热，部分伴有不同程度的呼吸困难。病变发生在胸膜者可有刺激性咳嗽、胸痛和呼吸困难等症状。病变发生在气管、支气管者多有刺激性咳嗽，持续时间较长，支气管淋巴瘘形成并破入支气管内或支气管狭窄者，可出现喘鸣或呼吸困难。少数患者可伴有结核性超敏感综合征，包括结节性红斑、疱疹性结膜炎/角膜炎等。儿童肺结核还可表现为发育迟缓，儿童原发性肺结核可因气管或支气管旁淋巴结肿大压迫气管或支气管，或发生淋巴结-支气管瘘，常出现喘息症状。当合并有肺外结核病时，可出现相应累及脏器的症状。

（二）体征

早期肺部体征不明显，当病变累及范围较大时，局部叩诊呈浊音，听诊可闻及管状呼吸音，合并感染或合并支气管扩张时，可闻及湿性啰音。病变累及气管、支气管，引起局部狭窄时，听诊可闻及固定、局限性的哮鸣音，当引起肺不张时，可表现为气管向患侧移位、患侧胸廓塌陷、肋间隙变窄、叩诊为浊音或实音、听诊呼吸音减弱或消失。病变累及胸膜时，早期于患侧可闻及胸膜摩擦音，随着胸腔积液的增加，患侧胸廓饱满，肋间隙增宽，气管向健侧移位，叩诊呈浊音至实音，听诊呼吸音减弱至消失。当积液减少或消失后，可出现胸膜增厚、粘连，气管向患侧移位，患侧胸廓可塌陷、肋间隙变窄、呼吸运动受限，叩诊为浊音，听诊呼吸音减弱。原发性肺结核可伴有浅表淋巴结肿大，血行播散性肺结核可伴肝脾大、眼底脉络膜结节，儿童患者可伴皮肤粟粒疹。

三、肺结核的诊断

（一）诊断原则

肺结核的诊断是以病原学（包括细菌学和分子生物学）检查结果为主，结合流行病学史、临床表现、胸部影像学和相关的辅助检查及鉴别诊断等进行综合分析判断做出诊断。儿童肺结核的诊断，除痰液病原学检查外，还要重视胃液提取物的病原学检查。

（二）诊断标准

肺结核的诊断分为疑似病例、临床诊断病例和确诊病例。

1. 疑似病例

凡符合下列项目之一者可诊断为疑似病例：①成人仅有胸部影像学检查显示与活动性肺结核相符的病变，无其他临床证据；②5岁以下儿童，有肺结核可疑症状，同时具备肺结核患者接触史、结核菌素皮肤试验中度阳性或强阳性、γ干扰素释放试验阳性三项之一者。

2. 临床诊断病例

经鉴别诊断排除其他肺部疾病，同时符合下列项目之一者：①有胸部影像学检查显示与活动性肺结核相符的病变,且伴有咳嗽、咳痰、血痰或咯血等肺结核可疑症状者;②有胸部影像学检查显示与活动性肺结核相符的病变,且结核菌素皮肤试验中度阳性或强阳性者;③有胸部影像学检查显示与活动性肺结核相符的病变,且γ干扰素释放试验阳性者;④有胸部影像学检查显示与活动性肺结核相符的病变,且结核分枝杆菌抗体阳性;⑤有胸部影像学检查显示与活动性肺结核相符的病变,且肺外组织病理检查证实为结核病变者;⑥胸部影像学检查显示与气管、支气管结核相符的病变,且支气管镜检查可直接观察到气管和支气管病变,可诊断为气管、支气管结核;⑦胸部影像学检查显示与结核性胸膜炎相符的病变,且胸腔积液为渗出液、腺苷脱氨酶升高,同时具备肺结核患者接触史、结核菌素皮肤试验中度阳性或强阳性、γ干扰素释放试验阳性任意一项者,可诊断为结核性胸膜炎。

儿童肺结核临床诊断病例应同时具备以下 2 条:①有胸部影像学检查显示与活动性肺结核相符的病变,且伴有咳嗽、咳痰、血痰或咯血等肺结核可疑症状者;②具备肺结核患者接触史、结核菌素皮肤试验中度阳性或强阳性中任一项者。

3. 确诊病例

凡符合下列条件之一者:①痰涂片检查阳性即涂阳肺结核;②痰涂片阴性但结核分枝杆菌分离培养阳性者即培阳肺结核;③分子生物学检查阳性且胸部影像学检查显示与活动性肺结核相符的病变;④肺组织病理学检查阳性。

(三) 诊断分类

按照《结核病分类(WS 196—2017)》,肺结核可按不同的分类方法进行诊断分类,具体如下:

(1) 按病变部位分类 分为原发性肺结核,血行播散性肺结核,继发性肺结核,气管、支气管结核和结核性胸膜炎。

(2) 按病原学检查结果分类 分为病原学阳性、病原学阴性和病原学未查肺结核。病原学阳性包括痰涂片阳性、培养阳性或分子生物学阳性。

(3) 按耐药状况分类 分为敏感肺结核和耐药肺结核,耐药肺结核又可分为单耐药肺结核、多耐药肺结核、耐多药肺结核、广泛耐药肺结核和利福平耐药肺结核。

(4) 按既往治疗史分类 分为初治肺结核和复治肺结核。

四、肺结核的治疗

对肺结核患者进行及时合理的抗结核治疗是有效治愈患者、消除传染性和阻断传播的关键措施。所有被诊断为活动性肺结核的患者都是治疗的对象。

(一) 治疗原则

要对所有能够进行药物敏感试验检测的肺结核患者开展药物敏感性检测,有条件的地区,要开展分子生物学耐药检测,根据药物敏感试验结果对患者有针对性地开展治疗。抗结核治疗遵循"早期、联合、适量、规律、全程"的原则。

1. 早期

肺结核的治疗越早越好,早期诊断之后,早期治疗,首先是尽可能在第一时间杀灭体内感染的结核分枝杆菌,避免传播给他人,也避免在体内蔓延造成病灶的进一步播散,一旦确诊为肺结核,越早治疗越好。

2. 联合

结核分枝杆菌是一种比较容易产生耐药性的细菌，单药治疗容易产生耐药性。例如只用利福平单药治疗，尽管早期疗效较好，但很快就会筛选出对利福平耐药的菌株，导致后续治疗麻烦。因此，为了避免产生耐药性，联合是肺结核治疗原则的重要一环，无论初治还是复治患者均要联合用药，临床上治疗失败的原因往往是单一用药造成难治患者。联合用药必须要联合两种或两种以上的药物治疗，这样可避免或延长耐药性的产生，又能提高杀菌效果。既有细胞内杀菌药物又有细胞外杀菌药物，还有适合酸性环境内的杀菌药，从而使化疗方案取得最佳疗效，并能缩短疗程，减少不必要的经济浪费。在治疗过程当中，如果需要调整方案，应尽可能地两种药同时调整，避免单药治疗产生的耐药性。

3. 适量

抗结核药物有一定的剂量范围，剂量既不能过大也不能过少。适当的剂量才能达到治疗的目的，又不给人体带来毒副作用。几乎所有的抗结核药物都有毒副作用，如剂量过大，血药浓度过高，对消化系统、神经系统、泌尿系统，特别对肝、肺可产生毒副反应；但剂量不足，血药浓度过低，达不到灭菌、杀菌的效果，易产生耐药性。因此，一定要采用适当的剂量，在专科医生指导下用药，不能随意增加或减少药物剂量。

4. 规律

由于结核分枝杆菌是一种分裂周期长，生长繁殖缓慢、杀灭困难大的顽固细菌，肺结核的治疗分为强化期和巩固期，强化期主要是将病灶中的活跃菌迅速杀灭，减少体内细菌负荷量，减少传播；巩固期是杀灭体内潜伏细菌，避免复发。因此，肺结核治疗必须规律用药，如果用药不当，症状缓解，易导致耐药，造成治疗失败。发展为耐药肺结核，治疗更加困难，费用更高。

5. 全程

全程用药是指医生根据患者的病情判定化疗方案，完成化疗方案所需要的时间。对于非耐药肺结核，全程6~8个月；对于耐药肺结核，全程18~24个月。由于结核分枝杆菌是一种较难杀灭的细菌，需要一个较长的疗程，以保证杀灭所有结核分枝杆菌，因此患者即使感觉症状有所改善，或肺内病灶已吸收好转，或痰菌阴转，也不能随意缩短疗程，必须达到规定的疗程才能确保治疗成功。

（二）治疗方式

治疗期间需严密观察并及时处理药物不良反应。根据肺结核病情和耐药情况采取不同的治疗方式，具体如下：

1. 利福平敏感肺结核

利福平敏感肺结核的治疗以门诊治疗为主。对一些病情复杂的患者，包括存在较重合并症或并发症者、出现较重不良反应需要住院进一步处理者、需要有创操作（如活检）或手术者、合并症诊断不明确需住院继续诊疗者和其他情况需要住院者，可采取住院治疗，出院后进行门诊治疗。

对于耐药性未知的肺结核，治疗方式参照利福平敏感肺结核。

2. 利福平耐药肺结核

利福平耐药肺结核的治疗采取住院和门诊相结合的治疗方式，推荐在首次开展耐药肺结核治疗或调整治疗方案时先住院治疗，住院时间一般为2个月，可根据病情进行适当调整，但不少于 2 周，出院后转入门诊治疗。

五、肺结核的预防

肺结核预防是防止肺结核发病及传播的重要措施，主要通过控制传染源、切断传播途径和保护易感人群，以减少结核分枝杆菌在人群中的传播。主要预防措施包括接种卡介苗、推行潜伏感染者的预防性治疗和实施感染控制。

（一）接种卡介苗

卡介苗（bacillus Calmette-Guérin，BCG），是由减毒牛型结核分枝杆菌悬浮液制成的活菌苗，每年全球约有 1 亿儿童接种 BCG，是目前应用最广泛的疫苗之一，属于我国免疫规划第一类疫苗。

1. 卡介苗的保护作用

卡介苗主要预防儿童肺结核，特别是血行播散性肺结核和结核性脑膜炎，对成人肺结核预防作用有限。儿童接种卡介苗后可产生一定水平的特异性免疫力，减少感染机会或在自然感染结核分枝杆菌时限制细菌生长繁殖，减少细菌数量，从而起到预防作用。因此，WHO 推荐在肺结核高负担国家，所有新生儿出生后应及时接种卡介苗。

2. 卡介苗接种对象

由于婴儿早期对卡介苗的耐受性更好，卡介苗越早接种效果越好。出生 3 个月以内的婴儿，无卡介苗接种禁忌应完成接种。

（1）接种剂量及剂次 0.1mL，1 剂次。

（2）接种途径 皮内注射，严禁皮下或肌内注射。

（3）接种部位 上臂外侧三角肌中部略下处。

超过 3 月龄的儿童，须做结核菌素试验（PPD），阴性者方可补种；满 4 岁及以上儿童不予补种卡介苗。

（二）肺结核预防性治疗

对结核分枝杆菌潜伏感染者进行预防性治疗能减少该人群发生肺结核的机会，是预防肺结核的重要措施之一。结核分枝杆菌潜伏感染者（latent tuberculosis infection，LTBI）：机体内感染了结核分枝杆菌，但没有发生临床肺结核，没有临床细菌学或者影像学方面活动结核的证据。

1. 预防性治疗对象

各地区应根据当地实际情况选择预防性治疗的对象，以下 1~3 条为重点对象。

（1）与病原学阳性肺结核患者密切接触的 5 岁以下儿童结核潜伏感染者。

（2）艾滋病毒感染者及艾滋病患者中的结核潜伏感染者，或感染检测未检出阳性而临床医生认为确有必要进行治疗的个体。

（3）与活动性肺结核患者密切接触的学生等新近潜伏感染者。

（4）其他人群：需使用肿瘤坏死因子治疗、长期应用透析治疗、准备做器官移植或骨髓移植者、硅肺患者以及长期应用糖皮质激素，或其他免疫抑制剂的结核潜伏感染者。

2. 结核分枝杆菌感染的检测与判定

（1）检测方法 目前常用检测方法有结核菌素皮肤试验或 γ 干扰素释放试验。

（2）结果判定原则 ①无卡介苗接种史者、HIV 阳性、接受免疫抑制剂＞1 个月和与病原学阳性肺结核患者有密切接触的 5 岁以下儿童，结核菌素皮肤反应硬结≥5mm 者视为结核分枝杆菌感染。②有卡介苗接种史者，结核菌素皮肤反应硬结≥10mm 者视为结核分枝杆菌感染。③γ干扰素释放试验检测结果阳性者视为结核分枝杆菌感染。

3. 预防性治疗前准备

医务人员通过对拟进行预防性治疗的结核感染者开展症状筛查、全面体格检查和胸部影像学检查，对于排除活动性肺结核的潜伏感染者要询问其既往疾病史、用药史、药物过敏史和结核病患者接触史等，同时进行血常规、肝功能、肾功能检查，排除用药禁忌，以确定是否可以对其进行抗结核预防性治疗。医务人员在治疗前要向服药者讲解服药方法及可能出现的不良反应等内容，与其签署知情同意书后方可开始治疗。

4. 预防性治疗方案

推荐使用的结核潜伏感染者的预防性治疗方案，见表 12-1。

表 12-1　肺结核预防性治疗方案

治疗方案	药物	剂量				用法	疗程
		成人/(mg/次)		儿童			
		＜50kg	≥50kg	mg/(kg·次)	最大剂量/(mg/次)		
单用异烟肼方案	异烟肼	300	300	10	300	每天 1 次	6～9 个月
异烟肼、利福喷汀联合间歇方案	异烟肼	500	600	10～15	300	每周 2 次	3 个月
	利福喷汀	450	600	10（＞5 岁）	450（＞5 岁）		
异烟肼、利福平联合方案	异烟肼	300	300	10	300	每天 1 次	3 个月
	利福平	450	600	10	450		
单用利福平方案	利福平	450	600	10	450	每天 1 次	4 个月

注：如果有明确传染源且传染源确诊为耐利福平或异烟肼患者，则治疗方案应由临床专家组根据传染源的耐药谱制定，并需做详细的风险评估和治疗方案论证。

5. 治疗期间的管理

在进行治疗时，为了防止不规律用药产生耐药性和减少抗结核药物不良反应发生，应采取以下管理措施：由家人、学校的校医或社区医护人员进行督导服药；对所有接受治疗者都需要进行登记管理；在服药期间要加强不良反应的监测和处理。

6. 停药指征

出现以下任一情况者，应立即停药：完成规定的治疗疗程；治疗过程中出现严重药物不良反应导致不能继续服药；因各种原因不规律服药或不能完成整个疗程；服药期间出现身体任何部位的活动性结核病灶。

（三）感染控制

1. 组织和管理

（1）成立结核感染控制技术小组。技术小组由疾病预防控制机构和结核病定点医疗机构的感染控制管理人员、临床医护人员等相关专家组成，负责本级结核感染控制的技术指导，组织专业培训，实施监控与评价等工作。

(2) 结核病定点医疗机构和疾病预防控制机构应组织开展本机构的感染控制工作。①加强组织领导，将结核感染控制纳入本机构院内感染控制体系之中，落实机构内的感染控制经费，设专人负责结核感染控制工作，配备必要的感染控制设施和耗材。②建立健全本机构内结核感染预防与控制的规章制度和工作规范。③开展机构内结核感染风险评估，对整个机构以及某个或某些特定部门、区域进行结核感染风险评估。④制订并落实结核感染控制计划。感染控制计划应包括：确定机构结核感染危险区域和级别；具体的感染控制干预措施；人员技术培训计划；监控和评价工作等。

(3) 对结核病定点医疗机构、疾病预防控制机构和基层医疗卫生机构的医务工作者开展结核病感染和患病监测，至少一年进行一次包含胸部影像学的结核病相关检查。

2. 结核感染控制措施

结核感染控制措施是防止结核分枝杆菌在医疗卫生机构、防治工作者和患者间传播的重要措施。

(1) 行政控制措施 结核病定点医疗机构需制订合理的诊疗流程，严格执行门诊预检分诊制度，使不同类型的患者在就诊路径上分开，肺结核可疑症状者和肺结核患者在相对独立且通风良好的候诊区候诊，保证就诊者在结核病诊室单独就诊，在室外或通风良好处留痰。需住院治疗的结核病患者应按不同类型分区管理，传染性结核病患者安置在隔离病区或单独的病房。

疾病预防控制机构和结核病定点医疗机构的结核病实验室按照保证生物安全的原则，建立健全实验室管理制度，并按照实验标准操作程序进行操作。

基层医疗卫生机构的肺结核患者督导服药室应与其他科室分开；督导患者服药时间应尽量与其他患者就诊时间分开，减少结核病患者与其他患者的时间交叉和路径交叉。

(2) 环境控制措施 结核病定点医疗机构需进行结核感染风险区域划分并严格区域管理，高风险区域应相对集中，处于整个建筑群的下风向并通风良好。采用适宜的通风方法使室内的每小时换气次数不少于12次，并使医务人员处于上风向；在采用紫外线照射进行空气消毒时，其安装高度和数量、辐照强度均应满足要求，并规范使用和维护。

基层医疗卫生机构在可疑者就诊和检查、进行患者管理时，需保证不同区域的布局合理、通风良好。

(3) 个人防护措施 医疗机构要为肺结核可疑症状者和肺结核患者提供外科口罩并要求其佩戴，与其接触的医务人员在进行适合性检测的基础上佩戴适合的医用防护口罩，在进入支气管镜检查室、结核病实验室、耐药肺结核病房等环境时，需根据操作的不同危险级别或生物安全水平使用相应防护用品。在对肺结核患者进行访视、督导服药时，访视者需佩戴适合的医用防护口罩。

第二节 肺结核健康教育的主要内容

肺结核患者，由于病程较长，治疗时间至少半年以上，而且肺结核患者本身精神怠倦，疲乏无力，自身生活能力较差，衣食住行都不如健康人。因此，为了更好地指导患者归因治疗，正确引导患者树立战胜疾病的信心，使其尽快康复，加强肺结核患者的健康教育显得尤为重要。

一、肺结核的治疗疗程

初治普通肺结核患者的治疗疗程一般为 6 个月，复发肺结核患者的治疗疗程一般为 8 个月，而耐药肺结核患者的治疗疗程一般为 24 个月，广泛耐药肺结核患者的治疗疗程为 36 个月。

二、不规律服药的危害

肺结核患者一旦确诊，应尽早按照医嘱开始正规治疗，规律服药，治疗期间不能轻易停药或自行调换药物。肺结核患者一旦不坚持规律服药，很容易产生严重的后果。包括：

（1）患者体内的结核分枝杆菌会反复繁殖，导致疾病迁延不愈，形成慢性排菌。患者的排菌期延长，意味着传染期延长，可传染更多的健康人。

（2）患者本人在这种慢性过程中，其体内的结核菌很容易产生耐药，演变成耐药肺结核患者。

（3）一旦形成耐药，治疗更加困难，治疗期延长 3~4 倍，治疗花费高 100 倍，造成大量的资源浪费。

因此，肺结核患者一旦确诊，应遵从医嘱，坚持规律治疗，力争一次性治愈疾病。

三、服药方法及药品存放

（一）服药方法

正确服用抗结核药物是确保化疗效果的重要环节，服药方法选择是否正确直接影响着药效的发挥。

1. 利福平

必须餐前 2h 空腹顿服，吸收迅速，1~2h 即可达高峰血药浓度，有效血浓度维持 8~12h。利福平不宜与牛奶、麦乳精、豆浆、米汤等食物同服，若同服将大大影响利福平的治疗效果。因为同服后 1~2h 利福平的血药浓度近乎零，延长至 6h 才出现较低的高峰血浓度，而且维持时间并不延长。

2. 异烟肼

适宜空腹顿服。为提高血药浓度，以一日量一次顿服为佳，并应避免与制酸药同时服用。异烟肼无论早晨或晚间只要采用顿服方法，血药浓度峰值和达峰时间均有增加，有利于该药药效最大限度的发挥。

3. 吡嗪酰胺和乙胺丁醇

吡嗪酰胺以空腹顿服为佳，所谓采用顿服的方式用药，是指一日量在同一时间一次服用，而非利福平或利福平、异烟肼早餐前服用而其他药中午或晚上服用，这种分解的错误服药方式使药物很难发挥协同作用，至少抗菌作用不充分，必将大大影响治疗效果。异烟肼、利福平、吡嗪酰胺和乙胺丁醇四药联合顿服有利于杀灭快速生长、繁殖的菌群，对肺结核的治愈有决定性的意义。虽然一日量一次服用在用药时间上各种药物均超过了各自的半衰期，但由于各药均有时间不等的抗生素后效应，其所达的血药浓度尚足以维持抗菌浓度。

（二）药品存放

药品在库房储存中，应保存在适宜的温度和湿度下，根据 2020 年版《中华人民共和国药典》关于药品储藏条件的规定，抗结核药品的储藏条件见表12-2。药品应放在阴凉干燥，夏天宜放在冰箱的冷藏室、小儿接触不到的地方。

表12-2 抗结核药品贮藏条件参考表

药品名称	贮藏条件
FDC(HRZE)	密封,在凉暗干燥(避光并不超过20℃)处保存
FDC(HR)	遮光,密封,在干燥处保存
FDC(HRE)	密封,在凉暗干燥(避光并不超过20℃)处保存
异烟肼片	遮光,密封,在干燥处保存
注射用异烟肼	遮光,密封保存
利福平胶囊	密封,在阴暗干燥处保存
利福喷汀胶囊	密封,在阴暗干燥处保存
吡嗪酰胺片/胶囊	遮光,密封保存
盐酸乙胺丁醇片/胶囊	遮光,密封,在干燥处保存
注射用硫酸链霉素(粉针)	密闭,在干燥处保存
注射用硫酸阿米卡星(粉针)	严封,在干燥处保存
硫酸阿米卡星注射液	严封,在干燥处保存
注射用硫酸卡那霉素(粉针)	密闭,在干燥处保存
硫酸卡那霉素注射液	密闭,在干燥处保存
注射用硫酸卷曲霉素(粉针)	密闭,在干燥处保存
氧氟沙星片(胶囊)	遮光,密封保存
左氧氟沙星片(胶囊)	遮光,密封保存
莫西沙星片	遮光,密封保存
对氨基水杨酸钠片	遮光,严封保存
注射用对氨基水杨酸钠(粉针)	遮光,严封保存
丙硫异烟胺片	密封保存
环丝氨酸片	密闭容器,15～25℃
氯法齐明胶囊	遮光,密封,在阴凉干燥处保存
克拉霉素片(胶囊、颗粒)	遮光,密封,在阴凉干燥处保存
阿莫西林/克拉维酸复合剂	密封,在凉暗干燥处保存
贝达喹啉	遮光,密封保存
德拉马尼	遮光,密封保存

四、服药后的不良反应及处理

（一）不良反应

抗结核药物引起的不良反应不但对患者有损害甚至危及生命，同时也是影响化学疗法顺利进行和肺结核控制规划实施的因素之一，因此必须予以重视，并尽力预防和减少其发生。服用抗结核药物后不良反应主要有肝损害、胃肠反应、神经系统损害、过敏反应、肾损害、血液系统损害、骨关节损害等。

（二）处理原则

（1）在开展抗结核治疗前，要全面了解患者的药物过敏史、肝肾疾病史，对有肝肾功能障碍的患者要根据肝肾功能情况选择抗结核药物种类及剂量。

（2）用药前应当向患者详细说明服用抗结核药物可能出现的不良反应及其处理方法。

（3）治疗期间要定期对肝肾功能和血常规结果进行监测，对高危患者增加监测频次。

（4）对治疗过程中出现的不良反应，患者应及时与医生联系，不要自行停药或更改治疗方案；医生应积极处理，详细记录在病历中并报告。

五、治疗期间的复诊查痰

肺结核患者治疗期间的复查对治疗效果的判定以及是否需要调整治疗方案具有重要的意义。初治肺结核患者应在治疗满2、5、6个月时送痰进行复查，复治肺结核患者在治疗满2、5、8个月时送痰进行复查，耐多药肺结核患者注射期每个月、非注射期每2个月需复查痰涂片和培养。

在送痰进行复查时，正确留取合格的痰标本非常重要。正确的留痰方法是：深呼吸2~3次，用力从肺部深处咳出痰液，将咳出的痰液留置在痰盒中，并拧紧痰盒盖。复查的肺结核患者应收集两个痰标本（夜间痰、清晨痰）。夜间痰：送痰前一日，患者晚间咳出的痰液；清晨痰：患者晨起立即用清水漱口后，留存咳出的第2口、第3口痰液。如果患者在留痰前吃过东西，则应先用清水漱口，再留存咳出的第2口、第3口痰液；装有义齿的患者在留取痰标本前应先将义齿取出。

六、外出期间如何坚持服药

如果患者需要短时间外出，应告知医生，并带够足量的药物继续按时服药，同时要注意将药物低温、避光保存。如果改变居住地，应及时告知医生，以便能够延续治疗。

七、生活习惯及注意事项

患者应注意保持良好的卫生习惯，避免将疾病传染他人。最好住在单独的光线充足的房间，经常开窗通风。不能随地吐痰，也不要下咽，应把痰吐在纸中包好后焚烧，或吐在有消毒液的痰盂中；不要对着他人大声说话、咳嗽或打喷嚏；传染期内应尽量少去公共场所，如需外出，应佩戴口罩。

治疗期间患者应忌烟酒、加强营养和休息。吸烟会加重咳嗽、咳痰、咯血等症状，大量咯血可危及生命，饮酒会加重对肝的损害，降低药物疗效，因此在治疗期间应严格戒烟、禁酒。饮食以高蛋白、高热量为主，多吃奶类、蛋类、瘦肉等，以补充由于肺结核所造成的蛋白损失和能量消耗。同时还应尽量多摄入蔬菜、水果以及杂粮等富含维生素和无机盐的食品，避免吃过于刺激的食物，有利于增强人体抵抗力，补充机体的消耗，并保持肠道通畅。

八、密切接触者检查

密切接触者是指与活动性肺结核患者，尤其是传染性肺结核患者长时间在同一房间或同一楼层学习（工作）、居住、生活的接触者，包括：患者的同学（室友）、教师；与患者共同居住的家属，或密集居住空间里的共同居住的人（如民工宿舍、学生宿舍、监狱监舍等）；与患者共用办公室的同事；与患者短期在密闭空间接触的人，如长程航空飞行中与患者距离很近的人。

密切接触者很可能因与患者的近距离接触而被感染上较大量的结核分枝杆菌，因此比其他的人更容易发病，应该引起特别的注意。密切接触者检查包括：询问肺结核可疑症状，如咳嗽、咳痰、咯血、发热、胸痛、乏力、盗汗等症状，一旦出现，应尽快到医院进行相关的检查；结核菌素试验检查，判断是否是结核分枝杆菌潜伏感染者，如 PPD 强阳性，应及时预防性服药；胸部 X 线检查是否有活动性病灶；痰涂片检查，从病原学上进一步确诊；痰结核分枝杆菌分子生物学检查，快速明确诊断并进行耐药筛查。

第三节 肺结核患者健康管理服务规范

肺结核患者治疗管理是我国结核病控制策略中非常重要的内容之一，也是结核病控制工作的重点环节。我国的肺结核患者主要是居家治疗，如果社区人员对肺结核患者管理到位，就可以减少中断治疗和丢失的患者，提高患者治疗依从性，从而加快我国结核病疫情的下降速度。为保证社区肺结核患者治疗管理各项任务的落实，确保肺结核患者全疗程规律服药，已将肺结核患者健康管理纳入《国家基本公共卫生服务项目》，实施几年来，已取得了很好的效果。

一、服务对象

辖区内确诊的常住肺结核患者。

二、服务内容

（一）筛查及推介转诊

对辖区内前来就诊的居民或患者，如发现有慢性咳嗽、咳痰≥2周，咯血、血痰，或发热、盗汗、胸痛或不明原因消瘦等肺结核可疑症状者，在鉴别诊断的基础上，填写"双向转诊单"。推荐其到结核病定点医疗机构进行结核病检查。1周内进行电话随访，了解是否前去就诊，督促其及时就医。

（二）第一次入户随访

乡镇卫生院、村卫生室、社区卫生服务中心（站）接到上级专业机构管理肺结核患者的通知单后，要在72h内访视患者，具体内容如下：

（1）确定督导人员，督导人员优先为医务人员，也可为患者家属。若选择家属，则必须对家属进行培训。同时与患者确定服药地点和服药时间。按照化疗方案，告知督导人员患者的"肺结核患者治疗记录卡"或"耐多药肺结核患者服药卡"的填写方法、取药的时间和地点，提醒患者按时取药和复诊。

（2）对患者的居住环境进行评估，告诉患者及家属做好防护工作，防止传染。

（3）对患者及家属进行结核病防治知识宣传教育。

（4）告诉患者出现病情加重、严重不良反应、并发症等异常情况时，要及时就诊。若72h内2次访视均未见到患者，则将访视结果向上级专业机构报告。

（三）督导服药和随访管理

1. 督导服药

（1）**医务人员督导** 患者服药日，医务人员对患者进行直接面视下督导服药。

（2）**家庭成员督导** 患者每次服药要在家属的面视下进行。

2. 随访评估

对于由医务人员督导的患者，医务人员至少每月记录 1 次对患者的随访评估结果；对于由家庭成员督导的患者，基层医疗卫生机构要在患者的强化期或注射期内每 10 天随访 1 次，继续期或非注射期内每 1 个月随访 1 次。

（1）评估是否存在危急情况，如有则紧急转诊，2 周内主动随访转诊情况。

（2）对无需紧急转诊的，了解患者服药情况（包括服药是否规律，是否有不良反应），询问上次随访至此次随访期间的症状。询问其他疾病状况、用药史和生活方式。

3. 分类干预

（1）对于能够按时服药，无不良反应的患者，则继续督导服药，并预约下一次随访时间。

（2）患者未按定点医疗机构的医嘱服药，要查明原因。若是不良反应引起的，则转诊；若其他原因，则要对患者强化健康教育。若患者漏服药次数超过 1 周及以上，要及时向上级专业机构进行报告。

（3）对出现药物不良反应、并发症或合并症的患者，要立即转诊，2 周内随访。

（4）提醒并督促患者按时到定点医疗机构进行复诊。

（四）结案评估

当患者停止抗结核治疗后，要对其进行结案评估，包括：记录患者停止治疗的时间及原因；对其全程服药管理情况进行评估；收集和上报患者的"肺结核患者治疗记录卡"或"耐多药肺结核患者服药卡"，同时将患者转诊至结核病定点医疗机构进行治疗转归评估，2 周内进行电话随访，了解是否前去就诊及确诊结果。

三、服务流程

肺结核患者筛查与推介转诊流程见图 12-1，肺结核患者第一次入户随访流程见图 12-2，肺结核患者督导服药与随访管理流程见图 12-3。

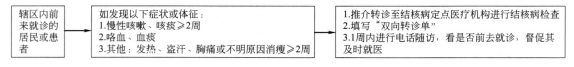

图 12-1　肺结核患者筛查与推介转诊流程

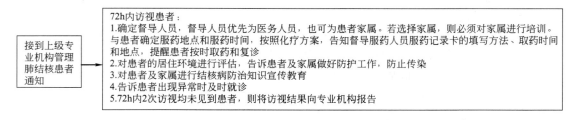

图 12-2　肺结核患者第一次入户随访流程

四、服务要求

① 在农村地区，主要由村医开展肺结核患者的健康管理服务。

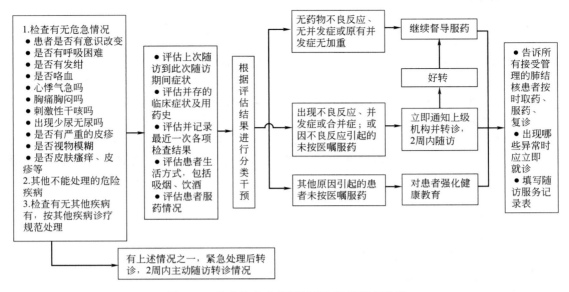

图 12-3 肺结核患者督导服药与随访管理流程

② 肺结核患者健康管理医务人员需接受上级专业机构的培训和技术指导。

③ 患者服药后，督导人员按上级专业机构的要求，在"肺结核患者治疗记录卡"/"耐多药肺结核患者服药卡"中记录服药情况。患者完成疗程后，要将"肺结核患者治疗记录卡"/"耐多药肺结核患者服药卡"交上级专业机构留存。

④ 提供服务后及时将相关信息记入"肺结核患者随访服务记录表"，每月记入 1 次，存入患者的健康档案，并将该信息与上级专业机构共享。

⑤ 管理期间如发现患者从本辖区居住地迁出，要及时向上级专业机构报告。

五、工作指标

① 肺结核患者管理率＝已管理的肺结核患者人数/辖区同期内经上级定点医疗机构确诊并通知基层医疗卫生机构管理的肺结核患者人数×100%。

② 肺结核患者规则服药率＝按照要求规则服药的肺结核患者人数/同期辖区内已完成治疗的肺结核患者人数×100%。

规则服药：在整个疗程中，患者在规定的服药时间实际服药次数占应服药次数的 90% 以上。

思考题

一、单项选择题

1. 哪一项不属于肺结核的治疗原则（　　）
   A. 早期　　B. 联合　　C. 足量　　D. 规律　　E. 全程
2. 普通肺结核的疗程是（　　）
   A. 6 个月　　B. 12 个月　　C. 24 个月　　D. 36 个月　　E. 48 个月
3. 控制肺结核的首要措施是（　　）
   A. 控制传染源　　　　　　B. 切断传播途径
   C. 接种疫苗　　　　　　　D. 积极治疗

E. 积极康复

4. 复治肺结核患者在治疗满哪几个月时送痰进行复查（　　）

A. 2、3、6个月　　　　　　B. 3、5、8个月
C. 2、5、8个月　　　　　　D. 2、5、10个月
E. 2、6、8个月

5. 社区卫生服务中心（站）接到上级专业机构管理肺结核患者的通知单后，要在多长时间内访视患者（　　）

A. 12h　　B. 24h　　C. 36h　　D. 48h　　E. 72h

6. 对于由医务人员督导服药的肺结核患者，医务人员记录随访评估结果的周期是（　　）

A. 每10天1次　　　　　　B. 每个月1次
C. 每周1次　　　　　　　D. 每季度1次
E. 每半年1次

7. 以下关于肺结核的说法正确的是（　　）

A. 肺结核的主要传染源是排菌的肺结核患者
B. 肺结核的主要感染途径是血液传播
C. 肺结核难以治愈
D. 影响结核分枝杆菌传播的因素中接触者自身免疫功能影响较小
E. 消化道也是感染肺结核的一种重要方式

8. 下列说法不正确的是（　　）

A. 肺结核患者密切接触者比其他的人更容易发病
B. 肺结核患者传染期内应尽量少去公共场所，如需外出应佩戴口罩
C. 肺结核患者最好住在单独的光线充足的房间，经常开窗通风
D. 肺结核患者不要对着他人大声说话、咳嗽或打喷嚏
E. 肺结核患者治疗期间要加强营养和休息，可以少量饮酒

9. 对于由家庭成员督导的患者，基层医疗卫生机构要在患者的强化期或注射期内（　　）

A. 至少每月记录2次　　　　B. 每15天随访1次
C. 至少每月记录1次　　　　D. 每10天随访1次
E. 每7天随访1次

10. 肺结核患者查痰的目的是（　　）

A. 计算治疗费用　　　　　　B. 决定是否需要住院治疗
C. 决定是否随访　　　　　　D. 决定是否需要督导管理
E. 让医生及时了解患者的治疗状况、是否有效、是否需要调整治疗方案

二、简答题

1. 肺结核的预防措施主要有哪些？
2. 不规律服用抗结核药物的危害有哪些？
3. 肺结核患者健康管理服务的内容主要有哪些？

（段维霞）

第十三章
传染病及突发公共卫生事件

【学习目标】

1. 掌握　传染病流行过程的三个环节和影响因素，突发公共卫生事件的概念、分类和分级。
2. 熟悉　传染病的报告制度，传染病的预防和控制措施，突发公共卫生事件信息报告。
3. 了解　传染病的隔离和消毒，突发公共卫生事件的应急预案及应急反应措施。
4. 树立大卫生、生命至上的观念。尊重科学、求真务实、遵循科学规律指导实践。

【案例导入1】

案例回放：

2020年新型冠状病毒突袭而至，疫情来势汹汹，地球人生命安全和身体健康面临严重威胁。中国坚持人民至上、生命至上，以坚定果敢的勇气和坚韧不拔的决心，同时间赛跑、与病魔较量，迅速打响疫情防控的人民战、总体战、阻击战，用1个多月的时间初步遏制疫情蔓延势头，用2个月左右的时间将本土每天新增病例控制在个位数以内，用3个月左右的时间取得武汉保卫战、湖北保卫战的决定性成果，进而又接连打了几场局部地区聚集性疫情歼灭战，夺取了全国抗疫斗争重大战略成果。截至2020年9月1日中国现有确诊患者396人，累计患者90657人，累计治愈85520人，累计死亡4741人。美国现有确诊患者2521773人，累计确诊6638044人，累计治愈3918810人，累计死亡197461人。

思考问题：

1. 新冠肺炎属于突发公共卫生事件吗？如果是，该如何定级分类？
2. 对比中美两国的新冠肺炎资料，你认为我国防控疾病最有效的措施有哪些？

【案例导入2】

案例回放：

2017年8月，湖南省桃江县某中学发现肺结核疫情，至2017年11月16日，已发现29例肺结核确诊病例和5例疑似病例，另有38名学生预防性服药，共计72名学生接受治疗和管理，对疑似及预防性服药学生的诊断待观察、复查后再予以确认。截至2017年11月24日，该中学共发现81例肺结核确诊病例和7例疑似病例。

◎ 思考问题：
1. 该事件属于突发公共卫生事件吗？如果是，该如何定级分类？
2. 为避免类似事件的发生，应采取哪些预防和控制措施？

第一节 传染病概述

传染病（communicable diseases）是指由病原体（或它们的毒性产物）引起的能在人与人、动物与动物或人与动物之间相互传播的一类疾病。

传染病防治工作关系到人民群众的身体健康和生命安全，也关系到社会发展和国家稳定。我国政府高度重视传染病防治工作，将其纳入国民经济和社会发展规划，深入贯彻传染病防治法，传染病防治工作取得一定成效。目前，传染病依旧不断危害人类健康，加强对传染病的预防和控制，仍是我国疾病防治工作的重点。

一、传染病的流行过程

传染病的流行过程（epidemic process）是指传染病在人群中的发生、发展和转归的过程。传染病的流行过程表现为群体现象，必须具备基本条件和三个环节，并且受两个因素的影响。掌握传染病流行过程的基本条件及其影响因素，有助于制订正确的防制措施，控制传染病的发生和蔓延。

（一）传染病发生的基本条件

1. 病原体

病原体是指能够引起宿主致病的各种生物体，包括病毒、细菌、真菌、螺旋体和寄生虫等。病原体侵入宿主后能否引起疾病，主要取决于病原体的致病能力。①侵袭力，是指病原体侵入机体并在机体内生长繁殖扩散的能力；②毒力，指病原体感染机体后引起疾病严重程度的能力，取决于病原体释放的毒素（外毒素、内毒素）和其他毒力因子（如细菌素）；③数量，在同一种传染病中，数量一般与致病能力呈正比，在不同传染病中，能引起疾病的最低病原体数量有较大区别，如伤寒需要10万个菌体，而细菌性痢疾仅需要10个菌体；④变异性，病原体因环境条件和遗传因素的变化而发生变异，表现为耐药性变异、抗原性变异和毒力变异，对传染病的流行、预防和治疗具有重要意义。

2. 宿主

宿主是指在自然条件下被病原体寄生的人或动物。机体的免疫应答对感染过程的表现和转归起着重要作用。当机体具有充分的抵抗力和免疫力（非特异性免疫和特异性免疫）时，病原体则难以侵入或难以在宿主体内生存、繁殖，也就不能导致感染和发病。

3. 感染过程和感染谱

感染过程指病原体进入宿主后，病原体与宿主相互作用的过程，即感染发生、发展和转归的过程。感染是在个体中发生的生物学现象。

感染谱是指宿主感染病原体后，呈现出轻重程度不同的感染表现形式。感染后的主要表现取决于病原体的致病力和宿主的免疫功能，也与外界的干预（药物、营养和劳累等）有关。①以显性感染为主，宿主体内有病原体并有明显的临床表现，如水痘和麻疹等；②以隐性感染为主，宿主体内有病原体，产生特异性免疫力，但没有该病的临床表现，如流行性乙型脑炎、白喉和病毒性肝炎等；③以病原携带状态为主，宿主体内有病原体并不断繁殖排出，但没有该病的临床表现，如乙型肝炎、伤寒和流行性脑脊髓膜炎等；④以潜伏性感染为主，宿主体内有病原体不繁殖且不排出，没有该病的临床表现，如结核、单纯疱疹和疟疾等。

（二）传染病流行过程的三个环节

传染病在人群中发生流行必须同时具备三个条件，即传染源、传播途径和易感人群，三个环节相互依赖、相互联系，三者缺一不可，否则传染病的流行就不会发生或终止。

1. 传染源

传染源（source of infection）是指体内有病原体生长、繁殖并能排出体外的宿主（人和动物）。传染源排出病原体的整个时期称传染期，传染期是决定传染源隔离期限的重要依据，也影响传染病的流行特征。传染源主要有以下四种：

（1）**患者**　即显性感染者，可借其症状（如呕吐、腹泻、咳嗽等）促进病原体的排出和播散，是最重要传染源。患者作为传染源的意义主要取决于患病的类型、病程阶段、活动的范围，以及排出病原体的数量、频度和持续时间的长短等。

（2）**隐性感染者**　因没有任何症状和体征而不易被发现。所以在某些传染病中（如脊髓灰质炎、流行性乙型脑炎）是重要传染源。

（3）**病原携带者**　指外表无任何临床症状和体征，但携带并能排出病原体的人，是重要的传染源，包括潜伏期病原携带者、恢复期病原携带者和健康病原携带者。病原携带者取决于排出病原体的数量多少、携带病原体的时间长短、携带者的职业以及个人卫生习惯、环境卫生和防疫措施等，职业及个人卫生习惯最重要。

（4）**受感染的动物**　传播疾病的动物为动物传染源。动物作为传染源的意义取决于人与受感染动物的接触机会与密切程度、动物传染源的种类和密度、环境条件等。

2. 传播途径

传播途径（route of transmission）是指病原体从传染源排出后到侵入新的易感宿主前，在外界环境中所经历的全部过程。一种传染病可通过一种或多种途径传播，常见的传播途径有：

（1）**经空气传播**　通过飞沫、飞沫核和尘埃三种形式传播，是呼吸道传染病（百日咳、麻疹、肺结核和肺炭疽）的主要传播途径。其流行特征为：①传播广泛迅速，发病率高；②有明显的季节性，冬春季高发；③儿童少年多见；④受人口密度、居住条件及人群的特异性免疫性水平影响。

（2）**经食物传播**　食物本身含有病原体，或食物在生产、加工、运输、贮存与销售的环节中被病原体污染，引起传染病的传播。许多肠道传染病（甲型肝炎）、某些寄生虫病（绦虫病）、个别呼吸道传染病（白喉、结核病）及人畜共患病（炭疽病）都可经食物传播。其流行特征为：①患者有食用某种受污染食物的历史，不食者不发病；②易形成暴发，累及人数与食用污染食品的人数有关；③停止供应污染食物后暴发即平息；④夏秋季多见，一般不形成慢性流行。

（3）**经水传播**　通过饮用或接触被病原体污染的水传播，是许多肠道传染病（霍乱）、某些人畜共患病和寄生虫病（血吸虫病、钩端螺旋体病）常见的传播途径。①经饮用水传播传染病的流行特征：病例的分布与供水范围分布一致；除哺乳婴儿外，年龄、性别、职业分布差异不明显；多呈暴发流行，若水源经常受污染，病例可长年不断，发病呈地方性；停用被污染的水源后或采取净化措施后，暴发或流行即可平息。②经接触疫水传播传染病的流行特征：有疫水接触史；发病有地方性、季节性；发病有年龄、性别和职业特点；大量易感人群进入流行区，可呈暴发流行；加强疫水管理和个人防护后可控制疾病的发生。

（4）经接触传播 包括直接接触传播和间接接触传播。直接接触传播指传染源直接与易感者接触的一种传播，如性病、狂犬病等。间接接触传播指易感者接触被传染源排泄物或分泌物所污染的日常生活物品（如衣服、手帕、玩具等）所造成的传播，又称日常生活接触传播，如沙眼、甲型肝炎等。多种肠道传染病、人畜共患病、皮肤传染病等可通过间接接触传播。其流行特征为：①病例多呈散发，可形成家庭或同室内的聚集性；②流行过程缓慢，无明显的季节性；③在个人卫生习惯不良和卫生条件差的情况下发病较多；④加强传染源管理，严格消毒制度，注意个人卫生，可减少发病。

（5）经媒介节肢动物传播 包括机械性携带传播和生物性传播。机械性携带传播指媒介生物仅起机械携带病原体传播。如苍蝇、蟑螂通过接触、反吐和粪便排出病原体（伤寒、细菌性痢疾）等方式，污染食物、餐具，使接触者感染。生物性传播指病原体进入媒介生物体内，经过发育和（或）繁殖后，然后传给易感者。如鼠疫和疟疾经蚤和蚊虫传播。其流行特征：①地区性和季节性分布明显；②某些具有明显的职业特点，如森林脑炎多见于伐木工人；③发病年龄分布，老疫区病例多见于儿童，新疫区病例无年龄差异；④人与人之间一般不传播。

（6）经土壤传播 易感者接触了被病原体受污染的土壤所引起的传播。其流行特征为：①有土壤接触史；②发病与病原体（蛔虫卵、破伤风杆菌、炭疽杆菌、气性坏疽杆菌）在土壤中的存活力有关；③与个人卫生习惯和防护措施有关。土壤中的破伤风杆菌、炭疽杆菌可经破损的皮肤入侵。

（7）医源性传播 指在医疗及预防保健服务工作中，由于没有严格执行规章制度和操作规范，人为地引起某些传染病的传播。一般分两类：①由于医疗器械和设备被污染或消毒不严引起的感染（乙型肝炎和丙型肝炎）；②生物制品或药品受污染而造成的传播（乙型肝炎、丙型肝炎和艾滋病等）。

（8）垂直传播 病原体通过母体传给子代称为垂直传播，又称母婴传播或围生期传播。主要传播方式包括：①经胎盘传播：母体内的病原体可经胎盘血液使胎儿遭受感染，如风疹病毒、艾滋病病毒、乙肝病毒等；②上行性传播：病原体经孕妇阴道口上行性进入子宫到达绒毛膜或胎盘引起胎儿感染，如葡萄球菌、链球菌和白念珠菌等；③分娩时传播：分娩过程中胎儿通过严重污染的产道时受到的感染，如淋球菌和疱疹病毒等。

3. 易感人群

易感人群（susceptible population）是对某种疾病或传染病缺乏特异免疫力的人群。易感人群作为一个整体对某种传染病易感的程度称人群易感性，通常以人群中非免疫人口占全部人口的百分比表示。人群易感性是引起传染病传播的必要条件之一，在其他条件不变的情况下，易感性高，则传染病易于发生和传播，流行的可能性大。

（1）致人群易感性升高的主要因素 ①新生儿的增加：出生后 6 个月以上未经人工免疫的婴儿，其源自母体的抗体逐渐消失，缺乏特异性免疫，因此对许多传染病易感；②易感人口的迁入：非流行区居民迁入流行区后使流行区人群的易感性升高；③免疫人口的免疫力自然消退、迁出或死亡使人群易感性相对升高。

（2）**致人群易感性下降的主要因素** ①预防接种：对易感人群施行人工免疫是降低人群易感性最积极的方法；②流行后免疫人口增加；③人群抵抗力的提高。

（三）影响传染病流行过程的两个因素

传染病流行过程的三个环节（传染源、传播途径和易感人群）是传染病流行的生物基础，但流行与否以及流行的过程受到自然因素和社会因素的共同影响，这两类因素通过作用于三个基本环节而影响传染病的流行过程。

1. 自然因素

自然因素包括气候、地理、土壤、动植物等因素，以气候和地理因素影响最大。

（1）**对传染源的影响** 对野生动物为传染源的疾病（鼠疫和流行性出血热）影响明显，自然疫源地的形成有赖于一定的地理和气候因素。

（2）**对传播途径的影响** 以媒介节肢动物为传播途径时受自然因素影响明显。地理环境和气候条件适宜病原体的生长繁殖或媒介节肢动物的生长和活动，导致某些疾病有地区性和季节性，如流行性乙型脑炎和疟疾发病多在夏季、雨水充沛时，钩端螺旋体病发生在夏秋季洪水泛滥时，森林脑炎有明显地区性和季节性。

（3）**对易感人群的影响** 自然因素能够影响宿主免疫力和受感染的机会，使得传染病呈时间分布的特点，如寒冷季节，人群室内活动多，接触密切，冷空气刺激呼吸道黏膜使血管收缩抵抗力下降，导致呼吸道疾病的季节性高峰。

2. 社会因素

社会因素包括社会制度、经济和生活条件、文化水平等因素。社会因素对传染病流行过程有着决定性的影响，社会因素既可以扩大传染病的流行，也可以阻止传染病的发生，甚至消灭传染病，社会制度是最重要的影响因素。

（1）**对传染源的影响** 一方面实行严格的国境卫生检疫，防止检疫传染病的传入，加强对传染源的隔离治疗，消除其传染性，控制传染病的传播；另一方面抗生素滥用和病原体耐药性增强使得传染源不易被消除，战争、动乱、难民潮、城市化和人口爆炸和全球旅游业的急剧发展，均可能导致传染病的蔓延和传播。

（2）**对传播途径的影响** 开展群众性的爱国卫生运动，对饮水和食品实行卫生监督与立法，加强粪便、垃圾的卫生管理，城乡卫生面貌大大改善，许多传染病的传播途径得到控制。

（3）**对易感人群的影响** 通过预防接种显著提高了人群免疫水平，使许多传染病得到明显的控制。如我国实施儿童计划免疫程序，使麻疹、白喉、脊髓灰质炎等传染病得到很好的控制。

因此，充分重视社会因素的影响及作用，积极发挥社会的有利因素，控制和消除不利因素，动员社会力量是传染病防控的重要策略。

二、传染病预防控制的策略和措施

（一）传染病预防控制的策略

1. 预防为主

国家对传染病防治实行预防为主的方针，防治结合、分类管理、依靠科学、依靠群众。加强人群免疫、改善卫生条件、加强健康教育、群策群力、因地制宜、发展三级预防保健网，采取综合性防制措施是我国多年来与传染病作斗争策略的概括。

2. 加强传染病的监测

我国传染病监测包括常规报告和哨点监测，检测内容包括传染病发病、死亡情况；病原体类型、特性；媒介昆虫和动物宿主种类、分布和病原体携带状况；人群免疫水平及人口资料等。必要时还要开展对流行因素和流行规律的研究，并评价防疫措施效果。

3. 建立传染病预警制度

国家建立传染病预警制度。国务院卫生行政部门和省、自治区、直辖市人民政府根据传染病发生、流行趋势的预测，及时发出传染病预警，根据情况予以公布。县级以上地方人民政府应当制定传染病预防、控制预案，报上一级人民政府备案。

4. 加强传染病预防控制管理

制定严格的标准和管理规范，对从事病原生物的实验室、传染病菌株和毒种库等进行监督管理；加强血液及血液制品、生物制品、病原生物有关的生物标本等的管理；加强对从事传染病相关工作人员的培训。

5. 传染病的全球化控制

传染病全球化的流行趋势日益体现了传染病的全球化控制策略的重要性。1980年全球消灭天花，1988年WHO启动了全球消灭脊髓灰质炎行动，2001年WHO发起了全球"终止结核病"合作伙伴的一系列活动，在2003年全球通力合作战胜传染性非典型肺炎。此外，针对艾滋病、疟疾和麻风病的全球性策略也在世界各国不同程度地展开，全球化预防传染病策略的效果正日益凸现。

（二）传染病预防控制的措施

传染病的预防控制措施是包括传染病报告制度和针对传染病流行过程的三个环节（传染源、传播途径和易感人群）采取的综合性措施。

1. 传染病报告制度

各级医疗、防疫机构是按照专业分工，承担责任范围内突发传染病疫情监测、信息报告与管理工作。这是监测、控制和消除传染病的重要措施。

（1）报告病种与类别 随着新的传染病不断出现，法定报告传染病的病种也在不断调整。2013年10月28日国家卫生计生委调整修订生效的《中华人民共和国传染病防治法》，根据传染病的危害程度和应采取的监督、监测和管理措施将法定传染病分为甲类、乙类和丙类，共37种。

甲类传染病（2种）：又称强制管理传染病。对此类传染病发生后报告疫情的时限，对患者、病原携带者的隔离、治疗方式以及对疫点、疫区的处理等，均强制执行。包括鼠疫、霍乱。

乙类传染病（25种）：又称严格管理传染病。包括传染性非典型肺炎、艾滋病、病毒性肝炎、脊髓灰质炎、人感染高致病性禽流感、麻疹、流行性出血热、狂犬病、流行性乙型脑炎、登革热、炭疽、细菌性和阿米巴性痢疾、肺结核、伤寒和副伤寒、流行性脑脊髓膜炎、百日咳、白喉、新生儿破伤风、猩红热、布鲁氏菌病、淋病、梅毒、钩端螺旋体病、血吸虫病、疟疾。

丙类传染病（10种）：又称为监测管理传染病。包括流行性感冒、流行性腮腺炎、风疹、急性出血性结膜炎、麻风病、流行性和地方性斑疹伤寒、黑热病、包虫病、丝虫病，除霍乱、细菌性和阿米巴性痢疾、伤寒和副伤寒以外的感染性腹泻病。

国务院卫生行政部门根据传染病暴发、流行情况和危害程度，可决定增加、减少或调整乙类、丙类传染病病种并予以公布。2018年乙类传染病增加了人感染H7N9禽流感，丙类传染病增加了手足口病。2020年1月20日，国家卫生健康委明确将新型冠状病毒感染引起的肺炎纳入《中华人民共和国传染病防治法》规定的乙类传染病，并采取甲类传染病的预防、控制措施。因此，目前法定传染病包括甲类2种，乙类27种，丙类11种，共40种。

（2）**责任报告人** 任何单位和个人发现传染病患者或者疑似传染病患者时，应及时向附近的疾病预防控制机构或者医疗机构报告。2006年原卫生部制定的《传染病信息报告管理规范》中明确规定各级各类医疗机构、疾病预防控制机构、采供血机构均为责任报告单位；凡执行职务的人员和乡村医生、个体开业医生为责任疫情报告人。传染病实行属地化管理，传染病报告卡由首诊医生或其他执行职务的人员负责填写。

（3）**报告时限** ①责任报告单位和责任疫情报告人发现甲类传染病和乙类传染病中的肺炭疽、传染性非典型肺炎、脊髓灰质炎的患者或疑似患者时，或发现其他传染病和不明原因疾病暴发时，应于2h内将传染病报告卡通过网络报告；未实行网络直报的责任报告单位应于2h内以最快的通讯方式（电话、传真）向当地县级疾病预防控制机构报告，并于2h内寄送出传染病报告卡；②对其他乙、丙类传染病患者、疑似患者和规定报告的传染病病原携带者在诊断后，实行网络直报的责任报告单位应于24h内进行网络报告；未实行网络直报的责任报告单位应于24h内寄送出传染病报告卡；③县级疾病控制机构收到无网络直报条件责任报告单位报送的传染病报告卡后，应于2h内网络直报；④其他符合突发公共卫生事件报告标准的传染病暴发疫情，按《突发公共卫生事件信息报告管理规范》要求报告。

2. 针对传染源的管理措施

有效地管理传染源，减少传染病的发生和传播。

（1）**患者** 要做到"早发现、早诊断、早报告、早隔离和早治疗"，即"五早"措施。防止传染病在人群中的传播蔓延。患者一旦诊断为传染病或疑似传染病，按传染病防治法规定实行分级管理。

（2）**病原携带者** 应做好登记、管理和随访至其病原体检查2~3次阴性后。在饮食、托幼和服务行业工作的病原携带者须暂时离开工作岗位，久治不愈的伤寒或病毒性肝炎病毒携带者不得从事威胁性职业。艾滋病、乙型和丙型病毒性肝炎、疟疾病原携带者严禁献血。

（3）**接触者** 凡与传染源有过接触有可能感染者须接受检疫。检疫期限是以最后接触之日算起相当于该病的最长潜伏期。检疫期未发病的解除检疫，发病的按患者进行管理。传染病流行期间对于密切接触者或易感者，紧急接种疫苗或药物预防，如麻疹疫苗和抗疟疾药。

（4）**动物传染源** 有经济价值的动物由兽医部门尽可能进行隔离治疗，对没有经济价值或虽有经济价值但患烈性传染病的感染动物如狂犬病和疯牛病等应予以杀灭，并对病畜尸体要彻底焚化或深埋。

3. 针对传播途径的措施

杀灭环境中的病原体或媒介。

由于各种传染病的传播途径不同，故采用的措施也各不相同，例如，对肠道传染病，重点搞好"三管一灭"，即管好饮食、饮水，管好粪便，消灭苍蝇；对呼吸道传染病，重点是空气消毒、通风换气、个人防护（如戴口罩、减少或禁止集会、少到或不到人口拥挤的场所）等措施；对病媒昆虫传播的疾病重点在于杀灭虫媒（提倡开展卫生运功、防虫、杀虫、驱虫、采取药物等措施）。某些传染病，如血吸虫病，由于传播因素复杂，应采取综合性措施才能切断传播途径。

4. 针对易感者的措施

提高人体对传染病的免疫力和抵抗力。

（1）健康教育 对群众广泛开展相关传染病的知识介绍，让群众意识到严重性，了解其传播规律而获得有效的自我保护的能力，增强非特异性免疫力。

（2）预防接种 可增强特异性免疫力，包括主动免疫和被动免疫。我国有计划免疫程序。传染病流行时，对易感者进行应急的被动免疫可有效控制流行。

（3）药物预防 某些传染病流行时，可给予药物预防。如用金刚烷胺预防流行性感冒。

三、传染病的隔离和消毒

（一）传染病的隔离

传染病隔离是将处于传染期间的传染病患者或病原携带者安置在指定的地方，集中护理和治疗，使其与健康人和传染病患者分开，目的在于管理传染源，防治传染病的扩散蔓延和医院内感染。隔离管理制度有：①患者不得擅自离开病区，不同病种患者不得互相接触；②家属须按规定进行探视或陪住，甲类传染病禁止探视；③患者的用物如杂志、书信、票证等，需经消毒后方可送出；④工作人员应定期进行体检、带菌检查及预防注射；⑤患者病愈出院时应进行卫生处理，其病床、被褥、家具等须按规定进行彻底清洗消毒。

强制管理传染病（甲类传染病和乙类传染病中的新型冠状病毒肺炎、传染性非典型肺炎和肺炭疽）的患者、病原携带者或疑似患者，必须强制实施医院或指定场所的隔离治疗；乙类或丙类传染病的患者、病原携带者或疑似患者，根据病情采取必要的治疗或控制传播措施；传染病的接触者应根据具体情况实施留验（即隔离观察，甲类传染病接触者）和医学观察（乙类和丙类传染病接触者）。

（二）传染病的消毒

消毒指用化学、物理、生物的方法消除和杀灭的病原体。目的是切断传播途径，并控制传染病的传播，防止交叉感染。

1. 消毒的分类

消毒可分为预防性消毒与疫源地消毒。

（1）预防性消毒 指对可能被病原体污染的场所和物品的消毒。例如饮水消毒、空气消毒和乳品消毒等。

（2）疫源地消毒 是对现有或曾有传染源的场所进行消毒，目的是杀灭由传染源排出的病原体。疫源地消毒又可分为随时消毒与终末消毒。①随时消毒：指疫源地现有传染源存在时，随时对其排泄物、分泌物及污染的物品进行消毒。②终末消毒：指传染源已迁走（住院、死亡、痊愈等）对疫源地进行一次彻底消毒，以消除遗留在外界环境中的病原体。一般针对病原体对外环境抵抗力较强的疾病进行终末消毒，如霍乱、副伤寒、鼠疫、炭疽等。

2. 消毒的方法

（1）物理消毒法 指利用物理因素作用于病原体，将其消除和杀灭。包括机械、热、光、电、微波、辐射等，即经济、又简便，已在日常生活中广泛应用。

（2）化学消毒法 指利用化学消毒剂使病原体蛋白质凝固、变性，或使病原体失去活性而将其杀灭的方法。根据化学消毒剂的消毒性能将其分为以下 3 种。

① 高效消毒剂：能杀灭芽孢、真菌孢子在内的各种微生物，如过氧乙酸、甲醛、戊二醛和 2.5% 碘酊等。含氯制剂和碘伏居于高效消毒剂与中效消毒剂效能之间。

② 低效消毒剂：只能杀灭细菌繁殖体和亲脂类病毒，对真菌也有一定的作用，如氯己定（洗必泰）、汞和某些季铵盐类消毒剂。

③ 中效消毒剂：能杀灭细菌芽孢以外的各种病原微生物，如乙醇、氧化剂、部分含氯制剂和溴剂等。

第二节　突发公共卫生事件

突发公共卫生事件是一项重大的社会问题，关系到公众的健康、经济的发展和社会的安定，已日益成为社会普遍关注的热点问题。为了有效预防、及时控制和消除突发公共卫生事件的危害，国家相继颁布了突发公共卫生事件及其应急处理的相关条例和法律：如《突发公共卫生事件应急条例》《国家突发公共卫生事件应急预案》《中华人民共和国传染病防治法》《中华人民共和国食品卫生法》和《中华人民共和国职业病防治法》等，处理突发公共卫生事件必须以相应的法律和条例为依据。

一、突发公共卫生事件概述

根据国务院颁布的《突发公共卫生事件应急条例》，突发公共卫生事件（emergency public health events）是指突然发生、造成或者可能造成社会公众健康严重损害的重大传染病疫情、群体性不明原因疾病、重大食物和职业中毒以及其他影响公众健康的事件。突发公共卫生事件通常有以下特征：①突发性：指发生突然，出乎意料。它一般不具备事物发生前的征兆，留给人们的思考余地较小，要求人们必须在极短的时间内做出分析、判断。②公共属性：指事件危及的对象不是特定的人，而是不特定的群体。③非常规性：指事件超出了一般社会卫生危机的发展规律，并呈现出易变特性，有的甚至呈"跳跃式"发展。④危害性大：事件对公众健康、生命安全、社会经济发展、生态环境等已经或可能造成不同程度的危害。

二、突发公共卫生事件的分类和分级

（一）突发公共卫生事件的分类

《突发公共卫生事件应急条例》规定，突发公共卫生事件根据事件的成因和性质可分为以下几类。

1. 重大传染病疫情

指传染病的暴发（在一个局部地区短期内突然发生多例同一种传染病患者）和流行（一个地区某种传染病发病率显著超过该病历年的一般发病率水平），包括鼠疫、肺炭疽和霍乱的暴发、动物间鼠疫、布鲁氏菌病和炭疽等流行、乙丙类传染病暴发或多例死亡、罕见或已消灭的传染病、新传染病的疑似病例等。

2. 群体性不明原因疾病

指一定时间内（通常是指 2 周内），在某个相对集中的区域（如同一个医疗机构、自然村、社区、建筑工地、学校等集体单位）内同时或者相继出现 3 例及以上相同临床表现，经县级及以上医院组织专家会诊，不能诊断或解释病因，有重症病例或死亡病例发生的疾病。

3. 重大食物中毒和职业中毒

重大食物中毒和职业中毒包括中毒人数超过 30 人或出现死亡 1 例以上的饮用水和食物中毒，短期内发生 3 人以上或出现死亡 1 例以上的职业中毒。

4. 其他严重影响公众健康的事件

包括医源性感染暴发，药品或免疫接种引起的群体性反应或死亡事件，严重威胁或危害公众健康的水、环境、食品污染和放射性、有毒有害化学性物质丢失、泄漏等事件，生物、化学、核辐射等恐怖袭击事件，有毒有害化学品生物毒素等引起的集体性急性中毒事件。有潜在威胁的传染病动物宿主、媒介生物发生异常和学生因意外事故自杀或他杀出现 1 例以上的死亡以及上级卫生行政部门临时规定的其他重大公共卫生事件。

（二）突发公共卫生事件的分级

根据突发公共卫生事件的性质、危害程度、涉及范围，划分为一般（Ⅳ级）、较大（Ⅲ级）、重大（Ⅱ级）和特别重大（Ⅰ级）四级。

1. Ⅰ级

有下列情形之一的为特别重大突发公共卫生事件。

（1）肺鼠疫、肺炭疽在大、中城市发生并有扩散趋势，或肺鼠疫、肺炭疽疫情波及 2 个以上的省份，并有进一步扩散趋势。

（2）发生传染性非典型肺炎、人感染高致病性禽流感病例，并有扩散趋势。

（3）涉及多个省份的群体性不明原因疾病，并有扩散趋势。

（4）发生新传染病或我国尚未发现的传染病发生或传入，并有扩散趋势，或发现我国已消灭的传染病重新流行。

（5）发生烈性病菌株、毒株、致病因子等丢失事件。

（6）周边以及与我国通航的国家和地区发生特大传染病疫情，并出现输入性病例，严重危及我国公共卫生安全的事件。

（7）国务院卫生行政部门认定的其他特别重大突发公共卫生事件。

2. Ⅱ级

有下列情形之一的为重大突发公共卫生事件。

（1）在一个县（市）行政区域内，一个平均潜伏期内（6 天）发生 5 例以上肺鼠疫、肺炭疽病例，或者相关联的疫情波及 2 个以上的县（市）。

（2）发生传染性非典型肺炎、人感染高致病性禽流感疑似病例。

（3）腺鼠疫发生流行，在一个市（地）行政区域内，一个平均潜伏期内多点连续发病 20 例以上，或流行范围波及 2 个以上市（地）。

（4）霍乱在一个市（地）行政区域内流行，1 周内发病 30 例以上，或波及 2 个以上市（地），有扩散趋势。

（5）乙类、丙类传染病波及 2 个以上县（市），1 周内发病水平超过前 5 年同期平均发病水平 2 倍以上。

（6）我国尚未发现的传染病发生或传入，尚未造成扩散。

（7）发生群体性不明原因疾病，扩散到县（市）以外的地区。

（8）发生重大医源性感染事件。

（9）预防接种或群体预防性服药出现人员死亡。

（10）一次食物中毒人数超过100人并出现死亡病例，或出现10例以上死亡病例。

（11）一次发生急性职业中毒50人以上，或死亡5人以上。

（12）境内外隐匿运输、邮寄烈性生物病原体、生物毒素造成我境内人员感染或死亡的。

（13）省级以上人民政府卫生行政部门认定的其他重大突发公共卫生事件。

3. Ⅲ级

有下列情形之一的为较大突发公共卫生事件。

（1）发生肺鼠疫、肺炭疽病例，一个平均潜伏期内病例数未超过5例，流行范围在一个县（市）行政区域以内。

（2）腺鼠疫发生流行，在一个县（市）行政区域内，一个平均潜伏期内连续发病10例以上，或波及2个以上县（市）。

（3）霍乱在一个县（市）行政区域内发生，1周内发病10～29例，或波及2个以上县（市），或市（地）级以上城市的市区首次发生。

（4）一周内在一个县（市）行政区域内，乙、丙类传染病发病水平超过前5年同期平均发病水平1倍以上。

（5）在一个县（市）行政区域内发现群体性不明原因疾病。

（6）一次食物中毒人数超过100人，或出现死亡病例。

（7）预防接种或群体预防性服药出现群体心因性反应或不良反应。

（8）一次发生急性职业中毒10～49人，或死亡4人以下。

（9）市（地）级以上人民政府卫生行政部门认定的其他较大突发公共卫生事件。

4. Ⅳ级

有下列情形之一的为一般突发公共卫生事件。

（1）腺鼠疫在一个县（市）行政区域内发生，一个平均潜伏期内病例数未超过10例。

（2）霍乱在一个县（市）行政区域内发生，1周内发病9例以下。

（3）一次食物中毒人数30～99人，未出现死亡病例。

（4）一次发生急性职业中毒9人以下，未出现死亡病例。

（5）县级以上人民政府卫生行政部门认定的其他一般突发公共卫生事件。

三、突发公共卫生事件的信息报告

为进一步加强对突发公共卫生事件相关信息报告的管理，保障信息报告系统规范有效运行，及时准确掌握突发公共卫生事件相关信息，快速有效地处置各种突发公共卫生事件，原卫生部制定了《国家突发公共卫生事件相关信息报告管理工作规范（试行）》。基层卫生人员应熟悉以下内容，并能熟练填写突发公共卫生事件相关信息报告卡。

（一）基本原则

突发公共卫生事件相关信息报告管理遵循依法报告、统一规范、属地管理、准确及时、分级分类的原则。

（二）组织机构、责任报告单位和责任报告人

1. 各级卫生行政部门

负责对突发公共卫生事件相关信息报告工作进行监督和管理，根据《国家突发公共卫生事件应急预案》要求，组织人员对本规范规定报告的突发公共卫生事件进行核实、确认和分级。具体分级标准详见《国家突发公共卫生事件应急预案》。各级卫生行政部门应指定专门机构负责突发公共卫生事件相关信息报告系统的技术管理，网络系统维护，网络人员的指导、培训。

2. 责任报告单位

县级以上各级人民政府卫生行政部门指定的突发公共卫生事件监测机构、各级各类医疗卫生机构、卫生行政部门、县级以上地方人民政府和检验检疫机构、食品药品监督管理结构、环境保护监测机构、教育机构等有关单位为突发公共卫生事件的责任报告单位。

3. 责任报告人

执行职务的各级各类医疗卫生机构的医疗卫生人员、个体开业医生为突发公共卫生事件的责任报告人。

（三）报告内容

1. 事件信息

信息报告主要内容包括：事件名称、事件类别、发生时间、地点、涉及的地域范围、人数、主要症状与体征、可能的原因、已经采取的措施、事件的发展趋势、下一步工作计划等。具体内容见《突发公共卫生事件相关信息报告卡》。

2. 事件发生、发展、控制过程信息

事件发生、发展、控制过程信息分为初次报告、进程报告、结案报告。

（1）**初次报告** 报告内容包括事件名称、初步判定的事件类别和性质、发生地点、发生时间、发病人数、死亡人数、主要的临床症状、可能原因、已采取的措施、报告单位、报告人员及通讯方式等。

（2）**进程报告** 报告事件的发展与变化、处置进程、事件的诊断和原因或可能因素，势态评估、控制措施等内容。同时，对初次报告的《突发公共卫生事件相关信息报告卡》进行补充和修正。重大及特别重大突发公共卫生事件至少按日进行进程报告。

（3）**结案报告** 事件结束后，应进行结案信息报告。达到《国家突发公共卫生事件应急预案》分级标准的突发公共卫生事件结束后，由相应级别卫生行政部门组织评估，在确认事件终止后2周内，对事件的发生和处理情况进行总结，分析其原因和影响因素，并提出今后对类似事件的防范和处置建议。

（四）报告的范围与标准

突发公共卫生事件相关信息报告范围，包括可能构成或已发生的突发公共卫生事件相关信息，其报告标准不完全等同于《国家突发公共卫生事件应急预案》的判定标准。突发公共卫生事件的确认、分级由卫生行政部门组织实施。

1. 传染病

（1）**鼠疫** 发现1例及以上鼠疫病例。

（2）**霍乱** 发现1例及以上霍乱病例。

（3）**传染性非典型肺炎** 发现1例及以上传染性非典型肺炎病例患者或疑似患者。

（4）**人感染高致病性禽流感** 发现1例及以上人感染高致病性禽流感病例。

（5）**炭疽** 发生1例及以上肺炭疽病例；或1周内，同一学校、幼儿园、自然村寨、社区、建筑工地等集体单位发生3例及以上皮肤炭疽或肠炭疽病例；或1例及以上职业性炭疽病例。

（6）**甲型肝炎/戊型肝炎** 1周内，同一学校、幼儿园、自然村寨、社区、建筑工地等集体单位发生5例及以上甲型肝炎/戊型肝炎病例。

（7）**伤寒（副伤寒）** 5例及以上伤寒（副伤寒）病例，或出现2例及以上死亡。

（8）**细菌性和阿米巴性痢疾** 3天内，同一学校、幼儿园、自然村寨、社区、建筑工地等集体单位发生10例及以上细菌性和阿米巴性痢疾病例，或出现2例及以上死亡。

（9）**麻疹** 1周内，10例及以上麻疹病例。

（10）**风疹** 1周内，同一学校、幼儿园、自然村寨、社区等集体单位发生10例及以上风疹病例。

（11）**流行性脑脊髓膜炎** 3天内，同一学校、幼儿园、自然村寨、社区、建筑工地等集体单位发生3例及以上流行性脑脊髓膜炎病例，或者有2例及以上死亡。

（12）**登革热** 1周内，一个县（市、区）发生5例及以上登革热病例；或首次发现病例。

（13）**流行性出血热** 1周内，同一自然村寨、社区、建筑工地、学校等集体单位发生5例（高发地区10例）及以上流行性出血热病例，或者死亡1例及以上。

（14）**钩端螺旋体病** 1周内，同一自然村寨、建筑工地等集体单位发生5例及以上钩端螺旋体病病例，或者死亡1例及以上。

（15）**流行性乙型脑炎** 1周内，同一乡镇、街道等发生5例及以上流行性乙型脑炎病例，或者死亡1例及以上。

（16）**疟疾** 以行政村为单位，1个月内，发现5例（高发地区10例）及以上当地感染的病例；或在近3年内无当地感染病例报告的乡镇，以行政村为单位，1个月内发现5例及以上当地感染的病例；在恶性疟流行地区，以乡（镇）为单位，1个月内发现2例及以上恶性疟死亡病例；在非恶性疟流行地区，出现输入性恶性疟继发感染病例。

（17）**血吸虫病** 在未控制地区，以行政村为单位，2周内发生急性血吸虫病病例10例及以上，或在同一感染地点1周内连续发生急性血吸虫病病例5例及以上；在传播控制地区，以行政村为单位，2周内发生急性血吸虫病病例5例及以上，或在同一感染地点1周内连续发生急性血吸虫病病例3例及以上；在传播阻断地区或非流行区，发现当地感染的患者、病牛或感染性钉螺。

（18）**流感** 1周内，在同一学校、幼儿园或其他集体单位发生30例及以上流感样病例，或5例及以上因流感样症状住院病例，或发生1例及以上流感样病例死亡。

（19）**流行性腮腺炎** 1周内，同一学校、幼儿园等集体单位中发生10例及以上流行性腮腺炎病例。

（20）**感染性腹泻（除霍乱、痢疾、伤寒和副伤寒以外）** 1周内，同一学校、幼儿园、自然村寨、社区、建筑工地等集体单位中发生20例及以上感染性腹泻病例，或死亡1例及以上。

（21）**猩红热** 1周内，同一学校、幼儿园等集体单位中，发生10例及以上猩红热病例。

（22）水痘 1周内，同一学校、幼儿园等集体单位中，发生10例及以上水痘病例。

（23）输血性乙型肝炎、丙型肝炎、HIV 医疗机构、采供血机构发生3例及以上输血性乙型肝炎、丙型肝炎病例或疑似病例或HIV感染。

（24）新发或再发传染病 发现本县（区）从未发生过的传染病或发生本县近5年从未报告的或国家宣布已消灭的传染病。

（25）不明原因肺炎 发现不明原因肺炎病例。

2. 食物中毒

（1）一次食物中毒人数30人及以上或死亡1人及以上。

（2）学校、幼儿园、建筑工地等集体单位发生食物中毒，一次中毒人数5人及以上或死亡1人及以上。

（3）地区性或全国性重要活动期间发生食物中毒，一次中毒人数5人及以上或死亡1人及以上。

3. 职业中毒

发生急性职业中毒10人及以上或者死亡1人及以上的。

4. 其他中毒

出现食物中毒、职业中毒以外的急性中毒病例3例及以上的事件。

5. 环境因素事件

发生环境因素改变所致的急性病例3例及以上。

6. 意外辐射照射事件

出现意外辐射照射人员1例及以上。

7. 传染病菌、毒种丢失

发生鼠疫、炭疽、非典、艾滋病、霍乱、脊髓灰质炎等菌毒种丢失事件。

8. 预防接种和预防服药群体性不良反应

（1）群体性预防接种反应 一个预防接种单位一次预防接种活动中出现群体性疑似异常反应；或发生死亡。

（2）群体预防性服药反应 一个预防服药点一次预防服药活动中出现不良反应（或心因性反应）10例及以上；或死亡1例及以上。

9. 医源性感染事件

医源性、实验室和医院感染暴发。

10. 群体性不明原因疾病

2周内，一个医疗机构或同一自然村寨、社区、建筑工地、学校等集体单位发生有相同临床症状的不明原因疾病3例及以上。

11. 各级人民政府卫生行政部门认定的其他突发公共卫生事件

（五）报告的方式、时限和程序

获得突发公共卫生事件相关信息的责任报告单位和责任报告人，应当在2h内以电话或传真等方式向属地卫生行政部门指定的专业机构报告，具备网络直报条件的同时进行网络直报，直报的信息由指定的专业机构审核后进入国家数据库。不具备网络直报条件的责任报告单位和责任报告人，应采用最快的通讯方式将《突发公共卫生事件相关信息报告卡》报送属地卫生行政部门指定的专业机构，接到《突发公共卫生事件相关信息报告卡》的专业机构，应对信息进行审核，确定真实性，2h内进行网络直报，同时以电话或传真等方式报告同级卫生行政部门。

接到突发公共卫生事件相关信息报告的卫生行政部门应当尽快组织有关专家进行现场调查，如确认为实际发生突发公共卫生事件，应根据不同的级别，及时组织采取相应的措施，并在2h内向本级人民政府报告，同时向上一级人民政府卫生行政部门报告。如尚未达到突发公共卫生事件标准的，由专业防治机构密切跟踪事态发展，随时报告事态变化情况。

（六）突发公共卫生事件的信息发布

国务院卫生行政主管部门负责向社会发布突发事件的信息。必要时，可以授权省、自治区、直辖市人民政府卫生行政主管部门向社会发布本行政区域内突发事件的信息。

四、突发公共卫生事件的应急预案及应急反应措施

（一）突发事件应急预案的内容

突发事件应急预案的内容包括：①应急处理指挥部的组成和相关部门的职责；②突发事件的监测与预警；③信息的收集、分析、报告、通报制度；④应急处理技术和监测机构及其任务；⑤突发事件的分级和应急处理工作方案；⑥突发事件预防、现场控制，应急设施、设备、救治药品和医疗器械以及其他物资和技术的储备与调度。

（二）突发事件应急反应措施

1. 各级人民政府的应急反应措施

①组织协调有关部门参与突发公共卫生事件的处理；②根据突发公共卫生事件处理需要，调集本行政区域内各类人员、物资、交通工具和相关设施、设备参加应急处理工作，涉及危险化学品管理和运输安全的，有关部门要严格执行相关规定，防止事故发生；③划定控制区域；④疫情控制措施；⑤流动人口管理；⑥实施交通卫生检疫；⑦信息发布；⑧开展群防群治；⑨维护社会稳定。

2. 卫生行政部门的应急反应措施

①组织医疗机构、疾病预防控制机构和卫生监督机构开展突发公共卫生事件的调查与处理；②组织突发公共卫生事件专家咨询委员会对突发公共卫生事件进行评估，提出启动突发公共卫生事件应急处理的级别；③应急控制措施；④督导检查；⑤发布信息与通报；⑥制订技术标准和规范；⑦普及卫生知识；⑧进行事件评估。

3. 医疗机构的应急反应措施

①开展患者接诊、收治和转运工作，实行重症和普通患者分开管理，对疑似患者及时排除或确诊；②协助疾控机构人员开展标本的采集、流行病学调查工作；③做好医院内现场控制、消毒隔离、个人防护、医疗垃圾和污水处理工作，防止院内交叉感染和污染；④做好传染病和中毒患者的报告，对因突发公共卫生事件而引起身体伤害的患者，任何医疗机构不得拒绝接诊；⑤对群体性不明原因疾病和新发传染病做好病例分析与总结，积累诊断治疗的经验。重大中毒事件，按照现场救援、患者转运、后续治疗相结合的原则进行处置；⑥开展科研与国际交流。开展与突发事件相关的诊断试剂、药品、防护用品等方面的研究，开展国际

合作，加快病源查询和病因诊断。

4. 疾病预防控制机构的应急反应措施

①突发公共卫生事件信息报告；②开展流行病学调查；③实验室检测；④开展科研与国际交流；⑤制订技术标准和规范；⑥开展技术培训。

5. 卫生监督机构的应急反应措施

①在卫生行政部门的领导下，开展对医疗机构、疾病预防控制机构突发公共卫生事件应急处理各项措施落实情况的督导、检查；②围绕突发公共卫生事件应急处理工作，开展食品卫生、环境卫生、职业卫生等的卫生监督和执法稽查；③协助卫生行政部门依据《突发公共卫生事件应急条例》和有关法律法规，调查处理突发公共卫生事件应急工作中的违法行为。

6. 出入境检验检疫机构的应急反应措施

①突发公共卫生事件发生时，调动出入境检验检疫机构技术力量，配合当地卫生行政部门做好口岸的应急处理工作；②及时上报口岸突发公共卫生事件信息和情况变化。

7. 非事件发生地区的应急反应措施

未发生突发公共卫生事件的地区应根据其他地区发生事件的性质、特点、发生区域和发展趋势，分析本地区受波及的可能性和程度，重点做好以下工作：①密切保持与事件发生地区的联系，及时获取相关信息；②组织做好本行政区域应急处理所需的人员与物资准备；③加强相关疾病与健康监测和报告工作，必要时建立专门报告制度；④开展重点人群、重点场所和重点环节的监测和预防控制工作，防患于未然；⑤开展防治知识宣传和健康教育，提高公众自我保护意识和能力；⑥根据上级人民政府及其有关部门的决定，开展交通卫生检疫等。

（三）医疗卫生机构应对突发公共卫生事件责任

（1）医疗卫生机构应当对因突发公共卫生事件致病的人员提供医疗救护和现场救援。

（2）医疗卫生机构内应当采取卫生防护措施，防止交叉感染和污染。

（3）医疗卫生机构应当对传染病患者密切接触者采取医学观察措施，传染病患者密切接触者应当予以配合。

（4）医疗机构收治传染病患者、疑似传染病患者，应当依法报告所在地的疾病预防控制机构。

（5）医疗卫生机构有下列行为之一的，由卫生行政主管部门进行处分或追究相应的责任：①未依照本条例的规定履行报告职责，隐瞒、缓报或者谎报的；②未依照本条例的规定及时采取控制措施的；③未依照本条例的规定履行突发事件监测职责的；④拒绝接诊患者的；⑤拒不服从突发事件应急处理指挥部调度的。

第三节 传染病及突发公共卫生事件报告和处理服务规范

一、服务对象

辖内服务人口。

二、服务内容

1. 传染病疫情和突发公共卫生事件风险管理

在疾病预防控制机构和其他专业机构指导下，乡镇卫生院、村卫生室和社区卫生服务中心（站）协助开展传染病疫情和突发公共卫生事件风险排查、收集和提供风险信息，参与风险评估和应急预案制（修）订。突发公共卫生事件是指突然发生，造成或者可能造成社会公众健康严重损害的重大传染病疫情、群体性不明原因疾病、重大食物和职业中毒以及其他严重影响公众健康的事件。

2. 传染病和突发公共卫生事件的发现、登记

乡镇卫生院、村卫生室和社区卫生服务中心（站）应规范填写分诊记录、门诊日志、入/出院登记本、X线检查和实验室检测结果登记本或由电子病历、电子健康档案自动生成规范的分诊记录、门诊日志、入/出院登记、检测检验和放射登记。首诊医生在诊疗过程中发现传染病患者及疑似患者后，按要求填写《中华人民共和国传染病报告卡》或通过电子病历、电子健康档案自动抽取符合交换文档标准的电子传染病报告卡；如发现或怀疑为突发公共卫生事件时，按要求填写《突发公共卫生事件相关信息报告卡》。

3. 传染病和突发公共卫生事件相关信息报告

（1）报告程序与方式 具备网络直报条件的机构，在规定时间内进行传染病和（或）突发公共卫生事件相关信息的网络直报；不具备网络直报条件的，按相关要求通过电话、传真等方式进行报告，同时向辖区县级疾病预防控制机构报送《中华人民共和国传染病报告卡》和（或）《突发公共卫生事件相关信息报告卡》。

（2）报告时限 发现甲类传染病和乙类传染病中的肺炭疽、传染性非典型肺炎、埃博拉出血热、人感染禽流感、寨卡病毒病、黄热病、拉沙热、裂谷热、西尼罗病毒等新发输入传染病患者和疑似患者，或发现其他传染病、不明原因疾病暴发和突发公共卫生事件相关信息时，应按有关要求于2h内报告。发现其他乙、丙类传染病患者、疑似患者和规定报告的传染病病原携带者，应于24h内报告。

（3）订正报告和补报 发现报告错误，或报告病例转归或诊断情况发生变化时，应及时对《中华人民共和国传染病报告卡》和（或）《突发公共卫生事件相关信息报告卡》等进行订正；对漏报的传染病病例和突发公共卫生事件，应及时进行补报。

4. 传染病和突发公共卫生事件的处理

（1）患者医疗救治和管理 按照有关规范要求，对传染病患者、疑似患者采取隔离、医学观察等措施，对突发公共卫生事件伤者进行急救，及时转诊，书写医学记录及其他有关资料并妥善保管，尤其是要按规定做好个人防护和感染控制，严防疫情传播。

（2）传染病密切接触者和健康危害暴露人员的管理 协助开展传染病接触者或其他健康危害暴露人员的追踪、查找，对集中或居家医学观察者提供必要的基本医疗和预防服务。

（3）流行病学调查 协助对本辖区患者、疑似患者和突发公共卫生事件开展流行病学调查，收集和提供患者、密切接触者、其他健康危害暴露人员的相关信息。

（4）疫点疫区处理 做好医疗机构内现场控制、消毒隔离、个人防护、医疗垃圾和污水的处理工作。协助对被污染的场所进行卫生处理，开展杀虫、灭鼠等工作。

（5）**应急接种和预防性服药**　协助开展应急接种、预防性服药、应急药品和防护用品分发等工作，并提供指导。

（6）**宣传教育**　根据辖区传染病和突发公共卫生事件的性质和特点，开展相关知识技能和法律法规的宣传教育。

5. 协助

上级专业防治机构做好结核病和艾滋病患者的宣传、指导服务以及非住院患者的治疗管理工作，相关技术要求参照有关规定。

三、服务流程

传染病和突发公共卫生事件服务流程见图 13-1。

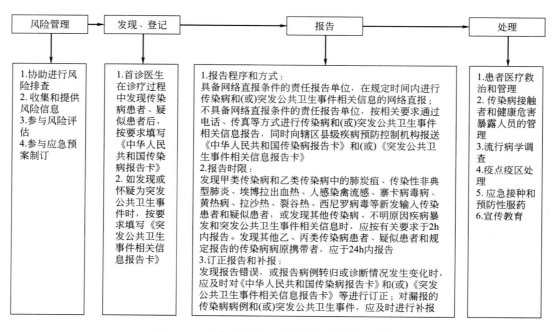

图 13-1　传染病和突发公共卫生事件服务流程

四、服务要求

① 乡镇卫生院、村卫生室和社区卫生服务中心（站）应按照《中华人民共和国传染病防治法》《突发公共卫生事件应急条例》《国家突发公共卫生事件应急预案》等法律法规要求，建立健全传染病和突发公共卫生事件报告管理制度，协助开展传染病和突发公共卫生事件的报告和处置。

② 乡镇卫生院、村卫生室和社区卫生服务中心（站）要配备专（兼）职人员负责传染病疫情及突发公共卫生报告管理工作，定期对工作人员进行相关知识和技能的培训。

③ 乡镇卫生院、村卫生室和社区卫生服务中心（站）要做好相关服务记录，《中华人民共和国传染病报告卡》和《突发公共卫生事件相关信息报告卡》应至少保留 3 年。

五、工作指标

① 传染病疫情报告率＝网络报告的传染病病例数/登记传染病病例数×100％。

② 传染病疫情报告及时率＝报告及时的病例数/报告传染病病例数×100％。
③ 突发公共卫生事件相关信息报告率＝及时报告的突发公共卫生事件相关信息数/报告突发公共卫生事件相关信息数×100％。

=== 思考题 ===

一、单项选择题

1. 构成传染病流行过程的三个基本环节是（   ）
   A. 传染源、传播途径和免疫者　　B. 传染源、传播途径和易感人群
   C. 病原体、宿主和环境　　D. 病原体、易感者和环境
   E. 以上都不是
2. 能降低人群对传染病易感性的因素是（   ）
   A. 免疫人口死亡　　B. 人群免疫力消退
   C. 预防接种　　D. 人群抵抗力低下
   E. 外地人口迁入
3. 我国目前法定管理的传染病有（   ）
   A. 三类40种　　B. 三类37种　　C. 三类35种　　D. 三类36种　　E. 三类34种
4. 需要进行强制管理的传染病是（   ）
   A. 乙型肝炎　　B. 麻风病　　C. 艾滋病　　D. 霍乱　　E. 血吸虫病
5. 以下不属于突发公共卫生事件的是（   ）
   A. 某研究所烈性传染病菌株丢失
   B. 某城市发生甲型肝炎暴发流行
   C. 某核电站核泄漏
   D. 某城市严重大气污染造成居民肺癌死亡率上升
   E. 某食堂食物中毒有死亡病例
6. 以下不是突发公共卫生事件报告内容的是（   ）
   A. 事件名称、类别　　B. 发病、死亡人数
   C. 主要症状、体征　　D. 已经采取的措施
   E. 患者姓名
7. 某镇卫生院收治了镇中心小学30名食物中毒的学生，在采取一系列紧急救治措施的同时，按规定的时限向县卫生行政部门进行了报告。该时限是（   ）
   A. 1h　　B. 2h　　C. 3h　　D. 4h　　E. 5h
8. 负责向社会发布突发公共卫生事件信息的法定单位是（   ）
   A. 县级人民政府　　B. 省级人民政府
   C. 国务院卫生行政主管部门　　D. 国务院新闻办公室
   E. 设区的市级人民政府
9. 发生突发公共卫生事件时，医疗机构的应急反应措施是（   ）
   A. 评价应急处理措施效果
   B. 组织、协调有关部门参与事件的处理
   C. 督导、检查应急处理措施的落实情况
   D. 开展患者接诊、收治和转运工作

E. 开展突发公共卫生事件的调查与处理

10. 卫生行政部门接到传染病菌（毒）种丢失报告后向本级人民政府报告的法定时限是（   ）

A. 3h 内　　　B. 4h 内　　　C. 2h 内　　　D. 5h 内　　　E. 6h 内

二、简答题

1. 传染病的预防和控制措施有哪些？
2. 传染病和突发公共卫生事件发生后如何处理？

（王玉平　李　巍）

第十四章

卫生计生监督协管服务

【学习目标】

1. 掌握　卫生计生监督协管的概念，卫生计生监督协管服务的服务内容及服务流程，食源性疾病及相关信息的报告、饮用水卫生安全巡查、学校卫生服务、非法行医和非法采供血的报告及计划生育相关信息报告。

2. 熟悉　食源性疾病、计划生育、非法行医及非法采供血的概念。

3. 了解　生活饮用水的基本知识。

4. 培养基层医疗卫生人员在卫生计生监督协管服务工作中的责任感，为健康中国建设贡献力量。

【案例导入】

○ 案例回放：

某学校在10余天内陆陆续续出现112名腹泻患者，持续时间长，患病学生分散，没有明显的聚集性（各年级、各宿舍均有），患者没有明显共同食物就餐史，症状轻，病程短。无明显发热，大便无脓血，镜检偶见白细胞、动力阴性；经调查最后确定为学校自备水源管网破裂，生活饮用水受到污染造成的水污染中毒事故。

○ 思考问题：

1. 生活饮用水水质卫生基本要求有哪些？
2. 生活饮用水卫生安全巡查包括哪些内容？

第一节　概　　述

一、卫生计生监督

1. 概念

卫生计生监督是指国家卫生行政机关或法律、法规授权的组织及其工作人员依据卫生计生法律、法规的规定，对公民、法人和其他组织贯彻卫生法规的情况进行督促检查，处理具体卫生行政事务的活动。

2. 内容

目前我国卫生计生监督工作的内容包括：①推行全行业监管；②深入开展法律法规监督

检查；③加强医疗服务监督；④加大医疗卫生机构传染病防治和突发公共卫生事件应对监督；⑤强化公共卫生监督；⑥提升计划生育监督能力；⑦加强中医服务监督；⑧开展国家监督抽检。

3. 意义

卫生计生监督工作是依法推动健康中国建设、保障医药卫生体制改革、促进卫生计生系统法律法规有效实施、维护人民群众健康权益的有力保障。加强卫生计生监督工作是推进社会治理体系建设、全面推进卫生与健康领域法治建设的重要举措，是推进职能转变、加强事中事后监管的重要内容，对推进健康中国建设具有十分重要的意义。

二、卫生计生监督协管

1. 概念

卫生计生监督协管是指乡镇卫生院、社区卫生服务中心（站）、村卫生室等基层医疗卫生机构及其卫生人员在基层卫生监督机构指导下，协助开展巡查、信息收集、信息报告、宣传指导以及调查处置等活动。

2. 目标

充分利用三级公共卫生网络和基层医疗卫生机构的前哨作用，解决基层卫生监督相对薄弱的问题，从而建成横向到边、纵向到底，覆盖城乡的卫生监督网络体系，及时发现违反卫生法律法规的行为，保障广大群众公共卫生安全。同时，通过对广大居民的宣传、教育，不断提高城乡基层群众健康知识和卫生法律政策的知晓率，提升人民群众疾病防控意识，切实为广大群众提供卫生计生健康保障。

三、食源性疾病

1. 概念

食源性疾病是指通过摄食而进入人体的各种致病因子引起的，通常具有感染性或中毒性的一类疾病。感染性是指食物被致病微生物（包括细菌、真菌、病毒等）和（或）其毒素、寄生虫（如华支睾吸虫病、旋毛虫病等）或其虫卵污染所引起的感染性疾病；中毒性是指食品被有毒有害化学物质（如甲醇、重金属等）以及动植物毒素污染所致的急性或慢性中毒。食源性疾病的致病物可能是生物性的，也可能是化学性的，因此食源性疾病范围广泛、涉及疾病众多，最常见的是食物中毒。

2. 特征

食源性疾病通常具有以下三个基本特征：①食物（水）是食源性疾病暴发或传播流行的媒介；②导致食源性疾病的病原物质是摄入食物中含有的致病因子；③食源性疾病的临床特征是急性中毒性表现或感染性表现。

3. 分类

食源性疾病的致病因素和发病机制不尽相同，按致病因素性质可分为生物性、物理性和化学性三类。①生物性食源性疾病：最常见的病原包括细菌（如沙门氏菌、副溶血性弧菌、金黄色葡萄球菌等）、病毒（轮状病毒、甲型肝炎病毒、戊型肝炎病毒等）、真菌和寄生虫。②物理性食源性疾病：来源于放射性物质的生产和使用过程。③化学性食源性疾病：常见的包括农药、重金属、芳香烃类和 N-亚硝基化合物污染物。

四、饮用水卫生

1. 生活饮用水概念及供水方式

生活饮用水指供人生活的饮水和生活用水。供水方式包括：①集中式供水：自水源集中取水，通过输配水管网送到用户或者公共取水点的供水方式，包括自建设施供水。为用户提供日常饮用水的供水站和为公共场所、居民社区提供的分散供水也属于集中式供水。②二次供水：集中式供水在入户之前经再度储存、加压和消毒或深度处理，通过管道或容器输送给用户的供水方式。③农村小型集中式供水：日供水在 1000m³ 以下（或供水人口在 1 万人以下）的农村集中式供水。④分散式供水：用户直接从水源取水，未经任何设施或仅有简易设施的供水方式。目前城市多采用二次供水的方式提供生活饮用水，而农村主要为集中式供水。

2. 生活饮用水水质卫生基本要求

为保证用户饮用安全，生活饮用水水质卫生应符合下列五项基本要求：①生活饮用水中不得含有病原微生物和寄生虫虫卵；②生活饮用水中化学物质不得危害人体健康；③生活饮用水中放射性物质不得危害人体健康；④生活饮用水的感官性状良好；⑤生活饮用水应消毒处理，并符合出厂水中消毒剂限值、出厂水和管网末梢水中消毒剂余量要求。

3. 生活饮用水水质卫生标准

中华人民共和国《生活饮用水卫生标准》（GB 5749—2006）共有 106 项指标，包括水质常规指标及限值、饮用水中消毒剂常规指标及要求、水质非常规指标及限值共三大类。

（1）水质常规指标能反映生活饮用水水质基本状况，有 38 项，分成 4 组，即微生物学指标、毒理指标、感官性状和一般化学指标、放射性指标。微生物学指标是为了保证饮用水水质在流行病学上安全；感官性状和一般化学指标是为了保证水的感官性状良好；毒理指标和放射性指标是为了保证水质对机体健康不产生毒性和潜在危害。

（2）饮用水中消毒剂常规指标及要求有 4 项，包括氯气及游离氯制剂、一氯胺、臭氧和二氧化氯。

（3）水质非常规指标是根据不同地区、时间或特殊情况下需要测定的生活饮用水水质指标，有 64 项，分为 3 组，为微生物指标、毒理指标、感官性状和一般化学指标。

五、非法行医和非法采供血

（一）非法行医

1. 概念

非法行医是指未取得医疗机构执业许可证开展诊疗活动和未取得医师资格的人从事医师执业活动的行为。具体是指违反《中华人民共和国执业医师法》《中华人民共和国母婴保健法》《医疗机构管理条例》等有关卫生计生行政法律法规的行为以及《中华人民共和国刑法》，非法行医属于刑事犯罪。

2. 形式

（1）依据《医疗机构管理条例》，非法行医主要包括下列 6 个方面：①单位或个人未取得《医疗机构执业许可证》从事诊疗活动的。②逾期不校验《医疗机构执业许可证》仍从事诊疗活动的，或者拒不校验的。③出卖、转让、出借《医疗机构执业许可证》的。④不按照核准登记的诊疗科目开展诊疗活动。⑤医疗机构使用非卫生技术人员从事医疗卫生技术工作的。⑥出具虚假证明文件的。

（2）依据《中华人民共和国执业医师法》，非法行医包括下列2个方面：①未经批准擅自开办医疗机构行医或者非医师行医的。②未经医师注册取得执业证书，从事医师执业活动的。

（3）依据《中华人民共和国母婴保健法》，未取得国家颁发的有关合格证书的，非法行医包括下列3个方面：①从事婚前医学检查、遗传病诊断、产前诊断或者医学技术鉴定的；②施行终止妊娠手术的；③出具本法规定的有关医学证明的，或进行胎儿性别鉴定的。

（4）依据《中华人民共和国刑法》规定，非法行医主要包括下列5个方面：①未取得或以非法手段取得医师执业资格却从事医疗活动的；②个人未取得《医疗机构执业许可证》开办医疗机构的；③被依法吊销医师执业证书期间从事医疗活动的；④未取得乡村医师执业证书从事乡村医疗活动的；⑤家庭接生员从事家庭接生以外的医疗行为的。

（二）非法采供血

1. 概念

非法采供血是指未经国家主管部门批准或者超过批准的业务范围，进行采集、供应血液或制作、供应血液制品的行为。

2. 形式

非法采供血的常见形式包括下列方面：①非法采集血液的；②血站、医疗机构私自出售无偿献血者血液的；③非法组织他人进行出卖血液的；④超出执业登记的项目、内容、范围开展业务活动；⑤临床用血的保障、储存、运输不符合国家卫生标准和要求。

六、计划生育

1. 概念

计划生育是指在全社会范围内，根据人口与社会经济发展的客观要求，对人口再生产进行有计划的调节。

人口指一定数量和质量的人组成的社会群体，是社会生活的基础与出发点。一个国家人口的数量、结构及变动与经济、社会的发展密不可分。我国实施计划生育政策，目的使人口数量、素质、分布和结构等与国家的发展相适应，以促进经济、社会、资源、环境的协调发展，促进家庭幸福、民族繁荣与社会进步，促进可持续发展。

2. 计划生育技术服务

计划生育技术服务是指使用手术、药物、工具、仪器、信息及其他技术手段，有目的地向育龄公民提供生育调节及其他有关的生殖保健服务的活动，包括计划生育技术指导、咨询及与计划生育有关的临床医疗服务。

（1）计划生育技术指导、咨询

① 避孕节育与降低出生缺陷发生风险及其他生殖健康的科普宣传、指导和咨询；②提供避孕药具，对服务对象进行相关的指导、咨询、随访；③对施行避孕、节育手术和输卵（精）管复通手术的，在手术前、后提供相关的指导、咨询和随访。

（2）与计划生育有关的临床医疗服务

① 避孕和节育的医学检查，主要指按照避孕、节育技术常规，为了排除禁忌证、掌握适应证而进行的术前健康检查及术后康复和保证避孕安全有效所需要的检查；②各种计划生

育手术并发症和计划生育药具不良反应的诊断、鉴定和治疗；③施行各种避孕、节育手术和输卵（精）管复通术等恢复生育力的手术，以及与施行手术相关的临床医学诊断和治疗；④根据国家卫生健康委员会制定的有关规定，开展围绕生育、节育、不育的其他生殖保健服务；⑤病残儿医学鉴定中必要的检查、观察、诊断、治疗活动。

3. 计划生育监督

为加强计划生育监督工作，促进各级卫生计生综合监督工作规范化建设，依据《中华人民共和国人口与计划生育法》《中华人民共和国母婴保健法》《计划生育技术服务管理条例》等法律法规及相关规章，我国于2015年5月4日颁布了《计划生育监督工作规范（试行）》，规范中计划生育监督主要包括计划生育相关法律法规执行情况的监督检查、对从事计划生育技术服务的机构及人员的监督、对打击非医学需要的胎儿性别鉴定和选择性别的人工终止妊娠行为（以下简称"两非"行为）的监督、计划生育重大案件的督查督办以及承担法律法规规定的其他监督职责。

(1) 相关法律法规执行情况的监督检查主要内容 计划生育法律法规贯彻执行情况；卫生计生行政部门依法履职情况；行政管理相对人的法定权利维护情况；法律法规中的具体监督管理制度落实情况。该项监督主要采取：开展日常监督、专项督查和专项调查、督查督办违法案件及其他必要的监督方法。

(2) 对从事计划生育技术服务的机构及人员监督的主要内容 机构执业资质合法性情况；计划生育技术服务从业人员执业资格情况；计划生育技术服务项目及业务范围依法开展情况。该项监督主要采取：检查机构的相关执业资格证或许可证；检查医务人员、技术服务人员的执业资格证；核对执业许可证批准的诊疗科目、服务项目、设备设施等情况；对违法违规执业行为进行调查、取证、处理；依法采取其他必要的监督方法。

(3) 对打击"两非"行为监督的主要内容 打击"两非"行为制度建设情况；从事计划生育技术服务的机构及人员落实禁止"两非"相关制度情况；"两非"行为案件的查处情况，包括打击非法行医中涉及"两非"的案件查处情况。该项监督主要采取：对打击"两非"行为的制度执行情况进行检查；对病历、医生门诊记录、实验室报告及相关诊疗档案进行随机抽查；与相关部门联合开展监督工作；对"两非"案件进行督查督办；依法采取其他必要的监督方法。

(4) 计划生育重大案件的督查督办 重大案件是指因计划生育管理和服务行为引发的具有重要影响的案件，主要包括以下情形：造成人员死亡的案件；导致人员重伤残，造成恶劣社会影响的案件；造成国家、集体或者公民个人财产严重损失的案件；危及社会稳定的群体性案件；造成其他社会影响和国际影响较大，可能危及社会稳定、损害国家形象的案件。该项监督主要采取：下达督办通知书，规定办理时限，提出工作要求。有条件的地方可建立重大案件网络督查督办机制，运用信息化手段跟踪督办重大案件、现场督办等其他必要的监督方法。

《计划生育监督工作规范（试行）》中监督情况的处理包括：①县级以上地方卫生计生行政部门及综合监督机构实施计划生育监督后，应当依法按程序及时向被监督单位和人员提出监督意见。监督人员在履行职务时，应当出示证件，并对从事计划生育服务的机构和相关人员提供的资料负有保密义务。②县级以上地方卫生计生行政部门及综合监督机构发现被监督单位和人员存在未依法履行职责、违法行政、违法违规执业等行为的，应当依法处理。③县级以上地方卫生计生行政部门及其综合监督机构实施计划生育监督时，对涉及母婴保健、医疗卫生、传染病防治等相关事项的，应当适用相关法律法规和规章的规定。

第二节 卫生计生监督协管服务规范

一、服务对象

辖区内居民。

二、服务内容

（一）食源性疾病及相关信息报告

发现或怀疑有食源性疾病、食品污染等对人体健康造成危害或可能造成危害的线索和事件，及时报告给当地的卫生计生监督执法机构。

1. 信息来源

①诊疗医生上报的信息，要求接诊医生在诊疗过程中，发现食源性疾病患者或疑似患者后，通报当地卫生计生监督协管员；②巡查发现的信息；③食源性疾病发生单位与食品生产经营单位上报的信息；④公众举报信息；⑤媒体报告信息。

2. 信息收集

①发生食源性疾病以及食品污染事件的单位、地址、电话；②食源性疾病以及食品污染的发病时间、发病人数、死亡人数；③引发食源性疾病以及食品污染的可疑食品和进食时间、进食人数；④患者主要的症状、就诊地点、救治情况；⑤信息报告人员的姓名、联系方式，以便进一步的调查核实。

3. 信息报告

卫生计生监督协管员对事故进行初步核实后，应及时（2h内）将事故信息通过电话等方式报告给当地的卫生行政部门，同时填写卫生计生监督协管信息报告登记表。

（二）饮用水卫生安全巡查

协助卫生计生监督执法机构对农村集中式供水、城市二次供水和学校供水进行巡查，协助开展饮用水水质抽检服务，发现异常情况及时报告；协助有关专业机构对供水单位从业人员开展业务培训。

1. 现场巡查

①摸清供水底数：协助对辖区内的农村集中式供水、城市二次供水和城乡学校供水进行调查，准确掌握各类供水单位的底数和基本情况（数量、位置、许可等情况）。准确填写《供水单位基本情况登记表》，分类造册登记建档，建立供水单位供水情况基础档案，在需要时可协助卫生计生监督员迅速到达现场、联系各单位负责人或管理人员。②开展定期巡查：每年按照卫生计生监督机构的巡查安排协助对辖区内农村集中式供水单位、城市二次供水单位和城乡学校供水开展现场巡查。③开展水质检测：协助进行开展水质检测。对供水单位开展巡查的同时，对供水单位出厂水或供水设施出口水进行现场检测；同时按照卫生计生监督机构要求，对部分社区居民家庭用户龙头水和学校龙头水水质进行定期现场检测，并做好相关的记录工作。

2. 宣传与培训

①宣传教育：在辖区采取固定宣传栏或流动宣传等手段，通过宣传栏、宣传板画、发放宣传材料等形式，采用通俗、直观和群众易接受的形式，宣传饮用水卫生相关的法律、法规、标准等，普及饮用水卫生知识，培养居民良好的卫生习惯，提高城乡群众的饮用水卫生安全意识，掌握安全健康的饮水方式，具备常见介水传染病的患病意识。②培训指导：协助卫生计生监督机构组织辖区内供水单位制、管水从业人员开展饮用水卫生相关法律法规和知识的培训指导，指导供水单位合法生产经营。整理相关培训、宣传等的资料，做好相关的工作记录。

3. 信息收集与上报

对供水单位的基本信息、巡查情况、异常情况以及宣传培训等服务信息收集并及时上报。①通过开展定期巡查和水质监测，做好巡查记录，将巡查结果和现场检测结果填写在《卫生计生监督协管巡查登记表》中，建立巡查档案，定期上报辖区卫生计生监督机构。②发现现场水质监测不合格、接到水质异常反映、水污染事件，发现24h内3例以上有共同饮水史的疑似病例，填写《卫生计生监督协管信息报告登记表》，立即报告卫生计生监督机构。③协助开展辖区内供水单位从业人员饮用水卫生业务培训和知识宣传，做好相关记录，填写《卫生计生监督协管服务（宣传教育、咨询、指导）记录表》。

（三）学校卫生服务

协助卫生计生监督执法机构定期对学校传染病防控开展巡访，发现问题隐患及时报告；指导学校设立卫生宣传栏，协助开展学生健康教育；协助有关专业机构对校医（保健教师）开展业务培训。

1. 信息收集

掌握辖区内中小学、托幼机构基本情况。协管员对学校初次巡访需指导学校填写《学校基本信息登记表》（由卫生计生监督机构提供，学校填写）。一式三份，一份由协管员自行存档，一份交卫生计生监督机构，一份学校存档。每年秋季开学及时更新学校基本信息。

2. 现场巡查

协管员按照要求每年于春季、秋季开学第一个月内，对本辖区中小学校卫生工作开展巡查，通过现场查看、询问及查阅相关资料等方式开展，并填写《卫生计生监督协管巡查登记表》。针对巡查中发现的问题及时告知校方、指导改正，同时做好记录并定期回访，填写《卫生计生监督协管信息报告登记表》，将相关情况上报卫生计生监督机构。

（1）学校教学及生活环境卫生巡查 通过抽样的方式巡查教室、黑板、课桌椅、教室采光、教室照明、教室微小气候，有学生宿舍的学校还要巡查宿舍等相关内容是否符合相应标准。

（2）学校生活饮用水卫生巡查 查看学校是否依法落实饮用水相关管理制度，包括一般巡查和分类巡查。一般巡查内容包括：学校饮用水是否符合《生活饮用水卫生标准》；供水单位是否取得有效的卫生许可证；学校是否安排专、兼职人员负责本校饮用水卫生管理工作；供水及管水相关工作人员是否取得健康体检合格证明及经过卫生知识培训；相关涉水产品是否具备有效卫生许可批件；是否制订饮用水突发污染事故及水源性传染病应急处置预案。分类巡查依据不同学校饮用水供水方式，巡查内容不同。学校饮用水供水方式有市政供水、二次供水、分散式供水、自建集中式供水等，提倡学校采用开水作为学生饮水。现场检查盛装开水的器皿（如保温桶等）是否每天清洗并加盖上锁，开水供应量是否充足。

（3）**学校传染病防治工作巡查** ①巡查校内机构和人员：是否成立以学校校长为第一责任人的传染病防治相应组织；是否指派学校在编人员专门负责学校传染病疫情报告工作；是否有专职或兼职传染病防治管理人员。②巡查校内日常管理措施及落实情况：是否将传染病防治纳入年度工作；是否制定传染病突发事件应急预案；是否对学生开展健康教育；是否组织学生每年进行健康体检，并建立学生健康档案；是否建立晨检制度和学生因病缺勤与病因追查登记制度，是否有记录；是否对新生有预防接种查验；是否建立传染病病愈返校查验制度，是否有记录；是否建立疫情报告制度，报告的内容、方式、时限是否正确，是否有记录；是否对学生进行传染病预防知识的宣传；是否对发生传染病的班级、宿舍等相关环境进行及时消毒并记录。

（4）**学校卫生室（保健室）巡查** 卫生室是否取得《医疗机构执业许可证》，未取得《医疗机构执业许可证》，标志应为"保健室"；医生是否持有二证（医师资格证书、医师执业证书），且执业地点、执业类别、执业范围是否与实际相符，护士是否持有护士执业证书；卫生室（保健室）设置、人员配备、设施与设备配置是否符合要求；卫生室医疗废物管理是否符合《医疗废物管理条例》中的相关规定。

3. 宣传与培训

（1）协助辖区内学校通过不同形式（如开设卫生宣传栏、课堂教学、专题讲座等）开展传染病防控、饮用水安全等相关知识宣传。

（2）协助当地卫生部门在传染病高发季节对学校开展有针对性的传染病预防知识宣传。

（3）协助当地卫生部门给学校发放卫生相关知识宣传品。

（4）协助当地卫生部门开展学校卫生工作培训。

（四）非法行医和非法采供血信息报告

协助定期对辖区内非法行医、非法采供血开展巡访，发现相关信息及时向卫生计生监督执法机构报告。

1. 信息来源

①定期巡查：协管员通过定期巡查主动发现并收集非法行医和非法采供血信息。②哨点监测：社区卫生服务站或村卫生室利用其专业性和便利性，发现、收集非法行医和非法采供血信息。③举报投诉：卫生计生监督机构向社会公布举报电话，市民通过电话主动举报投诉非法行医和非法采供血信息。

2. 信息收集

①非法行医重点收集：非法行医地点、开诊时间段、是否有诊疗行为、是否有诊疗标识等相关信息；②非法采供血重点收集：非法采供血单位、地点、非法采供血行为等信息；③其他：报告人的基本信息，接报人的基本信息。

3. 信息报告

发现非法行医和非法采供血行为时，应立即向辖区卫生计生监督机构报告，并按要求填写卫生计生监督协管信息报告登记表。

（五）计划生育相关信息报告

协助卫生计生监督执法机构定期对辖区内计划生育机构计划生育工作进行巡查，协助对辖区内与计划生育相关的活动开展巡访，发现相关信息及时报告。

1. 信息来源

①日常巡查：巡查计划生育技术服务机构、医疗保健机构等，可与非法行医巡查一并开展。②公众举报信息。③媒体报道信息。

2. 信息收集

①建档：对辖区内涉及计划生育技术服务的机构、人员、相关设备及执业范围等情况建立档案。②巡查：辖区内涉及计划生育技术服务的机构及相关医务人员是否具备相应的资质；是否存在非医学需要胎儿性别鉴定和选择性别人工终止妊娠等违法行为；辖区内计划生育技术服务机构、母婴保健技术服务机构是否存在超出范围的执业情况；辖区内超声诊断仪及染色体检测专用设备等医疗器械是否备案。

3. 信息报告

发现辖区内计划生育技术服务机构存在违法违规等相关信息；发现"两非"行为线索及其他计划生育工作相关信息后，应向辖区卫生计生监督机构报告，并按要求填写卫生计生监督协管信息报告登记表。

三、服务流程

卫生计生监督协管服务流程基本包括四个环节：①信息建档：建立辖区内监管单位本底资料，并实施计算机管理；②巡查记录：对巡查工作中的具体情况进行记录；③信息报告：巡查工作中发现问题填写报告登记表，并及时向辖区内卫生计生监督机构报告；④制订协管服务计划：协管单位根据规范确定的协管服务对象并在卫生计生监督执法机构的指导与评估下，制订协管服务计划。协管单位根据该计划开展巡查工作并做好相应记录，发现问题隐患及时报告（图14-1）。

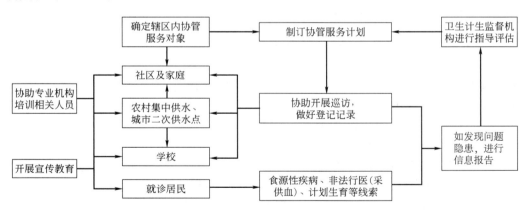

图 14-1　卫生计生监督协管服务流程

四、服务要求

① 县（区）级卫生行政部门要建立健全各项协管工作制度和管理规定，为基层医疗卫生机构开展卫生计生监督协管工作创造良好的条件。

② 县（区）卫生计生监督执法机构要采用在乡镇、社区设派出机构或派出人员等多种方式，加强对基层医疗卫生机构开展卫生计生监督协管的指导、培训并参与考核评估。

③ 乡镇卫生院、社区卫生服务中心要建立健全卫生计生监督协管服务有关工作制度，配备专（兼）职人员负责卫生计生监督协管服务工作，明确责任分工。有条件的地区可以实行零报告制度。

④ 要按照国家法律、法规及有关管理规范的要求提供卫生计生监督协管服务，及时做好相关工作记录，记录内容应齐全完整、真实准确、书写规范。

五、工作指标

① 卫生计生监督协管信息报告率＝报告的事件或线索次数/发现的事件或线索次数×100％。报告事件或线索包括食源性疾病、饮用水卫生安全、学校卫生、非法行医和非法采供血、计划生育。

② 协助开展的食源性疾病、饮用水卫生安全、学校卫生、非法行医和非法采供血、计划生育实地巡查次数。

思考题

一、单项选择题

1. 无证行医不包括以下哪种情形（　　）
   A. 取得《医疗机构执业许可证》后开展诊疗活动的
   B. 使用伪造、变造的《医疗机构执业许可证》开展诊疗活动的
   C. 《医疗机构执业许可证》被撤销、吊销或者已经办理注销登记，继续开展诊疗活动的
   D. 当事人未按规定申请延续以及卫生计生行政部门不予受理延续或者不批准延续，《医疗机构执业许可证》有效期届满后继续开展诊疗活动的
   E. 法律、法规、规章规定的其他无证行医行为

2. 实行计划生育，以什么为主（　　）
   A. 避孕　　B. 节育　　C. 宣传　　D. 管理　　E. 惩罚

3. "国家提倡一对夫妻生育两个子女"的决定从（　　）起施行
   A. 2015年1月1日　　B. 2016年1月1日
   C. 2017年1月1日　　D. 2015年12月31日
   E. 2015年10月1日

4. 卫生行政执法的法律依据是（　　）
   A. 法律　　B. 法规　　C. 规章　　D. 以上均是　　E. 以上均不是

5. 下列不属于卫生计生监督协管职能范畴的是（　　）
   A. 食源性疾病及相关信息报告　　B. 非法行医和非法采供血信息报告
   C. 学校卫生服务　　D. 职业卫生咨询指导
   E. 饮用水卫生安全巡查

6. 卫生计生监督协管服务规范的服务对象是（　　）
   A. 辖区儿童和老人　　B. 辖区餐饮机构服务人员
   C. 辖区市场摊贩　　D. 辖区内流动人口
   E. 辖区内居民

7. 饮用水二次供水发生污染并影响人群健康的，以下不可能的原因是（　　）
   A. 设计和建筑不合理　　B. 选址不当
   C. 长期不清洗消毒　　D. 二次供水水箱设在建筑物内

E. 原材料污染

8. 生活饮用水水质基本要求不包括（　　）
   A. 水中不得含有病原微生物　　B. 水中所含化学物质不得危害人体健康
   C. 含大量矿物质　　D. 感官性状良好
   E. 放射性物质不得危害人体健康

9. 食物中毒与其他传染病最重要的区别是（　　）
   A. 多人同时发病　　B. 时间相对集中
   C. 是否传染　　D. 以急性胃肠疾病为主
   E. 起病急

10. 下列不属于卫生计生监督执法职能范畴的是（　　）
    A. 《中华人民共和国传染病防治法》
    B. 《中华人民共和国执业医师法》
    C. 《中华人民共和国红十字会法》
    D. 《中华人民共和国职业病防治法》
    E. 《中华人民共和国献血法》

二、简答题

1. 简述食源性疾病的特征。
2. 简述非法行医及非法采供血的定义。

（王颖利）

第十五章

中医药健康管理服务

●【学习目标】

1. 掌握　中医体质的基本类型与特征，中医药健康管理的服务对象。
2. 熟悉　中医药健康管理服务内容和流程。
3. 了解　中医药健康管理服务要求和工作指标。
4. 培养学生弘扬中国传统文化意识，增强文化自信。

●【案例导入】

○ 案例回放：

李阿姨有一个孙女和一个孙子，孙女已经上初中了，小孙子今年 3 岁。李阿姨重男轻女的思想非常严重，对小孙子真是"捧在手里怕摔了，含在嘴里怕化了"，吃饭时总担心小孙子吃不饱，如小孙子不愿意吃了，还要强行喂几勺，天气一降温，立马给小孙子穿上厚厚的衣服，小孙子经常热得出汗。为了哄小孙子高兴，经常让孩子一边看动画片一边吃零食。即使这么无微不至的照顾，小孙子的身体也不是很好，经常有病，甚至住院。

○ 思考问题：

1. 孩子经常生病与什么有关系？
2. 儿童的饮食、起居、喂养方面要注意哪些事项？

第一节　中医体质概述及中医药保健指导

一、中医体质的概念

中医体质是指人体生命过程中，在先天禀赋和后天获得的基础上所形成的形态结构、生理功能和心理状态方面综合的、相对稳定的固有特质，是人类在生长、发育过程中所形成的与自然、社会环境相适应的人体个性特征。影响人的体质的因素很多，如遗传、营养、环境、生活方式、体育锻炼、卫生保健等。《中医体质分类与判定》将体质分为平和质、气虚质、阳虚质、阴虚质、痰湿质、湿热质、血瘀质、气郁质和特禀质九个类型。中医药保健指导主要是依据体质类型，从生活起居、饮食、运动等方面开展工作。

二、中医体质的辨识原则

人是一个有机的整体，对人的体质辨识必须遵循共同的原则，从整体观点出发，全面审查其神、色、形、态、舌、脉等体征，以及性格、饮食、大小便等情况，结合中医临床辨体论治的实际经验进行综合分析。

1. 整体性原则

整体观是中医体质辨识强调整体审察的认识论基础。人体的外部结构与内部脏腑是有机相关的，整个人体又受到自然环境和社会环境的影响。中医体质辨识中的整体性原则，一方面要求利用望、闻、问、切的手段广泛而全面地收集体质资料，而不能只看到局部的体质状况；另一方面是指从整体上进行多方面的考虑，并结合时、地、病的特殊性，对人体体质状态进行全面分析、综合判断。

2. 形神结合原则

神是机体生命活动的体现。形健则神旺，形衰则神惫，人的精神状态和面部气色常能显示出体质的平和与偏颇。神色是五脏气血盛衰的表现，体质平和的人，五脏无偏胜，气血调和，阴平阳秘，必然精神健旺，气色明润，目光有神，语言响亮，耳听聪敏。反之，偏颇体质必然反映不同气色。人体的形态结构与心理特征也存在特异性的对应关系，一定的形态体貌必然对应一定的性格特点，只有全面观察，形神结合，才能对体质类型作出准确的判断。

3. 舌脉合参原则

诊察舌脉在分辨体质的差异性上有重要参考价值。如阳虚质多舌胖，血瘀质多舌紫等，应对舌的神、色、形、态，苔色、苔质进行全面观察。诊脉时应注意，身躯高大的人，脉的显现部位较长；矮小的人，脉的显现部位较短；瘦小的人脉常濡软；肥盛的人脉常沉细；阳盛质多见阳脉，阴盛质多见阴脉。另外，还需注意不同地理环境对脉象的影响。

此外，如性别、年龄、民族、先天禀赋、家族遗传、居处环境以及性格类型、饮食习惯、疾病因素等，均与体质有关，临床在辨识体质类型时也需注意。

三、中医体质的基本类型与特征

1. 平和质（A 型）

平和质总体特征为阴阳气血调和，以体态适中、面色红润、精力充沛等为主要特征。形体特征为体形匀称健壮。常见表现为面色、肤色润泽，头发稠密有光泽，目光有神，鼻色明润，嗅觉通利，唇色红润，不易疲劳，精力充沛，耐受寒热，睡眠良好，食欲佳，二便正常，舌色淡红，苔薄白，脉和缓有力。心理特征为性格随和开朗。发病倾向为平素患病较少。对外界环境适应能力为对自然环境和社会环境适应能力较强。

2. 气虚质（B 型）

气虚质总体特征为元气不足，以疲乏、气短、自汗等气虚表现为主要特征。形体特征为肌肉松软不实。常见表现为平素语音低弱，气短懒言，容易疲乏，精神不振，易出汗，舌淡红，舌边有齿痕，脉弱。心理特征为性格内向，不喜冒险。发病倾向为易患感冒、内脏下垂等；病后康复缓慢。对外界环境适应能力为不耐受风、寒、暑、湿邪。

3. 阳虚质（C 型）

阳虚质总体特征为阳气不足，以畏寒怕冷、手足不温等虚寒表现为主要特征。形体特征为肌肉松软不实。常见表现为平素畏冷，手足不温，喜热饮食，精神不振，舌淡胖嫩，脉沉迟。心理特征为性格多沉静、内向。发病倾向为易患痰饮、肿胀、泄泻等；感邪易从寒化。对外界环境适应能力为耐夏不耐冬；易感风、寒、湿邪。

4. 阴虚质（D型）

阴虚质总体特征为阴液亏少，以口燥咽干、手足心热等虚热表现为主要特征。形体特征为体形偏瘦。常见表现为手足心热，口燥咽干，鼻微干，喜冷饮，大便干燥，舌红少津，脉细数。心理特征为性情急躁，外向好动，活泼。发病倾向为易患虚劳、失精、不寐等；感邪易从热化。对外界环境适应能力为耐冬不耐夏，不耐受暑、热、燥邪。

5. 痰湿质（E型）

痰湿质总体特征为痰湿凝聚，以形体肥胖、腹部肥满、口黏苔腻等痰湿表现为主要特征。形体特征为体形肥胖，腹部肥满松软。常见表现为面部皮肤油脂较多，多汗且黏，胸闷，痰多，口黏腻或甜，喜食肥甘甜黏，苔腻，脉滑。心理特征为性格偏温和、稳重，多善于忍耐。发病倾向为易患消渴、中风、胸痹等。对外界环境适应能力为对梅雨季节及湿重环境适应能力差。

6. 湿热质（F型）

湿热质总体特征为湿热内蕴，以面垢油光、口苦、苔黄腻等湿热表现为主要特征。形体特征为形体中等或偏瘦。常见表现为面垢油光，易生痤疮，口苦口干，身重困倦，大便黏滞不畅或燥结，小便短黄，男性易阴囊潮湿，女性易带下增多，舌质偏红，苔黄腻，脉滑数。心理特征为容易心烦急躁。发病倾向为易患疮疖、黄疸、热淋等。对外界环境适应能力为对夏末秋初湿热气候，湿重或气温偏高环境较难适应。

7. 血瘀质（G型）

血瘀质总体特征为血行不畅，以肤色晦暗、舌质紫暗等血瘀表现为主要特征。形体特征为胖瘦均见。常见表现为肤色晦暗，色素沉着，容易出现瘀斑，口唇暗淡，舌暗或有瘀点，舌下络脉紫暗或增粗，脉涩。心理特征为易烦，健忘。发病倾向为易患癥瘕及痛证、血证等。对外界环境适应能力为不耐受寒邪。

8. 气郁质（H型）

气郁质总体特征为气机郁滞，以神情抑郁、忧虑脆弱等气郁表现为主要特征。形体特征为形体瘦者为多。常见表现为神情抑郁，情感脆弱，烦闷不乐，舌淡红，苔薄白，脉弦。心理特征为性格内向不稳定、敏感多虑。发病倾向为易患脏躁、梅核气、百合病及郁证等。对外界环境适应能力为对精神刺激适应能力较差；不适应阴雨天气。

9. 特禀质（I型）

特禀质总体特征为先天失常，以生理缺陷、过敏反应等为主要特征。形体特征为过敏体质者一般无特殊；先天禀赋异常者或有畸形，或有生理缺陷。常见表现为过敏体质者常见哮喘、风团、咽痒、鼻塞、喷嚏等；患遗传性疾病者有垂直遗传、先天性、家族性特征；患胎传性疾病者具有母体影响胎儿个体生长发育及相关疾病特征。心理特征为随禀质不同情况各异。发病倾向为过敏体质者易患哮喘、荨麻疹、花粉症及药物过敏等；遗传疾病如血友病、先天愚型等；胎传疾病如五迟（立迟、行迟、发迟、齿迟和语迟）、五软（头软、项软、手足软、肌肉软、口软）、解颅、胎惊、胎痫等。对外界环境适应能力为适应能力差，如过敏体质者对易致敏季节适应能力差，易引发宿疾。

四、中医药保健指导

现代医学认为个体从健康到疾病要经历一个完整的发生和发展过程。中医学所指的"未病"不仅指疾病的萌芽状态,而且包括疾病在动态变化中可能出现的趋向和未来时段可能表现出的状态,因此中医治未病的含义包括"未病先防""既病防变""病后康复"三个层次,贯穿于疾病隐而未显,显而未成,成而未发,发而未传,传而未变,变而未果的全过程。它不但强调在没有疾病的时候要预防疾病的发生,对已经发生的疾病要防止疾病进一步发展和恶化,在疾病初愈时,应及时、合理的调养身体,以增强体质,防止疾病的复发,这种预防为主的思想贯穿于疾病发生发展的始终。它要求人们平素注重养生和调摄,培养正气,增强体质,减少疾病的发生,在病变来临之际,防止其进一步恶化,而在疾病初愈,应及时、合理地调养身体,防止疾病的复发,这样才能掌握健康的主动权,归纳起来中医治未病的核心理念就是强调通过平素对身体的养护,培养正气,增强人体的体质,以减少疾病的发生,防止疾病传播,达到维护健康和促进健康的目的。

中医治未病不仅停留在危险因素控制、健康生活方式等层面上,而是积极地、主动地运用中医理论,从中医体质学入手,在中医理论指导下,运用中医传统方法,如:四季养生、冬病夏治、饮食养生、运动养生、精神养生、针灸、推拿、药物调养等方法,以积极地、主动地增强体质,预防疾病,它强调"辨证施养",因人而异的调养方法,更注重人体在先天遗传、后天生长发育,以及生活环境、饮食习惯、地域不同等个体形成的差异,强调"天人合一""形神具备""动静相宜"的养生思想,对于大多数病因或危险因素并不明确疾病的预防有着积极的意义,同时中医"治未病"的思想,对于既病防变及病后康复方面也显出了巨大优势。

1. 平和质保健指导

注意节制饮食,粗细粮搭配。不宜吃过冷、过热或不干净的食物,蔬菜、水果要合理搭配。起居应有规律,不要过度劳累。饭后宜缓行百步,不宜食后即睡。作息应有规律,应劳逸结合,保持充足的睡眠时间。根据年龄和性别参加适度的运动,如年轻人可适当跑步、打球,老年人可适当散步、打太极拳等。保持乐观、开朗的情绪,积极进取,节制偏激的情感,及时消除生活中不利事件对情绪的负面影响。

2. 气虚质保健指导

气虚体质的人不宜食生冷苦寒、辛辣燥热的食物,不宜选择过于油腻、难以消化的食物。宜常食糯米、小米、山药、红薯、马铃薯、牛肉、黄鱼、鲢鱼、桂圆肉、大枣等,也可通过药膳来调补,如当归黄芪炖鸡、参芪大枣粥等。多食用具有益气健脾作用的食物,如黄豆、白扁豆、鸡肉等,少食空心菜、生萝卜等。注意避免外感,避免过劳,起居宜有规律,夏季应适当午睡,保持充足的睡眠。平时要注意保暖,避免劳动或剧烈运动时出汗受风。不要过于劳作,以免伤正气。参加适度运动,可做一些柔缓的运动,如在公园、广场、庭院、湖畔、河边、山坡等空气清新之处散步、打太极拳、做操等,并持之以恒。平时自行按摩足三里穴。不宜做大负荷运动和出汗量大的运动,忌用猛力和做长久憋气的动作。积极、乐观开朗,多参加有益的社会活动,多与别人交谈、沟通,以积极进取的态度面对生活。

3. 阳虚质保健指导

阳虚体质的人可多食有温补阳气作用的食物,如羊肉、狗肉、带鱼、虾、核桃、生姜、干姜、洋葱、韭菜等,不宜过食生冷,少饮绿茶。居住环境应空气流通,秋冬注意保暖,夏季避免长时间待在空调房中,可在自然环境下纳凉,但不要睡在穿风的过道上及露天空旷之处。平时注意足下、背部及下腹部丹田部位的防寒保暖。防止出汗过多,在阳光充足的情况下适当进行户外活动。保持足够的睡眠。可做一些舒缓柔和的运动,如慢跑、散步、打太极拳、做广播操。夏天不宜做过分剧烈的运动,冬天避免在大风、大寒、大雾、大雪及空气污染的环境中锻炼。自行按摩气海、足三里、涌泉等穴位,或经常灸足三里、关元。多与别人交谈沟通,对待生活中不顺心的事情,要从正反两面分析,及时消除情绪中的消极因素。平时可听一些激扬、高亢、豪迈的音乐,以调动情绪,防止悲忧和惊恐。

4. 阴虚质保健指导

阴虚体质的人饮食宜清淡,不宜食用肥腻厚味燥烈之品(包括葱、姜、蒜之类),可常用枸杞子、麦冬泡茶饮或食枸杞菊花粥,宜多食黑木耳、黑芝麻、糯米、乌贼、龟、鳖、螃蟹、牡蛎、猪皮、豆腐、牛奶等性寒凉食物,多食瘦猪肉、鸭肉、绿豆、冬瓜等甘凉滋润之品,少食羊肉、韭菜、辣椒等性温燥烈之品。起居应有规律,居住环境宜安静,睡前不要饮茶、锻炼和玩游戏。应早睡早起,中午保持一定的午休时间;避免熬夜、剧烈运动和在高温酷暑下工作;节制房事,戒烟戒酒。适合做中小强度、间断性的身体锻炼,适合进行太极拳、太极剑、气功等项目锻炼,可选择动静结合的传统健身项目。锻炼时要控制出汗量及时补充水分。平时宜克制情绪,遇事要冷静,正确对待顺境和逆境。可以用练书法、下棋来怡情悦性,以旅游来寄情山水、陶冶情操。平时多听一些曲调舒缓、轻柔、抒情的音乐,防止恼怒。

5. 痰湿质保健指导

痰湿体质的人饮食宜清淡,少食肥甘厚腻生冷之品,酒类也不宜多饮,且勿过饱。多吃蔬菜、水果,尤其是一些具有健脾利湿,化痰祛痰作用的食物,宜多食山药、薏米、扁豆、萝卜、洋葱、冬瓜、红小豆等;药膳可选择白茯苓粥、薏米粥、赤小豆粥,这些都具有健脾利湿之效等。因体形肥胖,易于困倦,故应根据自己的具体情况循序渐进,长期坚持运动锻炼。居住环境宜干燥而不宜潮湿,平时多进行户外活动。衣着应透气,经常晒太阳或进行日光浴。在湿冷的气候条件下,应减少户外活动,避免受寒淋雨。不要过于安逸,贪恋床榻。因形体肥胖,易于困倦,故应根据自己的具体情况循序渐进,长期坚持运动锻炼,如散步、慢跑、打乒乓球、打羽毛球、打网球、游泳、练武术,以及适合自己的各种运动,运动中适量出汗。保持心境平和,及时消除不良情绪,避免情绪波动,如大喜大悲。培养业余爱好,转移注意力。

6. 湿热质保健指导

湿热体质的人要减少饮酒,可选择的食物有薏米、莲子、红小豆、绿豆、鸭肉、鲫鱼、芹菜、莲藕等,少食辛辣食物,少食牛肉、羊肉,饮食以清淡为主,可多食黄瓜等甘寒的食物。避免居住在低洼潮湿的地方,居住环境宜干燥,通风。不要熬夜、过于劳累。盛夏暑湿较重的季节,减少户外活动的时间,保持充足而有规律的睡眠。适合做强度、运动量稍大的锻炼、如中长跑、游泳、爬山、各种球类、武术等。夏天由于气温高、湿度大,最好选择在清晨或傍晚较凉爽时锻炼。克制过激的情绪。合理安排自己的工作、学习,培养广泛的兴趣爱好。

7. 血瘀质保健指导

血瘀体质的人可常食山楂、桃仁、油菜、大豆、黄豆、香菇等具有活血祛瘀作用的食物,可少量常饮黄酒、葡萄酒或白酒,醋可多吃,多食山楂、醋、玫瑰花等,少食肥肉等滋腻之品。可参加各种舞蹈、步行健身法、徒手健身操等。作息时间宜有规律，保持足够睡眠，但不可过于安逸，以免气机郁滞而致血行不畅。可进行一些有助于促进气血运行的运动项目，如太极拳、太极剑、各种舞蹈、步行健身法、徒手健身操等。血瘀体质的人在运动时如出现胸闷、呼吸困难、脉搏显著加快等不适症状，应停止运动，去医院进一步检查。及时消除不良情绪，保持心情愉快，防止郁闷不乐而致气机不畅，可多听一些抒情柔缓的音乐来调节情绪。

8. 气郁质保健指导

气郁体质的人宜多食能行气的食物，如高粱、蘑菇、柑橘、荞麦、洋葱、萝卜、大蒜、苦瓜等食物。可少量饮酒，以活动血脉，提高情绪，多食黄花菜、海带、山楂、玫瑰花等具有行气、解郁、消食、醒神作用的食物。居住环境应安静，保持有规律的睡眠，睡前避免饮茶、咖啡和可可等具有提神醒脑作用的饮料。气郁体质的人不要总待在家里，应尽量增加户外活动，可坚持较大量的运动锻炼，如跑步、登山、游泳、练武术等。多参加群体的体育运动项目，如打球、跳舞、下棋等，以便更多地融入社会，解除自我封闭状态。培养开朗、豁达的性格，多参加有益的社会活动，结交知心朋友，及时向朋友倾诉不良情绪，寻求朋友的帮助。

9. 特禀质保健指导

特禀体质的人饮食宜清淡，多食益气固表的食物，少食辛辣刺激，忌过敏原食物。居室应通风良好。保持室内清洁，被褥、床单经常洗晒，以防止对尘螨过敏。室内装修后不宜立即搬进居住，让油漆、甲醛等化学物质气味挥发干净后再搬进新居。春季室外花粉较多时，要减少室外活动时间，以防止花粉过敏。不宜养宠物，以免对动物皮毛过敏。起居应有规律，保持充足的睡眠时间。积极参加各种体育锻炼，增强体质，天气寒冷时锻炼要注意防寒保暖，防止感冒。合理安排作息时间，正确处理工作、生活和学习的关系，避免情绪紧张。

第二节 老年人中医药健康管理服务

在不同的年龄阶段，人体的结构、代谢、功能以及对外界刺激反应等方面表现出体质差异性。随着年龄的增加，人体的生理功能逐渐衰退，随着阴阳气血、津液代谢和情志活动的变化，老年性疾病逐渐增多，平和体质的人相对较少，偏颇体质的人较多。所以，老年人中医药健康管理服务可以根据老年人的体质特点，从情志调摄、饮食调养、起居调摄、运动保健和穴位保健等方面进行相应的中医药保健指导。对65岁及以上居民可以开展老年人中医药健康管理服务，主要内容包括中医体质辨识和中医药保健指导。

一、服务对象

辖区内65岁及以上常住居民。

二、服务内容

每年为65岁及以上老年人提供1次中医药健康管理服务，内容包括中医体质辨识和中医药保健指导。

1. 中医体质辨识

按照老年人中医药健康管理服务记录表前 33 项问题采集信息,根据体质判定标准进行体质辨识,并将辨识结果告知服务对象。

2. 中医药保健指导

根据不同体质从情志调摄、饮食调养、起居调摄、运动保健、穴位保健等方面进行相应的中医药保健指导。

三、服务流程

老年人中医药健康管理服务流程见图 15-1。

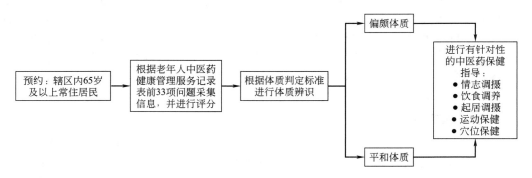

图 15-1 老年人中医药健康管理服务流程

四、服务要求

① 开展老年人中医药健康管理服务可结合老年人健康体检和慢性病患者管理及日常诊疗时间。

② 开展老年人中医药健康管理服务的乡镇卫生院、村卫生室和社区卫生服务中心(站)应当具备相应的设备和条件。有条件的地区应利用信息化手段开展老年人中医药健康管理服务。

③ 开展老年人中医体质辨识工作的人员应当为接受过老年人中医药知识和技能培训的卫生技术人员。开展老年人中医药保健指导工作的人员应当为中医类别执业(助理)医生或接受过中医药知识和技能专门培训能够提供上述服务的其他类别医生(含乡村医生)。

④ 服务机构要加强与村(居)委会、派出所等相关部门的联系,掌握辖区内老年人口信息变化。

⑤ 服务机构要加强宣传,告知服务内容,使更多的老年人愿意接受服务。

⑥ 每次服务后要及时、完整记录相关信息,纳入老年人健康档案。

五、工作指标

老年人中医药健康管理率 = 年内接受中医药健康管理服务的 65 岁及以上居民数/年内辖区内 65 岁及以上常住居民数 × 100%。

注:接受中医药健康管理是指建立了健康档案、接受了中医体质辨识、中医药保健指导、服务记录表填写完整。

第三节 0~36个月儿童中医药健康管理服务

儿童的生理特点是稚嫩、生机旺盛，一方面生机蓬勃，发育旺盛，另一方面脏腑娇嫩，行气未充。儿童容易发病，发展迅速，但是也容易康复。0~36个月儿童中医药健康管理服务主要针对儿童的生理特点和主要健康问题，对家长开展儿童中医饮食调养、起居活动指导、传授中医穴位按揉方法，从而达到改善儿童健康状况，促进儿童生长发育的目的。

在儿童6、12、18、24、30、36月龄时，可以根据儿童健康体检和预防接种的时间，预约儿童家长来基层医疗卫生机构接受儿童中医药健康指导。在儿童6月龄和12月龄时，向家长传授摩腹和捏脊的方法；在18月龄和24月龄时，向家长传授按揉迎香穴、足三里穴的方法；在30月龄和36月龄时，向家长传授按揉四神聪穴的方法。摩腹具有改善脾胃功能、促进消化吸收的作用，捏脊具有消食积、健脾胃、通经络的作用，按揉足三里穴具有健脾益胃、强壮体质的作用，按揉迎香具有宣通鼻窍的作用，按揉四神聪穴具有醒神益智的作用。

中医学认为，活动可以促进气血流畅，使人体肌肉筋骨强壮，脏腑功能旺盛，促进儿童的生长发育，饮食不当会影响人体的生理功能，使正常的气机紊乱或损失正气。所以，日常生活中要饮食有节，不饥不饱，养成良好的饮食习惯，不挑食，不偏食，控制零食摄入，进食要规律，食物宜细软、烂、碎，种类多样，严格控制冷饮和寒凉食物食用量，寒温适度。经常户外活动，能增强体质，预防或减少疾病的发生。根据四季变化规律，调配衣着，衣着要宽松、舒服，生活要规律，秋季避免保暖过度，冬季室内注意适当通风，保持空气新鲜。

一、服务对象

辖区内常住的0~36个月常住儿童。

二、服务内容

在儿童6、12、18、24、30、36月龄时，对儿童家长进行儿童中医药健康指导，具体内容包括：①向家长提供儿童中医饮食调养、起居活动指导；②在儿童6、12月龄给家长传授摩腹和捏脊方法；在18、24月龄传授按揉迎香穴、足三里穴的方法；在30、36月龄传授按揉四神聪穴的方法。

三、服务流程

0~36个月儿童中医药健康管理服务流程见图15-2。

四、服务要求

① 开展儿童中医药健康管理服务应当结合儿童健康体检和预防接种的时间。

② 开展儿童中医药健康管理服务的乡镇卫生院、村卫生室和社区卫生服务中心（站）应当具备相应的设备和条件。

③ 开展儿童中医药健康管理服务的人员应当为中医类别执业（助理）医生，或接受过儿童中医药保健知识和技能培训能够提供上述服务的其他类别医生（含乡村医生）。

④ 服务机构要加强宣传，告知服务内容，提高服务质量，使更多的儿童家长愿意接受服务。

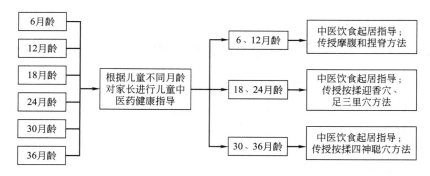

图 15-2 0～36 个月儿童中医药健康管理服务流程

⑤ 每次服务后要及时记录相关信息，纳入儿童健康档案。

五、工作指标

0～36 个月儿童中医药健康管理服务率＝年度辖区内按照月龄接受中医药健康管理服务的 0～36 个月儿童数/年度辖区内应管理的 0～36 个月儿童数×100％。

思考题

一、单项选择题

1. 老年人阳虚质的总体特征是（　　）
   A. 气机郁滞，以神情抑郁、忧虑脆弱为主要特征
   B. 湿热内蕴，以面垢油光、口苦、苔黄腻等为主要特征
   C. 先天失常，以生理缺陷、过敏反应等为主要特征
   D. 阴液亏少，以口燥咽干、足心热等为主要特征
   E. 阳气不足，以畏寒怕冷、手足不温等为主要特征
2. 中医药健康教育不包括的是（　　）
   A. 社交指导　　B. 情志调摄　　C. 饮食调养　　D. 运动保健　　E. 起居调摄
3. 儿童捏脊的位置是（　　）
   A. 背脊正中　　B. 背脊两侧　　C. 胸腹正中　　D. 胸腹两侧　　E. 腋下
4. 儿童中医药健康管理服务对象是（　　）
   A. 辖区内常住的 0～12 个月常住儿童
   B. 辖区内常住的 0～24 个月常住儿童
   C. 本市的 0～24 个月儿童
   D. 本市的 0～36 个月儿童
   E. 辖区内常住的 0～36 个月常住儿童
5. 按揉小儿足三里穴的作用是（　　）
   A. 通经络　　　B. 健脾益胃，强壮体质　　　C. 宣通鼻窍
   D. 醒神益智　　E. 促进消化吸收
6. 患者平常喜食肥甘，面部皮肤多油，多汗且黏，胸闷，舌苔腻，脉滑，其体质是（　　）
   A. 气虚质　　B. 气郁质　　C. 阴虚质　　D. 阳虚质　　E. 痰湿质
7. 患者，70 岁，郁郁寡欢，有孤独感，舌淡红，苔薄白，脉弦，其体质是（　　）

A. 血瘀质　　　B. 气郁质　　　C. 湿热质　　　D. 阳虚质　　　E. 痰湿质
8. 下列各项，不属于中医综合有效干预的是（　　）
A. 针灸　　　B. 按摩　　　C. 食疗　　　E. 推拿　　　E. 放疗
9. 太极拳、八段锦等养生方法属于（　　）
A. 时令养生　　B. 情志养生　　C. 经穴养生　　D. 精神养生　　E. 运动养生
10. 按揉小儿四神聪穴的功效是（　　）
A. 消食化积　　B. 醒神益智　　C. 健脾和胃　　D. 疏通经络　　E. 宣通鼻窍

二、简答题

1. 中医体质基本类型有哪些？
2. 特禀质保健指导措施有哪些？
3. 0～36个月儿童中医药健康管理服务内容有哪些？

（王永红　于立静）

第十六章
国家基本公共卫生服务项目绩效评价

【学习目标】

1. 掌握 国家基本公共卫生服务项目绩效评价工作的目的和意义。
2. 熟悉 国家基本公共卫生服务项目绩效评价工作的依据。
3. 了解 国家基本公共卫生服务项目绩效评价工作的内容、步骤。
4. 树立为人民健康服务的思想,培养学生工作认真负责,实事求是、严谨的科学精神。

【案例导入】

案例回放:

小张今年大学毕业,分配到本市卫生健康委员会基层科工作。今天他要跟着张科长去基层卫生服务中心进行国家基本公共卫生服务项目绩效评价。

思考问题:

1. 国家基本公共卫生服务项目绩效评价的目的和意义是什么?
2. 国家基本公共卫生服务项目绩效评价的内容有哪些?

国家基本公共卫生服务项目绩效评价工作,主要是强化国家基本公共卫生服务项目实施的主体责任,客观、真实地反映国家基本公共卫生服务项目实施情况,从而充分发挥绩效评价对基本公共卫生服务工作的促进作用,推动基本公共卫生服务项目全面、规范实施,不断提高基本公共卫生服务均等化水平,保证群众受益。

第一节 绩效评价概述

一、绩效评价的目的

通过对各级地方卫生健康、财政部门、基层医疗卫生机构(承担服务的机构)的绩效评价,加强政府和有关部门对基本公共卫生服务项目的组织管理、资金管理,建立分工明确、密切协作的工作机制,促进基层医疗卫生机构更好地落实国家基本公共卫生服务项目,充分发挥资金使用效益,提高服务质量,总结经验,发现问题,改进工作,促进基本公共卫生服务均等化,保证群众受益。

二、绩效评价的依据

绩效评价工作严格遵守国家有关法律、法规和相关政策要求。严格按照省卫生健康委、财政厅和中医药管理局相关文件要求执行。

1. 深化医药卫生体制改革相关文件

《中共中央 国务院关于深化医药卫生体制改革的意见》，卫生部 财政部 国家人口计生委《关于促进基本公共卫生服务逐步均等化的意见》（卫妇社发〔2009〕70号），国家卫生计生委 中央综治办 国务院农民工办 民政部 财政部《关于做好流动人口基本公共卫生计生服务的指导意见》（国卫流管发〔2014〕82号）。

2. 绩效评价（考核）相关文件

国家卫生计生委办公厅 财政部办公厅 国家中医药局办公室《关于印发国家基本公共卫生服务项目绩效考核指导方案的通知》（国卫办基层发〔2015〕35号），国家卫生计生委《关于印发〈国家基本公共卫生服务规范（第三版）〉的通知》（国卫基层发〔2017〕13号）。

3. 资金管理相关文件

财政部 卫生计生委 食品药品监管总局 中医药局《关于印发〈公共卫生服务补助资金管理暂行办法〉的通知》（财社〔2015〕255号），财政部 卫生计生委 食品药品监管总局 中医药局《关于修订〈公共卫生服务补助资金管理暂行办法〉的通知》（财社〔2016〕229号），财政部《关于印发〈基层医疗卫生机构会计制度〉的通知》（财会〔2010〕26号），财政部 卫生部《关于印发〈基层医疗卫生机构财务制度〉的通知》（财社〔2010〕307号）。

4. 其他相关文件

卫生部《关于疾病预防控制机构指导基层开展基本公共卫生服务的意见》（卫疾控发〔2012〕42号），国家卫生计生委基层卫生司《关于印发国家基本公共卫生服务项目统计调查制度（试行）的通知》（国卫基层基保便函〔2017〕16号），国家卫生计生委办公厅《关于做实做好基层高血压防治管理工作的通知》（国卫办基层函〔2017〕1130号），国家卫生健康委员会 财政部 国家中医药管理局印发《关于做好20××年国家基本公共卫生服务项目工作的通知》（国卫基层发〔20××〕××号）。

5. 其他

国家、省、市、县级印发的关于做好项目工作的通知和开展绩效评价工作的相关文件。

三、绩效评价的原则

1. 公平、公正、公开

绩效评价程序、内容、标准、依据及安排应当事先公布，被评价地区和机构样本要公平合理，绩效评价结果客观真实，并以适当形式公布，自觉接受监督。

2. 科学可行、严谨规范

绩效评价方案应当根据当地实际调整完善，绩效评价指标要进行严格论证，应当具有科学性和可操作性。要加强对绩效评价组成员的培训和强化评价过程的质控，规范绩效评价程序，不断提高绩效评价的质量。

3. 适时调整，突出重点

按照国家卫生健康委、财政部和国家中医药局每年制定的项目内容、工作要求和当地实际情况，适时进行调整，对当年增加的项目内容，要及时纳入本年度项目绩效评价指标。在全面评价的基础上，要加大对重点和难点工作的评价力度。

4. 逐级评价、县级为主

各级卫生健康、财政和中医药部门逐级对下级项目绩效评价工作的指导和监管，通过对绩效评价结果的抽查和复评，促进评价工作不断规范。同时强化县级评价的主体责任，县级对基层医疗卫生机构绩效评价的结果经复评后可计入基本公共卫生服务绩效评价的最终成绩，形成基层机构自查、县级全面评价、市级及以上抽查复评的绩效评价格局。

5. 奖罚并重、跟踪整改

要坚持绩效评价结果与补助经费挂钩，评价结果好的奖励，落后的适当扣减补助经费。各级卫生健康、财政部门，以及承担基本公共卫生服务的基层医疗卫生机构和其他医疗卫生机构，要根据绩效评价发现的问题，及时整改，举一反三，持续改进项目工作。

四、绩效评价的内容

国家基本公共卫生服务项目绩效评价工作主要针对项目实施情况，包括组织管理、资金管理、项目执行、项目效果等进行评价。

1. 组织管理

包括各级卫生健康行政部门项目管理和协调机制建设、信息系统建设和使用、人员培训、项目宣传、问题整改、绩效评价组织实施、评价结果与经费拨付挂钩等情况。评价各类专业公共卫生机构及其他相关项目指导机构的职责分工和落实、人员培训情况。评价基层医疗卫生机构及其他相关服务提供机构的职责分工和落实、信息系统建设和使用、人员培训、项目宣传、数据上报情况、绩效评价工作落实等情况。

2. 资金管理

重点评价省、市、县（市、区）财政部门的资金预算安排、落实配套资金、及时拨付资金等情况；县（市、区）卫生健康和财政部门制定各项服务补助或购买服务支付标准，并按照服务数量和质量拨付资金、保障村卫生室补助资金落实等情况。评价基层医疗卫生机构及其他相关服务提供机构的预算执行、财务管理等情况。

3. 项目执行

评价基层医疗卫生机构以及其他相关服务提供机构完成工作任务的情况，包括服务数量和服务质量。主要有老年人健康管理、慢病患者健康管理、预防接种、新生儿家庭访视、孕产妇产后访视、肺结核患者入户随访等。

4. 项目效果

评价基层医疗卫生机构以及其他相关服务提供机构的居民知晓率、服务对象满意度、基层医务人员满意度等情况，反映基本公共卫生服务项目取得的成效。鼓励地方开展对项目管理和实施中的创新点、工作亮点的评价，创新和完善服务模式，探索政府购买服务项目的管理方式。

五、绩效评价的评价对象

国家基本公共卫生服务项目绩效评价工作评价对象包括各级卫生健康、财政部门，各类专业公共卫生机构及其他相关项目指导机构，承担国家基本公共卫生服务项目的基层医疗卫生机构［社区卫生服务中心（站）、乡镇卫生院、村卫生室］和其他相关服务提供机构。

1. **绩效评价对象样本地市的选取**

国家基本公共卫生服务项目绩效评价时，在国家对省级评价时首先确定一个样本地市。样本地市本着公平公正的原则由国家绩效评价工作组指定，如在 2017 年度绩效评价时指定为省会城市。有时国家绩效评价工作组指定一定的条件，如指定在各省域内经济发展同等水平的地市开展评价工作等。

2. **绩效评价对象样本县（区）的选取**

国家、省级绩效评价时选取地市辖区内 1 个市辖区和 1 个县（如果不能满足条件时可选取一个涉农区和一个市辖区）。样本县（区）的选取，按照随机抽样原则确定。市级绩效评价时应对辖区内县（区）全覆盖。

3. **绩效评价对象样本机构的选取**

国家、省、市级绩效评价时样本县（区）随机抽查两所基层医疗卫生服务机构［市辖区选取两个社区卫生服务中心、涉农县（区）选取两所乡镇卫生院］。抽取乡镇卫生院后，对其辖区内全部村卫生室进行编号，随机抽取两个村卫生室。现场随机抽取的方式为：将绩效评价县（区）的全部社区卫生服务中心、乡镇卫生院分别进行编号随机抽取。

第二节　绩效评价的方法、步骤和结果应用

国家、省、市、县级卫生、财政部门根据本地实际，制订辖区内基本公共卫生服务项目绩效评价方案，分级组织绩效评价工作，明确负责绩效评价的机构和具体人员，充分发挥公共卫生专业机构及其他项目指导机构的作用，积极探索推进第三方绩效评价机制的建立。承担基本公共卫生服务项目的基层医疗卫生机构应当进一步健全内部绩效评价制度，乡镇卫生院和社区卫生服务中心要加强对村卫生室和社区卫生服务站的绩效评价，形成有效的激励约束机制，促进项目工作任务落实。

国家级基本公共卫生服务项目绩效评价工作按照由基层机构、县级、市级、省级、国家级依次进行。国家级绩效评价工作一般在次年度的第二季度进行；省级绩效评价工作一般在次年度的第一季度末进行，覆盖 100% 的地市级单位及省直管县级行政区域，绩效评价对象根据抽取原则随机抽取；市级绩效评价工作一般在次年度的 2 月底前完成，覆盖 100% 的县级区域，绩效评价对象根据抽取原则随机抽取；县级对基层医疗卫生机构每年绩效评价的覆盖面应当达到 100%，并按照指标体系进行全面评价，至少抽查 20% 的村卫生室。各级卫生健康行政部门、财政部门在绩效评价工作结束后要及时将绩效评价报告、绩效评价分数排名、问题亮点清单、绩效评价数据表、资金落实情况表等报送至上级卫生健康、财政部门。

一、绩效评价的方法

现场绩效评价一般采取听取汇报、查阅资料、现场核查、问卷调查、电话访谈、入户访谈、查看信息化平台数据情况等形式进行。电话调查可委托第三方开展，也可以根据实际情况，由现场绩效评价工作组同步实施。

二、绩效评价的步骤

1. 制订绩效评价方案

卫生健康、财政部门要制订本地区年度绩效评价实施方案，明确绩效评价的具体内容、方法、时间和结果应用方式等，制订绩效评价指标和绩效评价标准，并提前公布。原则上，地方绩效评价指标应当不少于国家基本公共卫生服务项目绩效评价指标体系的内容，绩效评价标准不低于国家要求，绩效评价方法要具有可操作性。

2. 确定绩效评价样本

组织抽查评价时，要按照随机抽样原则抽取样本县区、样本机构，以及相关的健康管理档案、服务对象等。

3. 组织绩效评价工作人员

卫生健康、财政部门要明确绩效评价工作人员遴选标准，建立相对稳定的绩效评价工作队伍，包括从事卫生管理、财务管理、公共卫生、中医药、基层医疗卫生等专业，具有基本公共卫生服务项目相关管理、服务工作经验，责任心强，具有协作精神的人员。根据绩效评价覆盖范围，组成绩效评价工作组。认真开展绩效评价工作前培训，使绩效评价工作人员明确职责和任务，熟悉绩效评价工作的要求，统一评价标准。

4. 收集绩效评价材料

现场绩效评价工作开展前，应当明确通知被评价地区、机构需准备的相关文件、报告、项目工作进展情况、居民健康档案、资金发文通知、财务管理资料、会计核算资料等材料。提前收集和分析被评价地区的自评报告、自评数据、相关人口数据和卫生数据等基础资料，了解项目工作基本情况。

5. 实施现场评价

（1）**现场抽样** 按照绩效评价方案要求，抽取被评价地区和基层医疗卫生机构。

（2）**现场评价** 听取被评价地区卫生健康行政部门的项目进展汇报，按照绩效评价方案要求，查阅和收集有关文件、数据、问题整改情况和其他相关资料，现场核查项目组织管理、资金管理情况，了解被评价地区、机构的项目自评情况。在被评价机构，按照绩效评价方案要求，查阅和收集项目管理、资金管理、项目执行的有关文件、数据和其他相关资料。随机抽取各类健康管理档案，使用相应工具表，核查服务数量和服务质量，核实年度补助资金落实、使用和管理情况。通过问卷调查、访谈等形式，评价基层医务人员培训效果，了解居民知晓率、服务对象满意度等服务效果。完整准确地记录所有原始数据和核查情况，对重要数据和资料，通过复印、拍照、收集原件或电子版等方式留存，以备复评。

（3）**评价评分** 采用相应工具表，对各绩效评价指标进行评分。

（4）**反馈交流** 及时与被评价地区、机构进行反馈交流，对于有争议的问题，应由被评价地区、机构提供相应的证明材料。

（5）**质量控制** 现场评价要严格遵循绩效评价方案，遵守工作纪律，实事求是地反映项目开展情况。加强质量控制，制作和使用统一的绩效评价工具表，设立核心专家组，统一解答相关技术问题。各绩效评价工作组要设立质控员，对绩效评价数据、相关材料的完整性、客观性进行复评。

6. 分析和总结

现场绩效评价结束后，要及时组织专人对绩效评价材料的完整性、准确性、可信性进行整体复评，校正或清理错误的数据，补全不完整的材料。汇总、分析绩效评价数据，形成绩效评价报告。整理保存绩效评价过程资料，总结绩效评价工作的经验、存在的问题，形成年度绩效评价工作总结。

三、绩效评价的结果应用

1. 及时公布绩效评价结果

卫生健康和财政部门实行绩效评价结果通报制度，及时向上级卫生健康和财政部门报送绩效评价结果和应用情况，并及时向被评价机构通报绩效评价结果。

2. 绩效评价结果与补助经费挂钩

卫生健康和财政部门将绩效评价结果与补助经费挂钩的奖惩机制，将绩效评价结果作为奖励或扣减补助经费的重要依据，合理确定奖惩分数线，原则上奖励分数线应当不低于90分，具体标准由卫生健康和财政部门结合绩效评价工作实际情况确定。对评价优秀的给予奖励，对不合格的相应扣减补助经费，扣减部分由县级财政补足。

3. 落实问题整改

卫生健康和财政部门对绩效评价工作中发现问题进行深入分析问题产生的原因，采取有效措施，防止类似问题再度出现，切实发挥绩效评价对项目实施的促进作用。

━━━━━ **思考题** ━━━━━

一、单项选择题

1. 哪个不是国家基本公共卫生服务项目绩效评价的原则（　　）
   A. 公平、公正、公开　　　　B. 科学可行、严谨规范
   C. 适时调整，突出重点　　　D. 逐级评价、市级为主
   E. 逐级评价、县级为主

2. 国家基本公共卫生服务项目绩效评价的方法有（　　）
   A. 听取汇报　　B. 查阅资料　　C. 现场核查　　D. 问卷调查　　E. 以上都对

3. 哪个不是国家基本公共卫生服务项目绩效评价的内容（　　）
   A. 人事变动　　B. 项目执行　　C. 组织管理　　D. 资金管理　　E. 项目效果

4. 国家基本公共卫生服务项目绩效评价的步骤有（　　）
   A. 制订绩效评价方案　　　　B. 确定绩效评价样本
   C. 收集绩效评价材料　　　　D. 实施现场评价
   E. 以上都对

5. 县级对基层医疗卫生机构每年国家基本公共卫生服务项目绩效评价的覆盖面应当达到（　　）
   A. 20%　　　B. 50%　　　C. 80%　　　D. 90%　　　E. 100%

二、简答题

1. 国家基本公共卫生服务项目绩效评价的依据是什么？
2. 国家基本公共卫生服务项目绩效评价的结果应用有哪些？

（胡书堂　王俊起）

参 考 文 献

[1] 张连生，张东淑．卫生保健学．北京：教育科学出版社，2015．
[2] 李晓淳．健康管理．北京：人民卫生出版社，2012．
[3] 中国营养学会．中国居民膳食指南（2016）．北京：人民卫生出版社，2016．
[4] 石淑华．儿童保健学．北京：人民卫生出版社，2005．
[5] 李长明，董燕敏．国家基本公共卫生服务规范（第三版）操作手册．北京：金盾出版社，2017．
[6] 医师资格考试指导用书专家编写组．2020乡村全科执业助理医师资格考试指导用书．北京：人民卫生出版社，2019．
[7] 林梅，王振敏．儿科学．北京：人民卫生出版社，2019．
[8] 王培玉．健康管理学．北京：北京大学医学出版社，2012．
[9] 杨秋霞．预防医学．北京：中国科学技术出版社，2013．
[10] 王兵，魏双平．全科医学概论．第2版．南京：江苏凤凰科学技术出版社，2015．
[11] 楼妍，许虹．居家养老服务与管理．杭州：浙江大学出版社，2017．
[12] 谢幸，孔北华，段涛．妇产科学．第9版．北京：人民卫生出版社，2018．
[13] 杨敏改，陈晓敏．妇产科学．北京：人民卫生出版社，2019．
[14] 郝伟，陆林．精神病学．第8版．北京：人民卫生出版社，2018．
[15] 王玉平，高杨．预防医学．武汉：华中科技大学出版社，2019．
[16] 魏双平，张东献．预防医学．第3版．西安：第四军医大学出版社，2017．
[17] 詹思延．流行病学．第7版．北京：人民卫生出版社，2013．
[18] 毛萌，李廷玉．儿童保健学．第3版．北京：人民卫生出版社，2014．
[19] 崔焱，仰曙芬．儿科护理学．第6版．北京：人民卫生出版社，2017．
[20] 黎海芪．实用儿童保健学．北京：人民卫生出版社，2016．
[21] 章岚，毛萌．常见免疫接种禁忌证及早产儿接种注意事项．中华儿科杂志，2019，57（8）：654-656．
[22] 乔学斌，李济平．全科医学导论．北京：中国医药科技出版社，2018．
[23] 何坪，夏晓萍．全科医学概论．第2版．北京：高等教育出版社，2015．
[24] 杨柳清．基层公共卫生服务技术．武汉：华中科技大学出版社，2019．
[25] 王祥荣，李秀霞，王立星．临床医学概要．南京：江苏凤凰科学技术出版社，2018．
[26] 中华医学会糖尿病学分会．中国2型糖尿病防治指南（2017年版）．中华糖尿病杂志．2018，10（1）：4-67．
[27] 于晓松，路孝琴．全科医学概论．第5版．北京：人民卫生出版社，2018．
[28] 林果为，王吉耀，葛均波．实用内科学．第15版．北京：人民卫生出版社，2017．
[29] 魏双平．预防医学．第2版．西安：第四军医大学出版社，2015．
[30] 郑振佺，王宏．健康教育学．第2版．北京：科学出版社，2016．
[31] 傅华．预防医学．第6版．北京：人民卫生出版社，2013．
[32] 杜雪平，席彪．全科医生基层实践．第2版．北京：人民卫生出版社，2018．
[33] 马联华，张立峰．新概念老年医学．北京：北京大学出版社，2015．
[34] 施永兴．临终关怀学概论．上海：复旦大学出版社，2015．
[35] 傅华．预防医学．第7版．北京：人民卫生出版社，2018．
[36] 汪建荣．卫生法．第5版．北京：人民卫生出版社，2018．
[37] 朱启星．卫生学．第9版．北京：人民卫生出版社，2018．
[38] 汪建荣．中国医疗法．北京：法律出版社，2018．
[39] 郝秋奎，李峻，董碧蓉，等．老年患者衰弱评估与干预中国专家共识．中华老年医学杂志，2017，36（3）：251-256．
[40] 黄佳豪，孟昉．安徽养老服务行业协会的治理困境与对策研究．中国老年学杂志，2015，35（19）：5639-5641．
[41] 解恒革，田金洲，王鲁宁，等．中国记忆体检专家共识．中华内科杂志，2014，53（12）：1002-1006．
[42] 《老年人心房颤动诊治中国专家建议》写作组，中华医学会老年医学分会，中华老年医学杂志编辑委员会．老年人非瓣膜性心房颤动诊治中国专家建议（2016）．中华老年医学杂志，2016，35（9）：915-928．
[43] 刘鹏，刘志鹏．社会性监管机构监管能力的测量与评估——基于对三个监管部门的比较分析．武汉大学学报（哲学社会科学版），2016，69（4）：32-40．
[44] 秦怀金，陈博文．国家基本公共卫生服务技术规范．北京：人民卫生出版社，2013．
[45] 田华，李沭，张相林．慢病管理模式的国内外现状分析．中国药房，2016，27（32）：4465-4468．

[46] Robert E. Rakel, David P. Rakel. 全科医学. 第9版. 曾益新等译. 北京：人民卫生出版社，2018.
[47] 王拥军，王春雪，缪中荣，等. 中国缺血性脑卒中和短暂性脑缺血发作二级预防指南2014. 中华神经科杂志，2015，48（4）：258-273.
[48] 中华人民共和国国家卫生和健康委员会办公厅. 关于印发中国结核病预防控制工作技术规范（2020版）的通知. 国卫办疾控函〔2020〕279号. 2020.
[49] 王黎霞，成诗明，等. 肺结核诊断（WS 288—2017）. 北京：中华人民共和国国家卫生和计划生育委员会. 2017，1-2.
[50] 中华人民共和国国家卫生和计划生育委员会办公厅. 关于印发结核病患者健康管理服务规范的通知. 国卫办基层函〔2015〕880号. 2015-10-27.
[51] World Health Organization. Global tuberculosis report 2019. Geneva: World Health Organization, 2019.
[52] World Health Organization. The end TB strategy. Geneva: World Health Organization, 2014.
[53] 中华人民共和国卫生部疾病预防控制局，中华人民共和国卫生部医政司，中国疾病预防控制中心. 中国结核病防治规划实施工作指南（2008年版）. 北京：中国协和医科大学出版社，2009.
[54] 王黎霞，成诗明，等. 结核病分类（WS 196—2017）. 北京：中华人民共和国国家卫生和计划生育委员会. 2017，1-2.
[55] 范肖冬等译. ICD-10精神与行为障碍分类. 北京：人民卫生出版社，1993.
[56] 中华医学会精神科分会. CCMD-3中国精神障碍分类与诊断标准. 第3版. 济南：山东科学技术出版社，2001.
[57] 国家卫生健康委疾控局. 严重精神障碍管理治疗工作规范（2018年版）.
[58] https://hbp-office.nccd.org.cn/hypertension/pica_index.html. 2018高血压防治指南.
[59] http://www.nhc.gov.cn/jws/qta/201408/4f94a5e62c2241fdb6a54c768f6deb19.shtml. 国家基本公共卫生服务项目.
[60] http://www.nhc.gov.cn/jws/s3578/201703/d20c37e23e1f4c7db7b8e25f34473e1b.shtml. 国家基本公共卫生服务规范（第三版）.